HIPERACTIVO
IMPULSIVO
DISTRAÍDO
¿Me conoces?

Segunda edición

HIPERACTIVO
IMPULSIVO
DISTRAÍDO
¿Me conoces?

**Guía acerca del déficit atencional
para padres, maestros y profesionales**

José J. Bauermeister, PhD

Prólogo por Russell A. Barkley, PhD

The Guilford Press
New York   London

© 2008 por José J. Bauermeister
Publicado por The Guilford Press
Una división de Guilford Publications, Inc.
72 Spring Street, New York, NY 10012
www.guilford.com

La información presentada en este libro no tiene en forma alguna el propósito de sustituir la consulta y el asesoramiento con profesionales especializados en el comportamiento humano. Las inquietudes y preocupaciones de cada persona deben ser atendidas por un profesional cualificado.

Impreso en los Estados Unidos de América

Este libro está impreso en papel libre de ácido.

El último dígito es el número de impresión: 9 8 7 6 5 4 3 2

Biblioteca del Congreso Información del Catálogo
Bauermeister, José J.
  Hiperactivo, impulsivo, distraído: ¿me conoces? / José J. Bauermeister.—
Segunda ed.
    p. cm.
  "Guía acerca del déficit atencional para padres, maestros y profesionales."
  Includes bibliographical references. [Incluye refencias bibliográficas.]
  ISBN-13: 978-1-59385-599-4 (pbk. : alk. paper)
  ISBN-10: 1-59385-599-0 (pbk. : alk. paper)
  1. Attention-deficit hyperactivity disorder. 2. Hyperactive children. I. Title.
  [1. Trastorno por déficit de atención e hiperactividad. 2. Niños
hiperactivos. I. Título.]
  RJ506.H9.B384 2008
  618.92'8589—dc22
                                                        2007037452

A mis nietas y nietos, nuevas estrellas de amor,
Nicolette, Natalia, Fernando Alexis,
y el esperado Dante Antonio,
y a sus padres, tíos y abuelos

AGRADECIMIENTO

Una vez más en mi vida siento la alegría de agradecer a mi esposa Mercedes por su comprensión. Fueron muchas las semanas en que me dediqué casi exclusivamente a la tarea de escribir. Ella me brindó el estímulo necesario y facilitó el más mínimo detalle para que pudiera terminar este nuevo reto en mi vida.

Este libro, tanto en la primera como la segunda edición, no hubiera podido realizarse sin las aportaciones, el apoyo, y la ayuda de la Dra. Grace Reina, amiga entrañable y colega. Fueron muchas y sacrificadas las horas que dedicó a este libro, convencida de que habrá de ayudar a muchos niños con dificultades atencionales y a sus padres. Espero poder ayudarle cuando decida escribir su libro.

Agradezco también a la Dra. Carmen C. Salas, otra querida amiga y colega, por su valiosa colaboración editando el manuscrito y ofreciendo importantes recomendaciones. Demostrando una vez más su compromiso con los niños con dificultades atencionales, la Sra. Catherine Salvá cotejó minuciosamente el manuscrito y proveyó sugerencias muy valiosas. La Sra. Marangeli González tuvo la gentileza de revisar el capítulo "Su niño, la escuela y usted: Guías para los padres" y brindarme comentarios atinados. La Sra. Ada Rivera trabajó arduamente transcribiendo el manuscrito. También agradezco a la eficiente y continua labor de nuestra secretaria Rosalía Ortiz. Todas colaboraron incondicionalmente, trabajando bajo presión de tiempo, muchas veces en horas pocos convencionales.

Deseo agradecer al otro doctor e investigador de la familia, mi hijo José A., por su estímulo continuo.

Agradezco también a la Dra. Glorisa Canino y su equipo de trabajo en el Instituto de Investigación de Ciencias de la Conducta, Universidad de Puerto Rico, Recinto de Ciencias Médicas. Ellos me acogieron y me ayudaron a realizar estudios epidemiológicos acerca del DA en niños y adolescentes puertorriqueños.

Finalmente, agradezco de corazón a los niños, sus familias y sus maestros por todo lo que me han ensañado durante estos años. Ellos hicieron posible que escribiera este libro.

TABLA DE CONTENIDO

PRÓLOGO

Los profesionales clínicos y los científicos han estado estudiando a los niños que presentan el trastorno por déficit de atención con hiperactividad (TDAH) por un siglo. Se han publicado en revistas científicas miles de artículos que describen la naturaleza, el curso de desarrollo, las posibles causas y las consecuencias en la adultez de estos niños. Muchos otros han examinado la utilidad de varios programas de tratamiento en el manejo de los numerosos problemas que estos niños pueden tener. El crecimiento de la investigación en estas áreas ha sido nada menos que explosivo durante las últimas tres décadas, con la aparición de 20 nuevos estudios por mes en las diferentes revistas científicas. Desafortunadamente, la gran mayoría de estas investigaciones ha sido realizada con niños anglosajones y los resultados han sido publicados en las revistas científicas norteamericanas y británicas. Esto hace poco probable el que las personas de otras culturas que no dominan el idioma inglés puedan haberse beneficiado de la enorme cantidad de información que se ha acumulado acerca del TDAH. Esto ha sido particularmente cierto para las personas hispanas.

Debemos, por lo tanto, estar especialmente agradecidos del Dr. Bauermeister por este libro. El mismo representa un primer intento de resumir para las familias cuyo idioma es el español la gran cantidad de información disponible acerca del TDAH. El Dr. Bauermeister no sólo provee un resumen exhaustivo de los hallazgos más útiles de las investigaciones, y que las familias necesitan conocer para criar mejor a su niño con el TDAH, sino que también ubica esta información dentro del contexto específico de las experiencias de las familias puertorriqueñas. Esto es muy importante ya que los problemas que pueden presentar los niños con el TDAH no son necesariamente los mismos en todas las culturas. Tome, por ejemplo, mis escritos acerca de la naturaleza de las dificultades y luchas que es probable que las familias estadounidenses tengan en las interacciones con sus niños que tienen el TDAH. No necesariamente aplican en el mismo grado a las familias que viven dentro de la cultura hispana y particularmente las de Puerto Rico. Ni tampoco aplican necesariamente mis hallazgos acerca de cómo este desorden crea numerosos problemas para el funcionamiento de esas familias, cómo manejan esas familias al niño problemático dentro de la comunidad, etc. Ahora, ya no tenemos que preocuparnos más acerca de este problema de transferir los hallazgos de unas culturas a otras. El Dr. Bauermeister ha dado un paso al frente y ha hecho el trabajo duro de mostrarnos cómo el TDAH puede ser o no ser el mismo en niños hispanos que en niños anglosajones. Con su magnífico intelecto, ingenio agudo, tremendo sentido del humor y entendimiento excepcional acerca del funcionamiento familiar de los niños puertorriqueños con el TDAH, el Dr. Bauermeister nos enseña que hay mucho que se puede hacer para mejorar las vidas de estos niños y sus familias.

Los padres encontrarán aquí información abundante acerca del TDAH, así cómo múltiples recomendaciones acerca de cómo manejarlo dentro de la perspectiva de la cultura hispana. Estas recomendaciones no son sólo para los padres que están criando a un niño con el TDAH, sino también para los maestros y otros profesionales que también requieren información y guía acerca de la educación y el manejo de estos niños en el ambiente escolar. No puedo pensar en ningún científico y psicólogo clínico mejor cualificado para llevar a cabo esta importante labor que mi amigo cercano y colega, el Dr. José J. Bauermeister.

El Dr. Bauermeister trae a este libro más de 30 años de trabajo clínico con familias de niños con problemas de comportamiento, su investigación sustancial en el campo de TDAH y su conocimiento enciclopédico de la vasta literatura acerca del TDAH. Recomiendo muy favorablemente este libro a cualquier familia dentro de la cultura hispana que esté buscando la información más precisa, científicamente basada, útil y actualizada acerca del TDAH en niños. Y felicito al Dr.

Bauermeister por este trabajo y por las largas horas que sé que ha trabajado afanosamente para crear este libro informativo y culturalmente sensible para los padres hispanos de niños con el TDAH. Sencillamente, no hay un mejor recurso que éste para tales familias.

RUSSELL A. BARKLEY, PhD
Profesor de la Investigación de la Psiquiatría
Universidad Médica de SUNY Upstate (Syracuse)
Profesor Clinica de la Psiquiatría
Universidad Médica de South Carolina (Charleston)

INTRODUCCIÓN
A LA SEGUNDA EDICIÓN

Las personas que han cumplido más de 60 años de edad, que celebran más de 39 años de estar casados, que se aproximan a cumplir el mismo número de años como psicólogos, y que han sido debidamente acreditados como abuelos, no pueden resistir la tentación de hablar sobre las experiencias de vida que han influido en el trabajo profesional a lo largo de los años. No quiero ser la excepción y les pido permiso para hacerlo aquí.

MIS PRIMERAS EXPERIENCIAS

Recién terminados mis estudios, tuve la oportunidad de trabajar como consultor en diversas escuelas del Departamento de Educación de Puerto Rico, en un programa dirigido a promover el desarrollo psicológico de los niños. Recuerdo un taller que ofrecí a la facultad de la Escuela Rafael Hernández en la ciudad de Bayamón, acerca de estrategias de modificación de conducta en el salón de clases. En este taller, el maestro tenía que poner en práctica las estrategias discutidas con uno o dos estudiantes de su salón. Me llamó la atención que siempre se escogía al niño inquieto, distraído, sobreactivo o, como a

menudo se le llamaba, "eléctrico." Era mucha la frustración de los maestros al no poder manejar adecuadamente la conducta de estos niños.
Existía la noción de que ellos se comportaban así porque los padres
eran negligentes en la crianza. Los padres eran, pues, responsables de
la falta de disciplina del niño. Tengo que aceptar que yo también
pensaba de igual forma. Los padres, por otro lado, tenían la noción de
que el maestro no sabía trabajar con el niño. Yo también compartía
esta opinión. Mi visión era, como la de la mayoría de los psicólogos y
psiquiatras de esa época, que los problemas de los niños estaban
relacionados a ambientes disfuncionales en el hogar y en la escuela.

Aunque la mayoría de los estudiantes mejoraron su comportamiento de forma significativa gracias a la implantación de las
estrategias de modificación de conducta aprendidas por los maestros,
siempre se podía identificar un subgrupo de niños cuyo progreso no
era notable. Claro está, yo seguía pensando que esta falta de logros en
la conducta del niño se debía a que los padres (sobre todo las madres) y
los maestros no empleaban buenas prácticas de disciplina. Después de
todo, los profesionales recién graduados padecemos de la enfermedad
de pensar y actuar como si lo supiéramos todo. Es con los años y con lo
que aprendemos de las experiencias de muchos padres, maestros y
niños que esta enfermedad se cura.

Mis primeras experiencias en la práctica privada de la profesión
no fueron diferentes. Como señalara anteriormente, para aquella
época aún prevalecía el enfoque de que los padres éramos totalmente
responsables del desarrollo psicológico de nuestros hijos. Se partía de
la premisa de que las dificultades de los niños surgían del ambiente
familiar. Por ejemplo, prevalecía la idea de que los niños nacen con el
mismo potencial para el desarrollo del autocontrol y que dependía de
los padres y de los maestros el que este control propio se desarrollara
plenamente.

En el análisis de las situaciones que los padres traían a mi atención,
tenía mucho peso la idea de que las dificultades emocionales,
de conducta o de aprendizaje que presentaba el niño resultaban
totalmente de una relación pobre entre madre e hijo, de prácticas de
crianza desacertadas o de un manejo inadecuado de la conducta del
niño, ya fuera en el hogar o en la escuela. Sabrá Dios cuántas madres
(porque éstas eran las que me consultaban sus preocupaciones)
recibieron de mí el mensaje implícito de que ellas eran las personas
responsables de las dificultades de sus hijos.

INICIO DE MI APRENDIZAJE

Recuerdo mi frustración con un amigo de ocho años de edad que era muy distraído y no terminaba los trabajos escritos en la escuela, a pesar de los esfuerzos de su maestra. Ella trataba diferentes estrategias para conseguir que el niño terminara sus trabajos, pero nada parecía funcionar. El periodo de estudio en el hogar era muy tenso, ya que se rehusaba a hacer sus tareas escolares. Naturalmente, su madre perdía la paciencia con él. Ya se pueden imaginar que yo pensaba que el problema estaba en el negativismo de mi amigo, motivado por el pobre manejo de la situación por parte de sus padres. Un día tuve la oportunidad de escuchar una conferencia de una distinguida psicopedagoga acerca de las inhabilidades específicas en el aprendizaje. A ésta le siguieron otras de neurólogos pediátricos de la talla del Dr. Luis Rivera Reyes.*

Luego siguieron otros descubrimientos. Uno muy personal: ver con asombro cómo uno de mis hijos, quien también presentaba dificultades en la escritura, giraba la tapa de un frasco o discaba los números del teléfono con la mano izquierda, a pesar de que mi esposa y yo pensábamos que él era derecho. Hasta ese momento estaba convencido de que la escuela no le había enseñado bien las destrezas de escritura. Me beneficié de otras experiencias. Mi vecina, otra distinguida psicopedagoga, no perdió la oportunidad de contagiarme con su entusiasmo por el estudio de las inhabilidades específicas en el aprendizaje. Otra amiga querida, que en aquel entonces tendría ocho años, me enseñó lo que son las dificultades en la lectura y, sobre todo, cómo enfrentar éstas con valentía. Ya entonces empezaba a ver que existían dificultades que parecían surgir más del propio niño que de su ambiente familiar o escolar. A pesar de mi aprendizaje acelerado, todavía quedaba en mí la noción de que los padres y los maestros eran responsables de los problemas de comportamiento del niño.

---

*El Dr. Luis Rivera Reyes fue un destacado neurólogo pediátrico que dedicó gran parte de su carrera en el servicio público a educar y crear conciencia en los padres, maestros y otros profesionales acerca de la epilepsia, las inhabilidades específicas en el aprendizaje y la hiperactividad.

MARÍA INÉS

Un día conocí a otra amiga de cuatro años de edad que presentaba un comportamiento sumamente difícil de manejar y más aún de controlar. María Inés era una niña muy cariñosa y sensible, pero no se estaba quieta. Además, desobedecía, retaba, molestaba a sus hermanos, tenía dificultad con el sueño, no conocía el peligro y tenía dificultades para relacionarse con los niños de su edad. Su conducta provocaba sentimientos de confusión, ira y culpa en los padres. Su madre no sabía qué más hacer para lograr en ella un comportamiento adecuado. Me decía con los ojos llenos de lágrimas que temía que su hija se convirtiera en un monstruo y fuera rechazada por su padre, sus hermanos, sus familiares y otras personas en el vecindario. Lo que ella no sabía era que María Inés también se sentía atemorizada por su propia falta de control, deseaba actuar diferente y se sentía frustrada al no actuar como sus padres querían.

Mientras más trataba su madre de modificar esta conducta perturbadora en María Inés, más incompetente se sentía. El padre trataba de ayudar, pero no siempre lo lograba. A pesar de los esfuerzos, no sabían cómo hacer frente a la conducta de la niña. A la larga terminaban echándose la culpa el uno al otro. El padre empezó a darse tragos cuando llegaba a la casa. La relación de pareja se afectaba cada vez más. El resto de la familia pensaba que lo que mi amiga necesitaba eran tres buenas nalgadas y algún que otro "correazo." Culpaban a los padres por no ser firmes con ella y por gritarle demasiado. Poco a poco los padres fueron aislándose y entrando en una depresión cada vez más profunda. No ayudó en nada consultar a un profesional que les dijo que tenían que revisar sus planes en cuanto al futuro académico de la niña. Con mucho esfuerzo podría terminar, si acaso, la escuela secundaria. Fueron informados, además de que el problema de María Inés era "neurológico" y que la niña podía ser una delincuente en el futuro.

PEDRO JAIME

Esa misma semana conocí a Pedro Jaime, también de cuatro años de edad, que presentaba un patrón de conducta similar y que ya había asistido a cuatro centros de cuido diferentes. Además, su habla estaba rezagada y en ocasiones decía "disparates." Era muy distraído. Pedro

Jaime era pura energía. Este amigo mío era hijo único. Su madre era jefa de familia y básicamente lo criaba sola. Ella también vivía angustiada. No era fácil. Pedro Jaime se alegraba cuando llegaban los fines de semana para estar con su padre. Él también quería compartir con Pedro Jaime. Sin embargo, se desesperaba porque no sabía cómo controlar la conducta del niño y lo devolvía a su madre antes de lo pactado. Podrán ustedes imaginar cómo se sentía Pedro Jaime cuando esto ocurría.

Mi secretaria respiraba profundo cuando él nos visitaba en la oficina; yo también. No hubo gaveta, archivo o grifo que no abriera. Tampoco hubo silla o escritorio en que no se subiera. Es la única persona que ha usado el extintor de incendios de la oficina. Para darles una buena idea, mi amigo tiene la distinción de haber sido expulsado de una guardería infantil de una agencia del Gobierno de Puerto Rico. Reflexionando acerca de esta acción, hoy día pienso que es una ironía que el propio Estado, con su acción de expulsión, pudiera haber violado la ley y discriminado contra Pedro Jaime. A pesar de sus travesuras, este amigo siempre tenía una sonrisa que casi cubría su cara por completo. Era inmenso el deseo de expresar su cariño y de tener la aceptación de otros.

MI APRENDIZAJE

Mis experiencias profesionales y personales con María Inés y Pedro Jaime me llevaron a entender, como lo habían hecho ya varios clínicos e investigadores en este campo, que el comportamiento que ellos demostraban tenía que ver con un rezago en el desarrollo del autocontrol. Esta inmadurez en el desarrollo del control propio no estaba totalmente relacionada con las dificultades de sus familias o fallas en la disciplina, como pensaba antes. Al momento de nacer, estos amigos ya traían consigo una vulnerabilidad a rezagarse en el desarrollo del autocontrol. De haberse criado con otros padres, sus dificultades de conducta hubieran aparecido más temprano o más tarde, en menor o mayor grado, pero hubieran aparecido. Ellos traían en su equipaje esta predisposición a confrontarse con dificultades para autorregularse en la forma esperada por los adultos. Pude entender también que, aunque el propio comportamiento de los padres y otros miembros de la familia no eran los "causantes" de las dificultades de niños como María Inés y Pedro Jaime, ellos sí jugaban un papel importantísimo en cuanto a cómo, de qué manera y con cuánta intensidad esta falta de autocontrol podía expresarse.

Esta nueva visión me llevó a adentrarme en el campo de la hiperactividad, o lo que hoy día se conoce como trastorno por déficit de atención con hiperactividad. Pronto me di a la tarea de iniciar diversos proyectos de investigación sobre este tema en la Universidad de Puerto Rico, Recinto de Río Piedras, donde fui profesor en el Departamento de Psicología por treinta años, y de colaborar con otros investigadores en el Recinto de Ciencias Médicas de la misma institución. La influencia y la colaboración de estudiantes y colegas han sido de un valor incalculable. Sentí la responsabilidad de dictar seminarios y conferencias acerca de las deficiencias atencionales en diferentes foros. Pronto se han de cumplir veinte y siete años de los primeros talleres que dicté a la facultad de varias escuelas. Las experiencias de trabajo colaborativo con los maestros también me han ayudado a entender la difícil tarea a la cual se enfrentan los educadores en la formación y enseñanza de niños con rezagos en el desarrollo del autocontrol.

Si algo he aprendido en todos estos años es la necesidad de comprender a estos amigos inquietos, impulsivos, inatentos y con frecuencia desobedientes, así como a sus padres. Ellos se sienten confundidos y señalados por otros con un dedo acusatorio. Lo que más duele es que a menudo este dedo acusatorio lo levantan personas queridas. Como señalara en su columna en un diario del país el Hon. Juez José Alberto Morales, entonces presidente de la Pontificia Universidad Católica de Puerto Rico, estos niños y sus padres son víctimas de "la manía de juzgar."[64]

LOS PADRES NO ESTÁN SOLOS

Aún hoy día es sorprendente la falta de información que se tiene. Los padres de niños como María Inés y Pedro Jaime a menudo piensan que sus hijos son los primeros en presentar las dificultades antes explicadas. No saben que ya en Alemania, en el año 1860, el Dr. Heinrich Hoffman había escrito un poema acerca de un niño tan inquieto como sus hijos. No se imaginan que en Inglaterra, para el año 1902, el Dr. George Still había estudiado a un grupo de niños con características similares a las de sus hijos. Varias de sus observaciones se consideran válidas hoy día. Se sorprenderían al conocer que, en el año 1937, un psiquiatra estadounidense, el Dr. William Bradley, había informado el efecto favorable que tenía una de las medicinas usadas en la actualidad (anfetamina) para el tratamiento de la hiperactividad.

Los padres desconocen la batalla que dieron otros padres, educadores y profesionales de diferentes países para conseguir que se aprobara legislación que asegurara la prestación de servicios de educación especial a los niños con una variedad de dificultades en el aprendizaje o la conducta, o en ambas. Esta batalla continúa en muchos países. En aquellos países con leyes establecidas, la lucha por lograr que sean debidamente implantadas continúa. Estos padres no saben que hay niños con deficiencias atencionales en todas las partes del mundo.

También desconocen que en diferentes partes del país y del mundo prolifera la organización de grupos de apoyo para niños, adolescentes y adultos con estas características. Se sentirían esperanzados al saber que se está llevando a cabo investigación científica capaz de generar conocimientos que permitan entender mejor y ayudar de una forma más eficaz a las personas con estas características de inatención e hiperactividad.

Es alentador saber que desde la edición anterior de mi libro,[15] las personas de habla hispana han tenido mayor acceso a información acerca de las deficiencias atencionales, ya sea a través de conferencias, libros, internet y otros medios de comunicación. Los grupos de apoyo para padres han proliferado. Las escuelas se empiezan a confrontar con la realidad de tener que aprender más sobre estas dificultades y cambiar algunas prácticas pedagógicas. Más profesionales en el campo de la salud se han capacitado en el área de las deficiencias atencionales. En los diferentes países que he visitado para dictar conferencias a padres maestros y otros profesionales he apreciado estos cambios, pequeños pero en la dirección correcta. Es mucho lo que nos queda por hacer. Espero que esta segunda edición del libro continúe aportando conocimentos, actitudes positivas y herramientas útiles que ayuden a los padres y maestros a empoderarse para poder hacer la diferencia en la vida de nuestros hijos y estudiantes.

NUESTRA CULTURA LATINA/HISPANA

Aunque los niños con características de inatención e hiperactividad se encuentran en todo el mundo, la cultura de cada país influye en la importancia que las personas le dan a estas conductas y en el nivel de tolerancia a las mismas. Es importante entender esto ya que lo que se ha escrito para ayudar a las familias de estos niños no refleja plenamente las experiencias de las familias de habla hispana. Pienso que hasta cierto punto las características de la hiperactividad son toleradas más en nuestras familias y comunidades hispanas que en las anglosajonas. Estoy convencido de que los niños inatentos e hiperactivos están en riesgo de confrontarse con mayores dificultades de adaptación en una cultura anglosajona, como la que predomina en los Estados Unidos, sobre todo si no dominan el idioma. Imagínense cómo sería la experiencia de familias como las de María Inés y Pedro Jaime, si vivieran en una cultura diferente que no comprende muchos aspectos de su forma de ser y en la que además tuvieran que expresarse en un idioma diferente. Además de la barrera del idioma, existen otras barreras sociales y económicas que limitan significativamente el acceso de las personas hispanas con deficiencias atencionales a programas de ayuda y tratamiento.[20,42] Estoy seguro de que ustedes estarán de acuerdo conmigo en que el sentimiento de soledad, incomprensión, rechazo y desesperanza de estas familias sería más intenso aún.

POR QUÉ ESTA SEGUNDA EDICIÓN*

Esta nueva edición del libro responde a la necesidad de continuar ofreciendo información y orientación adecuadas a los padres, familiares y maestros de estos amigos, que tome en consideración las experiencias únicas y el contexto cultural hispano. En los últimos años ha avanzado considerablemente el conocimiento que se tiene de los problemas atencionales. Consideré necesario revisar este libro para incluir la información más actualizada disponible, especialmente la que ha surgido de nuestras investigaciones con niños hispanos. Más

---

*En este libro uso el término niño, hijo, amigo, psicólogo, neurólogo y, en ocasiones, maestro para referirme a ambos géneros. Adopté estos términos para facilitar la lectura del material. Bajo ningún concepto es mi intención usar un lenguaje sexista o de forma alguna discriminatorio. Los nombres de los niños mencionados no son los verdaderos. Han sido cambiados para proteger su identidad. En el glosario se presenta una explicación de expresiones incluidas en el libro que son usadas en Puerto Rico y en otros países.

importante aún, la presente edición responde a la necesidad de continuar infundiendo aliento y esperanza a estas personas.

La primera edición de este libro tuvo una acogida calurosa y fue objeto de múltiples reconocimientos. En las principales librerías de mi país estuvo en la lista de los más vendidos por varias semanas y en los Estados Unidos recibió la distinción de ser uno de los mejores libros hispanos en la categoría de no ficción. Han sido muchas las expresiones de afecto y agradecimiento que he recibido de los padres que han leído el libro. Nunca olvidaré el mensaje que dejó con mi secretaria una madre de un niño con problemas atencionales: "dígale al doctor que desde que leí su libro no lloro por las noches." La acogida refleja la falta de orientación, la angustia, y el compromiso de los padres por ayudar a sus hijos. Refleja también el amor que expresamos a nuestros hijos en la familia hispana.

En la primera parte del libro describiré las características, el desarrollo, el por qué de las dificultades para el autocontrol y el proceso que debe seguirse para lograr una evaluación y un diagnóstico acertado de los niños de habla hispana con deficiencias atencionales e hiperactividad. El futuro de estos amigos depende en gran parte de nosotros los adultos. Por esta razón, explicaré en la segunda parte de este libro diversas estrategias de ayuda, tanto proactivas (para facilitar un desarrollo pleno) como reactivas (para controlar conductas inapropiadas). Estas estrategias se pueden poner en práctica desde la infancia hasta la adultez, tanto en el hogar como en la escuela, con el propósito de promover un desarrollo emocional saludable. Estos amigos, que son también nuestros hijos, sobrinos, nietos, familiares y estudiantes, necesitan de nuestra comprensión. Sólo así podrán ser tratados como personas y no por la conducta inadecuada que puedan presentar en momentos determinados. A la larga, podrán recordarnos como una de aquellas personas que tuvo fe en ellos y con la que pudieron contar durante las épocas difíciles en su desarrollo.

Mi mejor deseo es que las ideas que discutiré en este libro ayuden a desarrollar, como me señala la Dra. Grace Reina, una querida amiga y colega, una visión más completa de estos amigos con dificultades para autorregular sus acciones. Señala ella que esta visión "nos debe llevar a utilizar el conocimiento para liberar y no estigmatizar, para incluir y no excluir, para aceptar y no rechazar, para dejar que nos enseñen y así poder enseñarles, y para aprender destrezas de interacción que nos enriquezcan como personas a la vez que enriquecemos el desarrollo de otros." Espero que así sea.

¿QUÉ HA PASADO CON MARÍA INÉS
Y PEDRO JAIME?

En cuanto a María Inés y Pedro Jaime, estoy seguro de que se han beneficiado de la ayuda y el apoyo de muchas personas. Me he mantenido más en contacto con María Inés. Si la vieran hoy día no la conocerían. Aunque, como todo hijo, dió algunos dolores de cabeza, tanto ella como sus padres aprendieron a no apretar el botón del pánico y a manejar las dificultades con aplomo. Terminó sus estudios universitarios y se desempeña como contable. De delincuente no tiene ni un pelo. ¡Todos estamos tan orgullosos de ella! De Pedro Jaime no sé mucho. Confío que también esté saliendo adelante. Su madre es una mujer valiente y luchadora. Quizás siga haciendo algunas "travesuras," pero siempre con una sonrisa amplia en su cara y con mucha simpatía para dar de sí y compartir con los demás.

PARTE I

EL TRASTORNO POR DÉFICIT DE ATENCIÓN

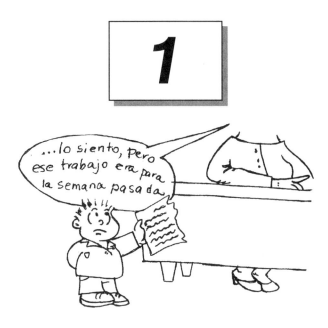

CARACTERÍSTICAS PRINCIPALES

Por diversas razones que explicaré más adelante, algunos niños, adolescentes y adultos no desarrollan, al nivel esperado para su edad, la habilidad para sostener la atención, inhibir impulsos y regular la actividad física. Estas personas, como María Inés y Pedro Jaime, pueden ser **muchísimo** más inatentas, activas e impulsivas que las demás y pueden tener dificultad para actuar de acuerdo a las normas de comportamiento establecidas y aceptadas por la mayoría.

Las dificultades para responder adecuadamente en situaciones en las que se requiere sostener la atención e inhibir o regular la conducta pueden traer sufrimiento a las personas con estas características de comportamiento y afectar su capacidad para funcionar adecuadamente. Cuando las características predominantes son la inatención y la hiperactividad–impulsividad, como era el caso de mi amigo Pedro Jaime, el patrón de comportamiento se llama trastorno por déficit de

3

atención con hiperactividad–impulsividad, tipo combinado. Cuando la característica predominante es la hiperactividad–impulsividad, el patrón de conducta se denomina trastorno por déficit de atención con hiperactividad–impulsividad, tipo predominantemente hiperactivo–impulsivo.[2] Mi amiga María Inés presentaba este tipo de comportamiento. En el pasado, estos tipos del trastorno fueron llamados "disfunción cerebral mínima," "reacción hipercinética de la niñez" o, más comúnmente, "hiperactividad." En este libro usaré el término *déficit de atención* (DA) *con hiperactividad*, o sencillamente *hiperactividad*, para referirme a estos dos tipos del desorden.

Cuando la característica predominante es la falta de atención, el patrón de comportamiento se denomina trastorno por déficit de atención con hiperactividad–impulsividad, tipo predominantemente inatento.[2] Usaré el término *inatención* o *déficit de atención* (DA) *sin hiperactividad* para referirme a este tipo del desorden. Finalmente, usaré el término *déficit de atención* o *deficiencia atencional* (DA) cuando me refiera al trastorno en general.

El hecho de que algunas personas no hayan logrado desarrollar, tan bien como otras de la misma edad, la capacidad para sostener la atención, inhibir impulsos y regular su nivel de actividad no es de por sí un indicador de desajuste psicológico o de un problema emocional. Estas características son parte de las muchísimas diferencias que existen entre los seres humanos. Somos diferentes unos de otros hasta en nuestras huellas digitales. Nadie se atrevería a concluir que las personas que no han desarrollado tan bien como la mayoría la habilidad para cantar tienen un "trastorno por déficit musical." Si se llegara a esa conclusión, seríamos muchos los que cumpliríamos con los criterios para este nuevo "trastorno."

Lo que puede llevar a que estas características de inatención e hiperactividad–impulsividad puedan ser consideradas como un trastorno es el potencial que tienen para interferir con la capacidad de la persona para lidiar de manera efectiva con las exigencias de ciertas situaciones, algunas de las cuales tienden a ser cada vez más complejas en el mundo moderno. Así es que si al presente su hijo, estudiante o cónyuge es inatento o hiperactivo–impulsivo, o ambos, pero se desenvuelve bien en la escuela, en el trabajo y en la interacción con otros, y se siente feliz o contento consigo mismo, no tiene sentido pensar que cualifica para el diagnóstico del DA. Naturalmente, esto no descarta que pueda cualificar para dicho diagnóstico en el futuro.

Las características principales del DA en niños, adolescentes o adultos se discuten a continuación. Para ello, utilizaré la información que me han brindado los padres de varios amigos especiales. Al leerla, podrán apreciar que ellos tienen en común una capacidad disminuida para autorregular el comportamiento en el hogar, en la escuela y en otros lugares, de acuerdo a lo que se espera para la edad. Sin embargo, es bueno hacer énfasis en que esta información no puede ser utilizada para diagnosticar a su hijo o estudiante. Sólo un profesional especializado en el comportamiento de los niños y adolescentes y con la experiencia necesaria (p. ej., psicólogo, psiquiatra, neurólogo o pediatra especializado en el neurodesarrollo) puede hacer el diagnóstico del DA con precisión. Además, para el diagnóstico se usan criterios adicionales (capítulo 8).

INATENCIÓN

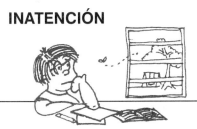

Ignacio

"Mi hijo Ignacio tiene ocho años. Es un niño tranquilo y respetuoso, tanto en casa como en la escuela. A pesar de que se comporta bien, en casa hay mucha tensión cuando tiene que hacer las tareas de la escuela. Para empezar, tiene un desorden en el bulto. Me toma tiempo encontrar las tareas escolares para el día siguiente. Si las copia, no siempre están completas o no se encuentran en la libreta correspondiente. No sé qué estudiar con él o cómo repasarle, ya que no termina los trabajos en el salón de clases o deja los libros y las libretas. Es como si a él no le importara, aunque se pone contento cuando obtiene buenas notas. Se pasa soñando despierto o, como dicen, "perdido en el espacio." No lo puedo dejar solo porque cualquier cosita lo distrae, ya sea un mosquito o los ruidos de la calle. Lo que otros niños hacen en media hora, nos toma hora y media. Es como si no escuchara o no siguiera instrucciones. La maestra me está volviendo loca enviándome notas y avisos en sus libretas. Si sigue así, no va a pasar de grado."

Todas las personas difieren en la capacidad para prestar atención y sostenerla. Esta capacidad puede variar de acuerdo a un sinnúmero de factores, tales como las habilidades, el estado de ánimo, el cansancio, las preocupaciones y la salud de la persona, así como el tipo de actividad a la cual hay que prestar atención. Sin embargo, lo que caracteriza a la persona con déficit de atención es el hecho de que esta falta de atención empieza a manifestarse en la niñez de una manera intensa y persistente. Además, afecta negativamente su desempeño en diferentes actividades y en más de un escenario.

Etapa de la infancia y etapa preescolar

Los indicadores de falta de atención pueden ser diferentes en el transcurso del desarrollo.[2,8] Resulta difícil identificar las señales de inatención en los primeros 5 años de vida. Estas señales podrían quizás manifestarse en una dificultad mayor del niño para entretenerse en un juego o una actividad por un período razonable de tiempo. Se observarían, por ejemplo, en la tendencia a dedicar poco tiempo a un juguete en particular y a cambiar repetidamente de un juguete a otro. Podría ser más frecuente, además, la observación de que no parece estar escuchando lo que se le está diciendo.

Etapa de la niñez media y la preadolescencia

Ya para la edad escolar, la dificultad para prestar atención se observa de forma más definida en aquellas situaciones o actividades consideradas como poco estimulantes, repetitivas o tediosas como, por ejemplo, al pedirle que lleve a cabo algunos quehaceres del hogar propios de la edad y al hacer las tareas escolares. La dificultad para sostener la atención se manifiesta, sobre todo, en tareas o actividades que requieren esfuerzo o persistencia. En esos momentos cualquier cosa interrumpe el proceso de atender a lo que está haciendo. La experiencia en el hogar y en la escuela es que "hay que estar encima de él para que haga las cosas." Los niños con esta dificultad son descritos como "confundidos," "espaciados," "soñando despierto" o "con la mente en blanco." En contraste, logran concentrarse más en programas de televisión de mucha acción o en juegos electrónicos. Estos programas o juegos están diseñados para ser estimulantes y lograr capturar la atención del niño. Este hecho confunde a los padres, maestros y otros profesionales, ya que el término deficiencia de atención comunica erróneamente la idea de que el niño con esta condición no puede prestar atención a nada. **Éste no es el caso.** La dificultad es más sobresaliente en situaciones que consideran aburridas o tediosas y que requieren esfuerzo mental sostenido.

Además de distraerse con facilidad, mucho más de lo típico para la edad, los niños y adolescentes con dificultades atencionales demuestran la tendencia a no fijarse en los detalles de las tareas que tienen que hacer o a cometer errores "tontos" por descuido (p. ej., 6 - 2 = 8). También demuestran la tendencia a ser olvidadizos, desorganizados y a perder cosas necesarias para el trabajo escolar, tales como asignaciones, lápices, libros o libretas, así como otros objetos. En ocasiones, han hecho correctamente sus tareas escolares, pero tal vez no las lleven a la escuela. Si las llevan, no las encuentran o, aun encontrándolas, olvidan entregarlas a los maestros.

Etapa de la adolescencia

La deficiencia atencional en los adolescentes también se manifiesta en la dificultad para estudiar solos, ya que no logran concentrarse por un período relativamente largo. Las tareas para hacer en el hogar se hacen a mitad; si se empiezan, no se terminan. Con frecuencia, no prestan atención suficiente a las instrucciones relacionadas con lo que tienen que hacer, se olvidan de llevar a cabo las tareas, o se distraen en el proceso y no las terminan. Este patrón de comportamiento por falta de atención es diferente del que observamos en el joven que, aun sabiendo lo que tiene que hacer, se resiste y decide no hacer lo que se le pidió. Pueden dar la impresión, además, de que no están interesados en obtener éxito, sobre todo cuando dejan las cosas para hacerlas a última hora.

Etapa de la adultez

La persona adulta con deficiencia atencional manifiesta muchas de las dificultades antes mencionadas y otras que se reflejan en forma diferente. Las conductas tales como el olvido de citas o documentos importantes para una reunión de trabajo, la falta de organización, la dificultad para seguir rutinas, mantenerse atento a una conversación o concentrarse al leer, y las distracciones frecuentes en el trabajo podrían considerarse ejemplos de las dificultades atencionales a las que me he estado refiriendo.

HIPERACTIVIDAD E IMPULSIVIDAD

Luis

"Además de ser inatento y distraído, Luis es eléctrico; no se está quieto nunca. Siempre ha sido así. En casa todo lo hace apresuradamente y tropieza con lo que encuentra en el camino. Ya ha tumbado a su hermanita varias veces. Si tengo visita o estoy hablando por teléfono, interrumpe y no desiste de hacerlo hasta que le presto atención. Para que coma es un problema; no se queda sentado. A veces trata de servirse la comida sin fijarse y vira las cosas que están en la mesa.

Es muy difícil ponerlo a estudiar. Su abuela dice que tiene "hormigas en el fondillo" y tiene toda la razón. Ella me ha dicho que tenga paciencia, que el papá del nene era así. Deja de estudiar por cualquier cosa: para ir al baño, atender a su hermanita, contestar el teléfono o ayudarme en la cocina. Siempre tiene una excusa. Tengo que obligarlo a hacer algunas asignaciones nuevamente porque no se fija en las instrucciones o hace lo que cree y no lo que se le pide. Cuando va conmigo en el automóvil, me pone nerviosa. No quiere usar el cinturón de seguridad, se pasa hablando o moviéndose de un asiento a otro o insistiendo en sacar a su hermanita del asiento para jugar con ella.

Es un líder y los niños del vecindario lo buscan para jugar. Sin embargo, muchas veces los juegos terminan en discusiones o peleas porque siempre quiere ser el que manda. Tan pronto las maestras me ven en la escuela salen del salón a decirme que interrumpe, que se pasa hablando, que no espera su turno, que camina por el salón y que no sigue las reglas. A menudo me lo dicen frente a otras personas, lo cual me avergüenza. El otro día lo suspendieron porque empezó a dar vueltas con el bulto en la mano, a toda velocidad, en el medio del pasillo. Tumbó sin querer a un niño y lastimó a otro que entraba al salón en ese momento. ¡Es tremendo!

En casa lo hemos regañado, lo hemos castigado y le hemos pegado por todas las cosas que hace, pero nada parece funcionar. Promete no volver a hacerlas, lo dice con sinceridad, pero al rato está en las mismas."

Al igual que sucede con la capacidad para prestar y sostener la atención, la capacidad de las personas para regular el comportamiento también aumenta con la edad. Cuando el desarrollo del control propio no progresa como el de la mayoría de las personas en esa misma etapa de desarrollo, observamos una serie de conductas que llamamos hiperactividad–impulsividad. No nos referimos con estos términos a la sobreactividad o a un nivel alto de actividad. Nos referimos a un **patrón de conductas, exagerado para la edad, que refleja una dificultad intensa y persistente para controlar las acciones y pensar antes de actuar.**[2,8]

Etapa de la infancia

Del primer año de vida en adelante, el patrón de hiperactividad–impulsividad puede ser descrito por la expresión "pequeña tormenta en acción." Se observa la tendencia a estar en movimiento frecuente, metido en todo, tocando objetos y trepando o brincando sobre los muebles.

Estas conductas ocurren con una frecuencia mayor de lo esperado para la edad. La actividad parece ser excesiva, sin un propósito aparente. En un momento de descuido está en el medio de la calle o trepado en la verja del patio, en las rejas del balcón o encima del automóvil. No camina; corre. Parece que está "movido por un motorcito." Tiene una propensión muy alta a llorar y a tener rabietas cuando no se le complace. Puede tratar a las mascotas de la casa con brusquedad, al no entender las consecuencias que puede tener en los animales ese tipo de juego. Los juguetes no duran mucho. Los rompe por descuido, pero sobre todo al desarmarlos o utilizarlos con un propósito distinto para el cual fueron diseñados.

Etapa preescolar

Para la edad preescolar, de 3 a 5 años, el patrón de conducta hiperactivo–impulsivo continúa en algunos casos y aparece por primera vez en otros. Las dificultades para mantenerse sentado al comer, hacer algunas tareas preescolares y jugar tranquilamente continúan. Observaciones similares empiezan a llegar de los centros de cuido o los centros preescolares. Cuando va en el automóvil, se resiste a usar el cinturón de seguridad; se sale del asiento; juega con los seguros de las puertas, con las ventanas y empuja o patea los asientos de los pasajeros del frente. El paseo en el automóvil se convierte en un momento de tensión para todos. Al jugar, entra en conflicto con sus compañeros porque no sigue las instrucciones o reglas o interactúa bruscamente con ellos. Aunque es difícil describir la capacidad de los niños preescolares para tolerar la frustración, esperar ser complacidos y considerar las consecuencias negativas o peligrosas de sus comportamientos, los niños hiperactivos no han desarrollado estas cualidades tan bien como los de su edad. Expresan las emociones más rápidamente y con una intensidad mayor. Es como si su comportamiento fuera el de un niño de edad cronológica menor.

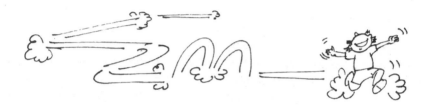

Etapa de la niñez media y la preadolescencia

Para la niñez media y la preadolescencia, es decir, de 6 a 12 años de edad, el patrón de hiperactividad–impulsividad se refleja en la tendencia a responder más a las características del momento que a las directrices que han recibido o a las reglas o normas establecidas para la situación. Esto queda ilustrado por la explicación que me dio Luis, el niño descrito al comienzo de esta sección. Al hablarme de sus dificultades en la escuela, me comentó con los ojos llenos de lágrimas: "Es que me entra una corriente eléctrica por los pies, me sube, me llega al cerebro . . . yo trato de controlarme . . . se lo pido a Papá Dios . . . pero no puedo . . . " Es muy alta la propensión a levantar la mano sin saber la contestación a una pregunta o a contestarla fuera del turno; a empujar o a tratar de colarse al hacer la fila; a actuar antes de que le terminen de explicar las instrucciones; a interrumpir; a no anticipar los riesgos o consecuencias de sus acciones; a esperar que se les complazca en el momento, y a no trabajar hacia metas y recompensas a largo plazo. En momentos o situaciones en que es necesario estar sentado (p. ej., a la hora de estudiar, a la hora de comer, en el salón de clases o en la iglesia), la dificultad para mantenerse quieto continúa siendo un reflejo de la inhabilidad para regular el comportamiento. Conductas tales como salirse del asiento o arrodillarse en éste, jugar nerviosamente con las manos, tocar objetos, mover los pies, retorcerse o contorsionarse en el asiento, hablar, mirar a los lados o hacia atrás, son manifestaciones de esta inhabilidad.

Etapa de la adolescencia

El patrón de comportamiento hiperactivo–impulsivo en la adolescencia se manifiesta en una forma más sutil. La actividad física gruesa, como caminar sin permiso de un lado a otro del salón, puede haber desaparecido o reflejarse de una forma menos obvia. Por ejemplo, puede reflejarse en la tendencia a moverse frecuentemente en el asiento, a hablar excesivamente, a interrumpir y a ser "el payaso" en el salón de clases.

El nivel de actividad también se puede manifestar en sentimientos de inquietud o de "estar atrapados" en aquellos lugares en los que tiene que estar mucho tiempo sentado o sin moverse. La impulsividad se deja ver en comentarios inapropiados que los adultos pudieran fácilmente interpretar como irrespetuosos. En fin, la dificultad para inhibir o controlar la conducta de acuerdo con las normas establecidas para la situación es un reflejo del patrón de hiperactividad e impulsividad.

Etapa de la adultez

Al igual que en la adolescencia, la dificultad para regular el nivel de actividad e inhibir los impulsos se manifiesta en la adultez en sentimientos de intranquilidad o desesperación si se tiene que estar mucho tiempo sentado, así como en el movimiento frecuente o en la búsqueda de la oportunidad de moverse de un lugar a otro. Un destacado profesional me explicaba que a él le cuesta mucho mantenerse sentado. Al cabo de cierto tiempo, tiene que levantarse del asiento y caminar. "Cuando me siento así, le explico a mis clientes o compañeros que ese es mi estilo de trabajo, que tengo que moverme, que me excusen el que me mueva mientras seguimos conversando o trabajando." Otras manifestaciones son la dificultad para establecer y mantener una rutina de trabajo, los cambios frecuentes de empleo, la dificultad para involucrarse en actividades sedentarias, la toma de decisiones rápida e irreflexiva, la impaciencia y la expresión de comentarios sin tomar en consideración el impacto que éstos podrían tener.

INDICADORES DEL DA

En los diagramas de la próxima sección presento un resumen de los indicadores actuales del DA.[2] Discutiré cómo se establece el diagnóstico en el capítulo 8. Como estos indicadores no fueron desarrollados para adultos, también incluyo aquellos propuestos por Barkley y Murphy[13] para esta población.

Indicadores actuales del DA[2]

Inatención
- No lograr fijar la atención en los detalles
- Dificultad para sostener la atención en tareas u otras actividades
- No prestar atención cuando se le habla
- No seguir instrucciones de principio a fin
- Perder las cosas
- Dificultad para organizarse
- Evitar tareas que requieren esfuerzo mental
- Distraerse fácilmente
- Ser olvidadizo

Hiperactividad–Impulsividad
- Menear manos o pies o moverse constantemente en el asiento
- Dificultad para mantenerse sentado
- Treparse o corretear excesivamente
- Dificultad para jugar tranquilamente
- Estar en continuo movimiento o "como si lo moviera un motor"
- Hablar en exceso
- Contestar abruptamente
- Dificultad para esperar su turno
- Interrumpir a los demás

Indicadores propuestos para el DA en adultos por Barkley y Murphy (2006)[13]

- Distraerse fácilmente
- Tomar decisiones impulsivamente
- Dificultad para dejar de actuar
- Iniciar tareas sin instrucciones
- Pobre cumplimiento de compromisos
- Dificultad para hacer cosas en un orden correcto
- Conducir automóvil a exceso de velocidad
- Dificultad para sostener atención
- Dificultad para organizarse

FUNCIONES EJECUTIVAS

Como podrán apreciar, los indicadores del DA tienen una base común: la dificultad para autorregular el comportamiento. Es como si los procesos mentales complejos que todos desarrollamos para dirigir la conducta, lidiar éxitosamente con las situaciones del diario vivir y alcanzar metas no se desarrollaran según se esperaría para la edad. Estos procesos se conocen como funciones ejecutivas. Explicaré esto en el capítulo 4.

Algunos indicadores de las actividades mentales complejas que no se desarrollan óptimamente en el DA

- Planificar
- Organizarse
- Manejar el tiempo
- Mantener en la mente información (memoria de trabajo)
- Resistir la urgencia de actuar (inhibir impulsos)
- Dirigirse a una meta y persistir

¿Cree usted que la siguiente anécdota ilustra lo que puede ocurrir cuando los miembros de la familia no han desarrollado bien las funciones ejecutivas? En una ocasión, la policía decidió cambiar su estrategia y recompensar con dinero a los conductores que manejaban sus autos con cuidado, en vez de multar a los que no lo hacían. Resultó que un auto patrulla tomó nota de un conductor que manejaba con sumo cuidado. Después de seguirlo por varias cuadras, decidió mandarle a estacionar para premiarlo. Al acercarse al auto, el policía dijo: "Usted maneja tan y tan bien que lo estamos premiando con un billete de $100.00." De inmediato, el conductor exclamó: "¡Qué bueno; ahora podré renovar mi licencia de conductor!" Su esposa dijo: "¡Señor policía, no le haga caso, que toma varios tragos y dice disparates!" Sin perder tiempo, su suegra intervino diciendo: "¡Ya yo les había dicho, que con este auto robado no podíamos llegar muy lejos!"

¿CÚANTOS PERSONAS PRESENTAN EL DA?

El DA es la condición que se observa con mayor frecuencia en la niñez. Estas son las estadísticas para los niños hispanos.

Estadísticas del DA

Área	Edades (años)	Porciento
Puerto Rico (PR)[25]	4 a 17	7.5
San Juan, PR[30]	5 a 13	6.4
Sur del Bronx, NY[30]	5 a 13	7.1

Como puede verse, el DA afecta a un número considerable de niños y adolescentes hispanos. En niños puertorriqueños que viven en Puerto Rico, el dato más representativo es 7.5%, ya que aplica a toda la isla y a las edades de 4 a 17 años. En los Estados Unidos se estima que 3.7% de los latinos ha recibido el diagnóstico. Este no es el dato más completo pues las personas que participaron en el estudio no fueron evaluadas y diagnosticadas, a diferencia de los estudios con puertorriqueños.[25, 30,36] No sabemos cuántos adultos hispanos presentan el DA. En los Estados Unidos, se estima que el 4.4% de la población general de 18 a 44 años presenta esta condición.[56]

HIPERACTIVIDAD–IMPULSIVIDAD E INATENCIÓN: UN RASGO

En buena medida, las características principales del DA pueden visualizarse como un rasgo o patrón de conducta que todas las personas poseen, pero en diferentes grados.[6] La estatura, aunque no es el ejemplo perfecto, puede ilustrar este punto. La estatura está presente en diferentes grados en todos los seres humanos. Las personas que son mucho más altas que la mayoría no necesariamente son personas enfermas o trastornadas. Sin embargo, estas personas corren el riesgo de confrontarse con dificultades para adaptarse social y psicológicamente. No caben en las camas, los asientos u otras facilidades que han sido diseñadas tomando en consideración la estatura "normal." En la escuela, son ubicadas en la parte de atrás del salón de clases para que no entorpezcan la visión de los demás estudiantes. Tienden a ser menos coordinadas en sus movimientos y por lo tanto a tropezar y a lucir como torpes. No falta quien las apode de "jirafa," "siete pisos" o "el gigante."

En la adolescencia, les resulta difícil encontrar otros de la misma estatura para compartir en actividades sociales tales como bailes. Los riesgos de afectarse emocionalmente son altos si no se aceptan como son, si no se les ofrece apoyo y si no se les proveen los acomodos necesarios. No obstante, cuando la persona con una estatura alta se destaca como jugador de baloncesto, esta característica puede facilitar su reconocimiento por aquellos que dan valor al deporte y contribuye al desarrollo de un sentido de logro. Lo mismo puede ocurrir con la hiperactividad, la impulsividad y la inatención.

Aunque las personas con el DA presentan una variedad de dificultades capaces de obstaculizar una adaptación psicológica adecuada, también pueden desarrollar una serie de cualidades y habilidades especiales. Entre otras puedo identificar la energía y el entusiasmo, la espontaneidad, la capacidad para divertirse y la facilidad para expresar afecto. Además, las características de sobre-actividad e impulsividad del DA pueden, en su momento, facilitar logros ocupacionales y profesionales en la vida adulta. ¡Qué gran sorpresa se llevarían muchos de ustedes si supieran la cantidad de personas destacadas que presentan, o presentaron de niños, el DA! Estas personas ocupan posiciones de liderazgo o reciben reconocimiento por sus aportaciones en el campo de la política, la medicina, las leyes, la educación, las artes y el deporte, entre otros. De hecho, todas las personas, aun cuando presenten dificultades en el desarrollo, son capaces de alcanzar logros significativos a lo largo de sus vidas.

En el próximo capítulo discutiré las diferencias entre el DA *con* y *sin hiperactividad*, ya que existe confusión en relación a estas dos condiciones.

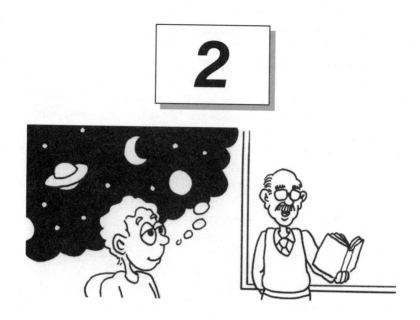

EL NIÑO CON DA
SIN HIPERACTIVIDAD O INATENTO

Como se explicara al inicio, en este libro usaré el término déficit de atención (DA) para referirme al trastorno general. Sin embargo, cuando la información aplique a personas que son inatentas e hiperactivas–impulsivas, como mi amigo Luis, usaré el término *DA con hiperactividad* o sencillamente hiperactividad. Cuando aplique a las personas que son solamente inatentas, como mi amigo Ignacio, usaré el término del *DA sin hiperactividad* o el término inatención.

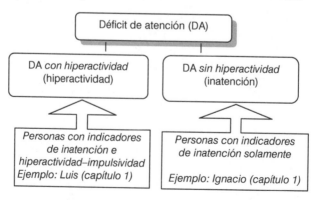

Existen muchas razones para pensar que el DA *sin hiperactividad* es una condición o patrón de conducta diferente del DA *con hiperactividad*. Quiero explicar esta distinción, ya que a menudo los padres y los maestros de los niños inatentos se confunden porque buscan información sobre esta condición pero lo que encuentran es información acerca del niño con DA *con hiperactividad*. "Mi hijo no es así" o "este estudiante no es hiperactivo" son algunos de los comentarios que se escuchan al no recibir la orientación deseada.

CONFUSIÓN INICIAL

Una parte de la confusión inicial surge a partir del nombre oficial del diagnóstico que se asigna al niño inatento: trastorno por déficit de atención con hiperactividad–impulsividad, tipo predominantemente inatento. Este término puede parecer contradictorio, ya que los niños inatentos diagnosticados correctamente son poco activos e incluso pasivos. En cambio, el nombre del diagnóstico que se le da a los niños inatentos e hiperactivos–impulsivos, los cuales son la mayoría, es trastorno por déficit de atención con hiperactividad–impulsividad, tipo combinado. El nombre del diagnóstico parece describir la conducta de estos niños pero no la de los que son sólo inatentos. Apenas hay información para los padres, maestros y profesionales de cómo reconocer y procurar un tratamiento para los niños inatentos. En realidad, la mayoría de los conocimientos científicos que tenemos son acerca de varones que presentan el DA *con hiperactividad*. Se han ido identificando diferencias importantes entre el DA *con hiperactividad* y el DA *sin hiperactividad*, las cuales identificaré a lo largo del libro. No obstante, creo prudente resumir aquí las características particulares del DA *sin hiperactividad* para beneficio de los padres y maestros de estos niños.

¿CUÁL ES EL NIÑO INATENTO?

Hay que enfatizar el hecho de que estaré hablando de personas que se caracterizan por su dificultad para prestar atención en ausencia de un patrón claro de hiperactividad–impulsividad, **al presente o en el pasado.** Por ejemplo, un adolescente o adulto que es inatento pero que en el pasado fue sobreactivo o hiperactivo, con toda probabilidad no presenta el DA *sin hiperactividad* que estaré describiendo aquí.

Características particulares del DA sin hiperactividad[10,18,22,23]

Si comparamos los niños con el DA que presentan hiperactividad–impulsividad con los que no la presentan, observamos que los niños con el DA *sin hiperactividad*:

- Presentan las dificultades atencionales más tarde en el desarrollo, quizás de 6 años en adelante.
- Son menos dados a la acción y más autocontrolados en sus interacciones sociales.
- Tienden a ser más inhibidos, retraídos o quizás tímidos.
- No son propensos a presentar problemas de conducta perturbadora o a ser negativistas o desafiantes.
- Tienden a ser "caseros" es decir, a no salir a jugar mucho fuera de la casa y dedicarse a ver la televisión o entretenerse con juegos electrónicos.

Grupo con estilo atencional diferente

Un grupo de niños con el DA *sin hiperactividad* presentan un estilo atencional diferente. Llamamos "tempo cognitivo lento" a este estilo atencional. El mismo se caracteriza por:

- Soñolencia
- Dificultad para procesar la información con rapidez
- Lentitud
- Falta de energía
- Bajo nivel de actividad
- Soñar despierto
- Confusión
- Tendencia a estar "perdido en el espacio"

Nuestros trabajos de investigación sugieren que los niños con DA *sin hiperactividad* con tempo cognitivo lento tienen una dificultad para focalizar la atención y regular el estar "alerta." Es posible que la atención "se va a la deriva" o es capturada por otros asuntos cuando es necesario escuchar por períodos relativamente largos. Pensamos que la persona con este estilo atencional es dada a preocuparse en exceso con sus propios pensamientos. Pensamos, además, que esta posible dificultad para estar alerta se observa mayormente en situaciones en las que tiene que involucrarse en actividades sosegadas o en tareas cognitivas complejas como, por ejemplo, cuando están en la escuela o mientras realizan tareas escolares.[23]

Los niños con el DA *sin hiperactividad* que además tienen un tempo cognitivo lento, tienden a tardar mucho en vestirse, asearse, comer, recoger el cuarto, hacer los quehaceres del hogar y sobre todo estudiar. Es como si no tuvieran sentido del tiempo.

Naturalmente, el impacto del niño con el DA *sin hiperactividad* en la vida familiar es menos que el que produce el niño inatento e hiperactivo–impulsivo. Pero de ningún modo esto debe interpretarse como que no hay estrés alguno asociado a la crianza de un niño inatento. Los padres sienten este estrés en lo profundo de su alma y pueden llegar a sentirse frustrados y culpables. El estrés mayor es en relación al trabajo escolar.

Laura

Laura cursa el tercer grado. Bueno, su maestra me aclara que ella cursa este grado cuando está en el salón de clases. Una y otra vez me dice que aunque su cuerpo está en el pupitre, su mente está en Marte. Yo la he podido observar. Al empezar la clase de matemáticas tarda an sacar el cuaderno y el lápiz de la mochila y en comenzar a hacer los ejercicios. Cuando esto ocurre, sus compañeros ya están más adelantados que ella. Esto no parece ser importante para Laura. Es como si su reloj se moviera más lentamente. Pero lo que más me duele es observar cómo se queda mirando o pensando, "como en el aire." ¡Esto puede tomarle minutos! No es que tenga un problema médico. Ya los médicos especialistas, incluyendo el neurólogo, descartaron alguna condición médica. Mi esposo y yo estamos perplejos.

Es necesario explicar que no todos los niños que presentan problemas atencionales y un tempo cognitivo lento son niños con el DA *sin hiperactividad*. Es necesario descartar causas médicas (p. ej., epilepsia) y otras condiciones emocionales (p. ej., trastornos generalizados en el desarrollo) que también presentan problemas atencionales. De ahí la importancia de un diagnóstico profesional cuidadoso (capítulo 8).

¿MÁS NIÑAS INATENTAS?

Algunos autores han señalado que el DA *sin hiperactividad* se encuentra más en el género femenino. Realmente este señalamiento no es tan claro, y en nuestra investigación en Puerto Rico no encontramos más niñas que varones con el DA *sin hiperactividad.*[24]

Es importante señalar que sí encontramos que las niñas inatentas corren un riesgo mayor de ser más ansiosas que los varones inatentos y que los varones hiperactivos son más propensos a estar deprimidos que las niñas inatentas. También se ha encontrado que las niñas con el DA *sin hiperactividad* corren un riesgo menor de abuso físico o sexual que las niñas *con hiperactividad*[51] y que las madres inatentas podrían tener más dificultades en algunas prácticas de crianza con sus hijos (capítulo 18).

NUESTROS RETOS

Uno de los retos que todos tenemos es identificar a tiempo estos niños y niñas. Como su conducta en la escuela no perturba al maestro y las actividades del grupo, la conducta distraída no es traída a la atención de los padres. Pueden pasar años sin tratamiento alguno y perdemos la oportunidad de aprovechar un tiempo valioso. En el transcurso de la vida de estos niños la visión propia y la autoestima se afectan. El adjetivo que más se les asigna es el de "vago."

> Una colega le preguntó a un amigo con el DA sin hiperactividad cuál deseo le pediría si ella pudiera concedérselo. Después de pensarlo un rato con la cabeza baja, miró de frente a mi colega y contestó: "que yo no sea vago."

En fin, los niños con el DA *sin hiperactividad* necesitan nuestra ayuda. Esta ayuda puede ser similar a la que necesitan los que presentan el DA *con hiperactividad,* o puede ser diferente. En los próximos capítulos ofreceré ideas y recomendaciones. Basta señalar aquí algunas que tienden a ser pertinentes a los niños inatentos.[22]

- Estimularlo y reforzarlo para que sea más activo, demuestre más iniciativa en sus interacciones sociales y responda con mayor prontitud.
- Ayudarle a identificar actividades de recreación, pasatiempos y deportes que sean de su disfrute y reforzar su participación en estas actividades.
- Restringir el tiempo de ver televisión o de estar involucrado únicamente en juegos electrónicos.
- Estimularlo a salir de la casa y compartir con otros niños en el vecindario.

En la investigación científica, los próximos años serán críticos para establecer si el DA *con* o *sin hiperactividad* son condiciones diferentes o si es la misma condición que se expresa con niveles diferentes de actividad. No importa la conclusión a la que se llegue, lo importante es que los niños con el DA *sin hiperactividad* requieren estrategias de ayuda similares y en otros aspectos diferentes.

HIPERACTIVIDAD SIN DA

En el capítulo anterior hablé del tipo predominantemente hiperactivo–impulsivo que no presenta síntomas de inatención. Los niños hiperactivos que no presentan el DA tienden a estar entre 4 y 7 años de edad. Tal parece que a lo largo del desarrollo pasan a presentar un DA *con hiperactividad* o sencillamente su actividad excesiva se normaliza.[10,57] Por tal razón no discutiré este grupo de niños en el libro.

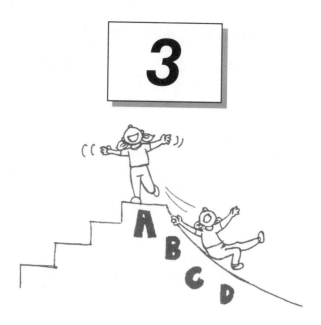

OTRAS CARACTERÍSTICAS
IMPORTANTES

Aunque cada cual es diferente, los niños, adolescentes y adultos que cumplen con los criterios diagnósticos del DA suelen presentar otra serie de características, a saber:

- Dificultad para actuar de acuerdo a las reglas
- Variación de la conducta de acuerdo a la situación
- Variabilidad e inconsistencia en su desempeño
- Dificultad para motivarse
- Demanda de atención
- Dificultad para persistir

Creo que es conveniente que les hable de ellas, aunque sea brevemente.

DIFICULTAD PARA ACTUAR DE ACUERDO
A LAS REGLAS

Una característica importante del DA es la dificultad del niño así diagnosticado para seguir instrucciones y cumplir con el conjunto de reglas establecidas, al compararse con otros niños de la edad.[10] Como verán próximamente, en el caso de mi amigo José, esta dificultad para actuar de acuerdo a las reglas se observa cuando las instrucciones que su madre le da tienen muy poco efecto en conseguir que haga lo que se le ha pedido.

Las instrucciones, los mandatos o las reglas establecidas (p. ej., "Estudia cuando llegues a casa" "Tan pronto termines de estudiar, puedes salir a jugar") no parecen regular, controlar o dirigir la conducta indicada. Más aún, los premios, regaños o castigos no parecen tener un efecto duradero. Los padres y maestros se encuentran atrapados en una constante repetición de las cosas o, en ocasiones, en un patrón continuo de gritos, amenazas y castigos.

José

"Ya no sé qué más hacer con José. ¿Cómo es posible que haga estas cosas a los ocho años? Lo mando a estudiar. Se dirige a la mesa, pero en el camino se entretiene con algo o busca juego con su hermanito y tengo que pedirle nuevamente que haga lo que le dije. Una vez sentado, se pone a dibujar, mira a la ventana o juega con la goma de borrar. Cuando vengo a ver, no ha hecho absolutamente nada de lo que tiene que hacer. Se lo he dicho de buena forma; le explico que no quiero perder la paciencia y le ofrezco algo si aprovecha bien el tiempo, pero a la larga estoy "histérica," gritándole o pegándole. Nada de esto funciona. En eso mi esposo llega y, al ver esta situación, me critica por "no tener paciencia con él" o le pega. Lo único que me funciona es sacar la correa y ponérmela en el cuello. Así empieza a hacer lo que le digo, aunque no siempre lo termina."

No se trata de un patrón de conducta de rehusarse activamente a obedecer, resistiéndose verbalmente o físicamente, aunque la mitad o más de los niños con el diagnóstico del DA *con hiperactividad* eventualmente desarrolla esta conducta negativista y desafiante. Se trata de una dificultad para actuar de acuerdo a las instrucciones impartidas o reglas establecidas tan bien como se esperaría para la edad. Esta dificultad nos ha llevado a pensar que los niños con el DA, sobre todo aquellos *con hiperactividad,* tienen una capacidad disminuida para responder en ausencia de consecuencias claras, frecuentes e inmediatas.

VARIACIÓN DE LA CONDUCTA DE ACUERDO A LA SITUACIÓN

La conducta inatenta, hiperactiva o impulsiva de los niños o adolescentes puede variar de acuerdo a las características de la situación en que se encuentran.[10] Por ejemplo, ellos pudieran comportarse mejor en situaciones de uno a uno, cuando hacen tareas que disfrutan, cuando son supervisados, cuando esperan un premio por comportarse bien y cuando están con sus padres, en comparación con sus madres. Esta variación puede ser interpretada erróneamente como que su hijo o estudiante no se esfuerza lo suficiente para controlar la conducta o prestar atención.

En ocasiones, esta variación también puede llevarnos a responsabilizar a otra persona por la conducta del niño. Por ejemplo, los padres encuentran que el hijo se comporta mejor con ellos que con las madres. Esto les lleva a concluir que la madre no sabe manejar adecuadamente al niño y que se pone "histérica" con él sin razón. Sin embargo, el hecho de que los hijos tienden a comportarse mejor con el padre puede estar asociado a que los padres son, quizás, más directivos o bruscos en las prácticas disciplinarias. Además, es posible que los padres no estén a cargo de ellos en los momentos críticos del día, como el periodo de levantarles en la mañana y de hacer las tareas escolares y del hogar, entre otros. Si estuvieran con ellos más tiempo, y sobre todo en estos momentos críticos, serian los padres los que estarian "histéricos." ¡Imagínense entonces cuán ardua es la tarea a la que se enfrentan las madres jefas de familia que están a cargo de criar y educar niños con el DA!

En nuestras investigaciones, hemos encontrado que en comparación con niños sin el diagnóstico, los niños con el DA *con hiperactividad* tienden a demostrar problemas de conducta más marcados, sobre todo al jugar con otros, al vestirse o desvestirse, al visitar o recibir visitas, al estar en lugares públicos, al hacer las tareas escolares y los quehaceres del hogar, y al acostarse. En cambio, los niños con el DA *sin hiperactividad* tienden a demostrar problemas de conducta más marcados que los niños no diagnosticados, mayormente al vestirse o desvestirse y al hacer las tareas escolares y los quehaceres del hogar. De manera que el comportamiento de los niños con el DA *con y sin hiperactividad* puede diferir en su severidad y variar de acuerdo a la situación. Es necesario entender esta característica de la variación de la conducta de situación en situación para lograr establecer expectativas realistas en cuanto al comportamiento. De lo contrario, van a ser abundantes los regaños y las experiencias de frustración para el niño y para nosotros como padres y maestros. Además, este entendimiento nos puede ayudar a anticipar cómo podría ser su conducta en alguna situación dada (p. ej., al ir de compras) y tomar medidas para evitar que surjan problemas de comportamiento en ese momento o para manejarlos adecuadamente.

VARIABILIDAD E INCONSISTENCIA EN SU DESEMPEÑO

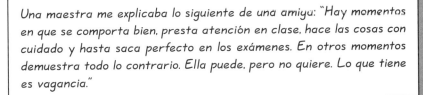

Ileana

Una maestra me explicaba lo siguiente de una amiga: "Hay momentos en que se comporta bien, presta atención en clase, hace las cosas con cuidado y hasta saca perfecto en los exámenes. En otros momentos demuestra todo lo contrario. Ella puede, pero no quiere. Lo que tiene es vagancia."

Esta variabilidad en el comportamiento y el desempeño, que a veces observamos de momento a momento, de día a día o de semana a semana, parece ser una característica importante de los niños y adolescentes que reúnen los criterios diagnósticos del DA.[10]

Por ejemplo, en ellos, las calificaciones de la escuela parecen un "sube y baja" y pudieran ser de todas clases y colores. Las tareas pueden hacerse con rapidez y exactitud en un momento y con mucho descuido en otros. Naturalmente, estos momentos de "sí poder" confunden mucho y llevan a pensar, erróneamente, que si el estudiante demuestra un comportamiento adecuado o un buen trabajo escolar en un momento dado, tiene la capacidad de demostrarlo en todo momento. Es como cuando un niño batea un jonrón en su primera oportunidad al bate. De ahí en adelante todos esperan que siga bateando muchos jonrones. Cuando no lo hace, somos dados a comunicar que "no tiene interés" o "no pone suficiente de su parte" o que "tiene que tratar más." Poco a poco puede llegar a creerse estos mensajes y verse a sí mismo como irresponsable.

Si esto le ha sucedido a usted, puede que se sienta culpable. Sin embargo, no hay razón para ello, ya que con toda seguridad usted no entendía esta dificultad del niño para ser consistente en el desempeño. Además, estamos a tiempo para subsanar este error.

DIFICULTAD PARA MOTIVARSE

La dificultad para motivarse es otra característica importante de los niños y adolescentes con el DA.[10] Es como si existiera una barrera que se interpone entre el niño y los esfuerzos de los adultos para motivarle mediante recompensas y castigos. Es como si algo no le permitiera al niño asimilar las consecuencias reforzantes o penalizantes de su conducta.

Muchos maestros y padres habrán tenido la siguiente experiencia. El niño "habla hasta por los codos." Se le indica que no debe hablar sin permiso con sus compañeros en el salón de clases. El comportamiento continúa. En el aula se tratan una y mil cosas: Se "sermonea," se regaña, se amenaza, se castiga, se envían notas a la casa. El niño demuestra sentirse arrepentido, quizás llora y promete que no lo vuelve a hacer. Uno puede apreciar en él el deseo genuino de dejar de hablar o interrumpir. El propósito está ahí, pero al rato o al día siguiente, la conducta está ocurriendo nuevamente. Es como si el efecto de las estrategias de disciplina empleadas no hubiera llegado plenamente al niño.

Si usted ha pasado por esta experiencia, podrá entender por qué hay momentos en que se ha desanimado y no ha sabido qué más tratar para cambiar la conducta del niño. Además, podrá entender por qué otras personas pueden llegar a pensar erróneamente que los padres o los maestros del niño no siguen buenas prácticas de disciplina o no son consecuentes en las mismas. Es necesario recordar estas características una y otra vez. Si fallamos en entender y aceptar que estas dificultades son parte de la condición del DA, y no nos educamos para manejar las situaciones de una manera adecuada, estaremos frustrándonos continuamente. Son precisamente estas características las que justifican la recomendación de reforzar con frecuencia, por pasos, consecuentemente, y de forma inmediata y llamativa, los aspectos positivos del comportamiento del niño. También es importante evitar los comentarios ofensivos.

DEMANDA DE ATENCIÓN

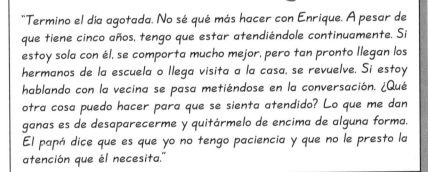

Enrique

"Termino el día agotada. No sé qué más hacer con Enrique. A pesar de que tiene cinco años, tengo que estar atendiéndole continuamente. Si estoy sola con él, se comporta mucho mejor, pero tan pronto llegan los hermanos de la escuela o llega visita a la casa, se revuelve. Si estoy hablando con la vecina se pasa metiéndose en la conversación. ¿Qué otra cosa puedo hacer para que se sienta atendido? Lo que me dan ganas es de desaparecerme y quitármelo de encima de alguna forma. El papá dice que es que yo no tengo paciencia y que no le presto la atención que él necesita."

Como seres humanos, necesitamos recibir atención, apoyo, cariño y consideraciones especiales de las personas que nos rodean. A medida que crecemos aprendemos a no demandar tanto la atención de los demás. Como muy bien señala el Dr. Paul H. Wender, un psiquiatra de niños de amplia experiencia, las personas con la condición de hiperactividad, principalmente los niños, no parecen desarrollar tan bien esta capacidad.[86] El comportamiento sobreactivo, la conversación continua, la tendencia a manipular situaciones, la insistencia en ser complacidos al momento, las rabietas frecuentes, la tendencia a "lucirse" con los amigos y las acciones arriesgadas o potencialmente peligrosas, absorben la atención de las personas a su alrededor. Esta demanda de atención puede perturbar, confundir, agotar emocionalmente y dejar cansados a los padres y maestros. Si ésta ha sido su experiencia, puede que haya llegado a pensar incorrectamente que no está atendiendo adecuadamente las necesidades afectivas del niño.

DIFICULTAD PARA PERSISTIR

Le he dado el nombre de dificultad para persistir a un conjunto de características interrelacionadas que tienen que ver con sostener el esfuerzo, posponer la gratificación y tolerar los periodos de espera.[10] Los padres y maestros de los niños y adolescentes que presentan el DA pueden entender muy bien a qué me refiero. ¡Cuán difícil es que puedan sostener el esfuerzo en tareas tediosas y repetitivas! Mis amigos dirían que son tareas aburridas. Tienen dificultad para empezarlas y mucho más para continuarlas y eventualmente terminarlas. Ellos quieren obtener logros o ser premiados rápidamente. Esta dificultad para posponer gratificación está también relacionada con la reducción en la capacidad para esperar. ¿Quiere un ejemplo? ¿Qué le parece el famoso e interminable: "Mami, ¿cuánto falta? . . . ¿cuándo vamos a terminar?" En fin, a las personas que presentan el DA se les hace mucho más difícil de lo usual el responder a incentivos a largo plazo y necesitan de recompensas inmediatas y frecuentes.

Las características del DA discutidas en este capítulo y en el anterior reflejan cierto grado de inmadurez en el desarrollo psicológico. Explico este rezago en el desarrollo en el próximo capítulo.

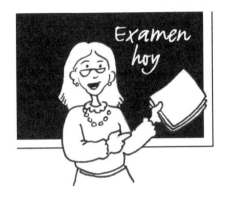

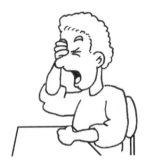

EL DA Y LA INMADUREZ
EN EL DESARROLLO
DE LAS FUNCIONES EJECUTIVAS

DEFICIENCIA ATENCIONAL *CON HIPERACTIVIDAD*

Varios estudiosos coinciden al señalar que para la mayoría de los niños, las características principales del DA *con hiperactividad* están asociadas a dificultades cognoscitivas, es decir, a inmadurez en los procesos mentales necesarios para autorregular la conducta. Por ejemplo, el Dr. Russell A. Barkley ha postulado que el pobre desarrollo de la actividad mental necesaria para inhibir impulsos, "frenar" conductas prepotentes o posponer gratificaciones[10,66] impide que diversos procesos mentales, llamados funciones ejecutivas, puedan operar eficientemente.[10,14]

"*Tener el DA me hace sentir que siempre soy castigado por cosas que están fuera de mi control. No quiero olvidarme de las cosas. Quisiera atender a mi maestra para aprender más. No me gusta avergonzar a mis padres cuando compartimos con otras personas.*"

"*Me gustaría poder ir a la oficina de mi doctor sin desesperarme por tener que esperar. Quiero ser bueno, portarme bien, sacar buenas notas, tener más amigos, no ser tan distraído. Quisiera poder ponerle un control a la máquina que hay dentro de mí, que me hace moverme sin parar. Poder callarme lo que pienso y no interrumpir y meterme en problemas. Quisiera ser diferente, pero hay algo dentro de mí que no me deja.*"

Como explicara anteriormente, las funciones ejecutivas son actividades mentales complejas, necesarias para planificar, organizar, guiar, revisar, regularizar y evaluar el comportamiento necesario para adaptarse eficazmente al entorno y para alcanzar metas. Estas funciones empiezan a desarrollarse a partir del primer año de vida y continúan desarrollándose hasta la adolescencia. Por medio de ellas, por ejemplo, podemos responder más a un plan que a las actividades que nos distraen. Las funciones ejecutivas permiten guiar nuestras acciones más por las instrucciones que nos damos a nosotros mismos que por influencias externas. Es decir, estas funciones permiten autorregular el comportamiento para poder hacer lo que nos proponemos hacer.[10] En nuestra vida diaria, un ejemplo concreto sería cocinar sin tener las instrucciones a la mano. Al preparar un plato se sigue una secuencia de acciones de acuerdo a un plan previamente establecido que guía los pasos a seguir.

En el caso de los niños podemos usar el ejemplo de hacer las tareas escolares. Todos los niños de 4 a 8 años necesitan de guías externas para hacer sus tareas. Es necesario protegerles de aquello que puede distraerlos y enseñarles a no responder a la tendencia natural de hacer otras actividades (p. ej., ver la televisión, contestar el teléfono, hablar con su hermanito, sacar punta al lápiz, ir con sus amigos a jugar, etc.). Es decir, se les enseña a no responder a los estímulos que son más atractivos e influyentes para ellos. Poco a poco aprenden a controlar los impulsos o la urgencia de involucrarse en actividades más interesantes, lo que se conoce como inhibir impulsos. Durante la tarea escolar, también es necesario recordarles lo que tienen que hacer, darles instrucciones mientras trabajan, motivarlos, ayudarles a tolerar experiencias frustrantes ante la dificultad en alguna parte de la tarea y enseñarles a lidiar con los obstáculos que se presentan.

Sin embargo, llega el momento en que los niños, quizás de 9 años en adelante, logran internalizar en buena medida estas guías externas, y las ayudas de los padres no son tan necesarias. Ya entonces, para alcanzar la meta de hacer la tarea escolar, pueden frenar con mayor facilidad la tendencia a hacer cosas más interesantes y logran recordar qué es lo que deben hacer (p. ej., buscar la libreta, hacer la tarea de matemáticas, guardar la libreta en el bulto, etc.); darse instrucciones ("Después de que termine podré jugar con mis amigos"); protegerse de las frustraciones que naturalmente van a surgir ("Este ejercicio es más difícil de lo que esperaba, pero puede hacerse") y ser creativos o flexibles para buscar la solución a los obstáculos que se presenten (p. ej., llamar a un compañero para aclarar lo que la maestra pidió). Esto se logra por medio de las funciones ejecutivas.

Una función ejecutiva importante es la **memoria de trabajo,** es decir, la habilidad para retener en la mente aquella información necesaria para guiar las acciones de la persona, al momento o más adelante (p. ej., llevar el libro de español a casa, leer el capítulo 6 y preparar un resumen para entregar al día siguiente). Esta función ejecutiva es necesaria para recordar el hacer cosas en el futuro cercano. En las personas con el DA *con hiperactividad,* la dificultad para inhibir impulsos entorpece la función ejecutiva de memoria de trabajo. Como resultado, pueden ser distraídos, olvidadizos para hacer las cosas y desorganizados. Además, pueden ser vulnerables a no terminar las tareas que inician, a no darse tiempo para pensar en las consecuencias de una acción en particular, a no beneficiarse del recuerdo de experiencias pasadas para responder al futuro y a no manejar el tiempo tan bien como los demás.[14] Esto lo vimos claramente en el caso de mi amigo Luis, discutido en el capítulo 1.

Otra función ejecutiva tiene que ver con el desarrollo del **lenguaje interno,** es decir, la voz privada de la mente que se usa para conversar con uno mismo y dirigir o regir el comportamiento (p. ej., "Tengo que fijarme en el signo del ejercicio para ver si es suma, resta o multiplicación."). Cuando el resultado de la dificultad para inhibir impulsos interfiere con esta función ejecutiva, se entorpece la auto-rregulación de la conducta, la habilidad para seguir reglas, la capacidad para seguir instrucciones cuidadosamente y la habilidad para dar seguimiento a los planes y a las cosas por hacer en el hogar y en la escuela.[14] Esto lo vimos en José (capítulo 3).

Otras dos funciones ejecutivas de importancia son la habilidad para **autorregular las emociones y la motivación**, así como la **habilidad para solucionar problemas.** En la medida en que la dificultad para inhibir impulsos obstaculiza estas funciones, las personas con el DA *con hiperactividad* son más propensas a frustrarse, a no controlar bien la expresión de las emociones, a no poder mantener la motivación para hacer diversas tareas en ausencia de recompensas inmediatas y frecuentes, y a tener más dificultad para vencer o buscar alternativas que ayuden a superar los obstáculos que se presentan.[14] La aparente vagancia e inconsistencia de Ileana (capítulo 3) y las demandas continuas de atención de Enrique (capítulo 3) ilustran este punto.

En fin, la capacidad disminuida para inhibir o frenar la tendencia a responder a lo inmediato o más atractivo interfiere con las funciones ejecutivas que son necesarias para desarrollar el autocontrol o dominio de sí mismo y dirigir la conducta hacia el futuro. Como resultado, vemos múltiples indicadores de falta de atención, impulsividad e hiperactividad en las personas con el DA *con hiperactividad.*[10,14]

DEFICIENCIA ATENCIONAL *SIN HIPERACTIVIDAD*

Aunque los estudiosos postulan diferentes mecanismos, la mayoría entiende que el DA *sin hiperactividad* también resulta de un rezago en el desarrollo de las funciones ejecutivas.[10,34] No es el momento de discutir estas diferencias. En términos generales, las teorías establecen que la inmadurez de estas funciones afecta la habilidad de la persona para organizarse, establecer prioridades, tener sentido adecuado del tiempo, planificar, y sostener la atención, entre otros procesos.[10,34]

POSIBLES EXCEPCIONES

El DA es una condición heterogenea.[66] No todos los niños con el DA *con* o *sin hiperactividad* parecen presentar dificultades en las funciones ejecutivas.[90] Esto sugiere que otras dificultades neuropsicológicas diferentes a las disfunciones ejecutivas pudieran estar presentes en los niños con la condición.

DEFICIENCIA ATENCIONAL *SIN HIPERACTIVIDAD* Y TEMPO COGNITIVO LENTO

Como explicara en el capítulo 2, un grupo de personas presenta una dificultad atencional particular, que consiste en un patrón de soñar despierto, estar perdido en el espacio, confusión aparente, soñolencia, lentitud, y dificultad para el procesamiento de la información. No sabemos cómo explicar este tipo de problema atencional. Mis colegas y yo entendemos que es diferente del que vemos en otras personas inatentas y no está asociado a rezagos en el desarrollo de las funciones ejecutivas.[10,14,18]

REFLEXIÓN

El DA puede interferir con la habilidad de los niños, adolescentes y adultos para lidiar con las demandas o los requerimientos de la familia, la comunidad, la escuela y el trabajo. Las personas con estas características difieren mucho de otras en su habilidad para el dominio de sí mismas y, como resultado, se les hace difícil actuar en la forma esperada. Las personas con el DA no pidieron ser así. Sin embargo, se les trata como si su conducta inadaptada, en momentos dados, fuera llevada a cabo a propósito, de manera consciente y voluntaria. Sufren por esta falta de entendimiento y comprensión. Sus padres y maestros sienten el impacto de las dificultades en la autorregulación del comportamiento. Por un lado, los padres sufren por la falta de comprensión y el prejuicio por parte de aquellos que piensan injustamente que no han criado correctamente, por descuido o negligencia, a sus hijos. Los maestros, por otro lado, se sienten criticados por sus superiores y por los mismos padres en los momentos en que no pueden manejar eficazmente la dificultad del niño para autorregularse.

Es necesario entender mejor a los niños, adolescentes y adultos que presentan deficiencias atencionales. Como me explicara mi amiga y colega, Grace Reina: "Las vidas de estas personas tienden a ser coloreadas por los señalamientos negativos y no por las cualidades y talentos que poseen. Precisamente, es ayudándoles a destacar estas cualidades y talentos que podemos encaminarlos hacia un mejor entendimiento de ellos mismos y a un futuro lleno de esperanzas e ilusiones para todos."

EL DÉFICIT DE ATENCIÓN NO ES UNA EXCUSA

El hecho de que las personas con el DA difieran mucho de otras en su habilidad para el dominio de sí mismas nos ayuda a entender y a explicar su comportamiento inapropiado. Sin embargo, no debe llevarnos a excusar este tipo de comportamiento. Aunque a ellas se les hace más difícil que a otras autorregular su conducta, debemos enseñarles a asumir responsabilidad para lograr mejorar su auto-control, no importa cuán difícil sea. Nosotros también tenemos que asumir esta responsabilidad.

A lo largo de este libro, sobre todo en la segunda parte, iré explicando la importancia de trabajar con uno mismo y con la familia, de desarrollar una comunicación efectiva, de aplicar consecuencias positivas y negativas al comportamiento del niño o adolescente, de usar medicamentos y de trabajar en colaboración estrecha con la escuela. De igual forma, explicaré el rol tan importante que el maestro tiene para enseñar al estudiante a asumir responsabilidad por su conducta.

En ningún momento debemos suponer, y comunicarle así al niño o adolescente, que él no puede mejorar su autocontrol y alcanzar otros logros porque tiene el DA. Ciertamente, es una meta difícil de lograr, pero alcanzable si todos ponemos de nuestra parte y optamos por asumir una responsabilidad compartida.

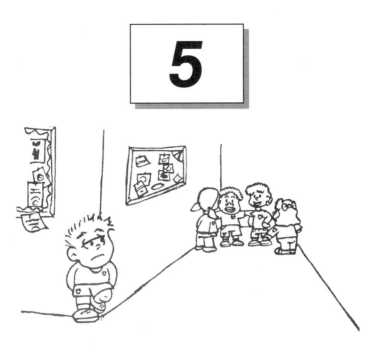

5

DIFICULTADES ASOCIADAS

Además de las características o dificultades presentadas en los capítulos anteriores, hay otra serie de dificultades que se ven frecuentemente en las personas con el diagnóstico del DA. En nuestro estudio nacional con muestras representativas, encontramos que de cada 100 niños y adolescentes puertorriqueños con el diagnóstico del DA:[25]

- 21 fracasaron en uno o más grados
- 18 presentaron problemas en el habla y lenguaje
- 32 presentaron problemas de salud
- 30 presentaron problemas del sueño
- 9 a 24 presentaron problemas emocionales
- 13 a 39 presentaron problemas de conducta

Es sumamente importante conocer estas y otras dificultades, ya que en muchos casos, al pasar desapercibidas, no se incluyen en el plan de tratamiento, y a la larga pueden entorpecer en mayor grado el desarrollo del niño. A continuación presentaré un resumen de estas posibles dificultades.[10,14] No se alarme. Esto no quiere decir que su hijo o estudiante tiene o tendrá todas estas dificultades asociadas. Quiere decir que existe el riesgo de que pueda presentar una o más de ellas.

BAJO RENDIMIENTO ACADÉMICO

Las dificultades para sostener la atención y autorregular el comportamiento afectan negativamente el aprovechamiento académico de las personas. Es decir, éstas pueden tener niveles inferiores de lectura, matemáticas y ortografía[23] y obtener calificaciones más bajas de lo que se esperaría al tomar en consideración su inteligencia. Este hecho les coloca en riesgo de tener fracasos escolares.

INHABILIDADES ESPECÍFICAS EN EL APRENDIZAJE

Este término se refiere a una condición que entorpece el aprendizaje escolar a través de los métodos de enseñanza tradicionales, al punto de crear una discrepancia significativa entre la inteligencia de la persona y su aprovechamiento académico. Las inhabilidades específicas pueden observarse en el aprendizaje de la lectura y la ortografía, la caligrafía y la escritura, o las matemáticas.

Algunos profesionales denominan como **dislexia** la dificultad para el aprendizaje de la lectura y la ortografía. Por ejemplo, puede que un niño con esta condición esté leyendo o comprendiendo el material como si estuviera en segundo grado, aunque esté cursando el quinto grado. Con toda posibilidad, su desempeño académico va a quedar afectado, sin mencionar su estado de ánimo y motivación para estudiar. Además, es de esperarse que esta condición pueda agravar su falta de atención e hiperactividad–impulsividad en el salón de clases.

Cuando la inhabilidad específica para el aprendizaje afecta seriamente la caligrafía y la escritura, recibe el nombre de **disgrafía.** En estos casos, los estudiantes tienen mucha dificultad para copiar de la pizarra, anotar las tareas escolares, terminar los trabajos escritos y los exámenes a tiempo y escribir en forma legible. Finalmente, cuando se limita el aprendizaje de las matemáticas, algunos especialistas denominan a esta dificultad **discalculia.**

Hay varias fórmulas para definir las inhabilidades específicas en el aprendizaje, unas más rigurosas que otras. Cuando se usan las definiciones más rigurosas, el estimado es que entre un 8 y un 39% de los niños con el diagnóstico del DA tiene por lo menos un tipo de inhabilidad específica en el aprendizaje, ya sea en la lectoescritura o las matemáticas, o en ambas.[10] Nosotros hemos encontrado resultados similares en nuestras investigaciones con niños puertorriqueños.

Como ya sabemos, los niños con inhabilidades específicas en el aprendizaje tienen dificultades para desarrollar destrezas escolares. Esto contrasta con el hecho de que tienden a tener una capacidad intelectual normal cuando son evaluados mediante las pruebas de inteligencia administradas por los psicólogos. Hay dos razones que pueden explicar esta discrepancia. La primera razón es que las pruebas de inteligencia evalúan procesos cognoscitivos distintos a los procesos académicos. Utilizamos las pruebas de inteligencia para evaluar la habilidad para razonar, abstraer, memorizar y solucionar problemas, entre otras, mediante una diversidad de tareas, mayormente orales o de ejecución, que no requieren que el niño tenga que leer para contestarlas. Así que el niño puede tener graves problemas de lectura y no afectarse su desempeño en las pruebas de inteligencia.

La segunda razón es que el cerebro humano es muy complejo y las pruebas de inteligencia sólo recogen algunos aspectos de su funcionamiento que no necesariamente están estrechamente relacionados con la lectura. Hoy día sabemos que los problemas de lectura están asociados a dificultades específicas para captar y combinar los sonidos básicos del lenguaje de acuerdo a unas reglas, y no necesariamente al nivel de inteligencia.[58] De esta manera, no debe sorprendernos que un estudiante pueda tener inhabilidades específicas en el aprendizaje pero ser muy inteligente, rapidísimo en el manejo de la computadora, hábil para armar o arreglar objetos, brillante en el juego de ajedrez, creativo para buscar una solución a los problemas y talentoso en la música o en el arte.

En ocasiones, la inatención, el descuido y la impulsividad nos llevan a cometer errores al leer sin que haya problemas en la lectura.

Esto puede hacernos pasar vergüenzas, como ilustra la siguiente anécdota. Resulta que un señor pasó frente a una ferretería y al leer un letrero, comentó indignado a su esposa: "¡Qué falta de respeto! ¿Cómo es posible que ese letrero diga que se vende madre sin sentimiento?" Su esposa, le aclaró: "¿Pero no ves que ahí dice: se vende madera, zinc y cemento?"

El DA y las inhabilidades específicas en el aprendizaje tienden a coexistir pero no son condiciones iguales. Es importante recalcar este punto porque en algunos círculos se confunden estas condiciones. Como resultado, se toma la decisión de ubicar al niño o adolescente en programas escolares diseñados para estudiantes con dificultad en el aprendizaje. Si él no tiene este tipo de dificultad, el currículo de estos programas escolares no sería el más adecuado. Por otro lado, si el estudiante tiene ambas condiciones y es tratado solamente por su dificultad en el aprendizaje, los resultados del tratamiento en términos del trabajo escolar no van a ser satisfactorios, ya que no se está tomando en consideración su dificultad para sostener la atención e inhibir impulsos.

HABLA Y LENGUAJE

Los niños que presentan el DA están en riesgo de empezar a hablar más tardíamente que otros niños. Además, corren el riesgo, de presentar dificultades en el habla, en el lenguaje receptivo o en el lenguaje expresivo, o en ambos.

En lo que se refiere al **habla,** las dificultades pueden estar en la articulación (p. ej., producción de los sonidos correctamente), en la voz (p. ej., hablar con un volumen de voz alto o ronquera) y en la fluidez (p. ej., ritmos y énfasis en el lugar correcto para comunicar un significado). El **lenguaje receptivo** se refiere a las destrezas necesarias para entender lo que se nos comunica. Ejemplos de éstas son la habilidad para captar diferencias en sonidos (p. ej., pecho y techo), recordar lo que escuchó (p. ej., seguir instrucciones que tienen dos, tres o cuatro componentes), entender el significado de las palabras y comprender lo que quieren decir ciertas expresiones o preguntas indirectas, entre otras. Por otro lado, el **lenguaje expresivo** tiene que ver con las destrezas de ser preciso y claro al momento de expresar los pensamientos y sentimientos, contestar preguntas, narrar eventos y conversar. No todas las personas que presentan dificultades en el habla y lenguaje tienen el DA, ni todas las que tienen este diagnóstico presentan estas dificultades.

En el caso de los niños con el DA *con hiperactividad*, se ha encontrado en múltiples investigaciones que ellos tienden a hablar excesivamente en conversaciones espontáneas. Sin embargo, se confrontan con dificultades cuando tienen que planificar y organizar sus respuestas verbales, por ejemplo, para narrar un cuento o dar direcciones. En esos momentos se hace evidente la dificultad para ser precisos, específicos y concisos en sus expresiones.[10] Se puede observar la sustitución ocasional de una palabra por otra en forma incorrecta (p. ej., "halar" en vez de "empujar"), la tendencia a narrar un suceso pasado usando verbos en tiempo presente y la omisión de frases que pueden ayudar a comunicar mejor sus ideas. Por ejemplo: Un niño me comentó que le gustaban los dibujos de caricaturas. Me explicó: "Tengo un amigo que me las da por computadora." El niño no tenía computadora. Lo que él quería comunicar era que: "Tengo un amigo que dibuja las caricaturas en la computadora y me las da."

Además, ellos pudieran tener la dificultad para iniciar, mantener y cambiar el tópico en una conversación. Es por ello que se señala que son propensos a tener problemas en el lenguaje expresivo, es decir, para expresar ideas y conocimientos adecuadamente, según lo esperado para la edad.

¿Cree usted que esta niña de seis años tiene dificultades en el lenguaje? En una ocasión su madre invitó a varias personas a cenar. Una vez sentados a la mesa, su mamá se dirigió a ella y le pidió que dijera una oración. Ella contestó que no sabía qué decir. Su mamá, para animarla, le dijo: "Di lo que yo siempre digo cuando invito personas a cenar." De inmediato, la niña bajó la cabeza y dijo: "Señor, ¿por qué se me habrá ocurrido invitar a tanta gente a cenar?"

Los niños con rezago en el desarrollo del lenguaje también corren el riesgo de confrontar dificultades académicas en aquellas asignaturas para las cuales es esencial un buen desarrollo de éste. Por ejemplo, en las asignaturas de español y estudios sociales no sólo es necesario entender conceptos verbales relativamente complejos sino contestar preguntas específicas, elaborar contestaciones o escribir ensayos. Los estudiantes con el DA, que a su vez tienen dificultades en el lenguaje, están en riesgo de tener un nivel más bajo de aprovechamiento en este tipo de asignatura.

Otros investigadores han encontrado que el lenguaje que estos niños utilizan para hablarse a sí mismos mientras trabajan o juegan no está tan bien desarrollado como el de otros niños. Este hallazgo es significativo. Como explicara en el capítulo 4, este lenguaje "para con uno mismo" es parte de una función ejecutiva muy importante en el desarrollo del control propio, es decir, de la habilidad para auto-rregular el comportamiento de acuerdo a las normas establecidas.[10]

DESARROLLO MOTRIZ

Hay una propensión alta en los niños con el diagnóstico del DA a confrontarse con dificultades en el desarrollo motriz grueso. Como resultado, pueden ser torpes en sus movimientos, lo cual se refleja en la dificultad para correr, saltar, agarrar objetos tales como el tenedor y cuchillo, abotonarse la ropa o jugar con una bola. Existe también una propensión alta de tener dificultades en el desarrollo motriz fino. Por ejemplo, estos niños pueden tener dificultad para colorear dentro de los límites de la figura, para escribir sobre la línea o en un tamaño consistente, para escribir con una caligrafía aceptable y para completar el trabajo escrito en el salón de clases. Algunos de ellos pueden presentar disgrafía y más del 60% tienen dificultad en la escritura.[10]

PROBLEMAS DE SALUD

Se ha encontrado que los niños con el DA *con hiperactividad* tienden a tener más problemas de salud que otros niños. Es frecuente el historial de infecciones en las vías respiratorias, alergia o asma.[10]

ACCIDENTES

Los niños con el DA son más propensos que otros niños a golpearse, lesionarse, cortarse o sufrir fracturas. En los adolescentes y adultos, el DA también predispone a un mayor riesgo de resultados adversos al conducir vehículos de motor. Ejemplos de lo anterior son infracciones de tránsito, colisiones repetidas, mayor cantidad de colisiones severas y, a largo plazo, mayor probabilidad de que se le suspenda o anule la licencia de conductor. Finalmente, el consumo

de bebidas alcohólicas parece afectar más el desempeño de los
adultos con el DA al conducir.[10]

PROBLEMAS AL DORMIR

Problemas tales como la dificultad para quedarse dormido, para
dormir durante la noche sin despertarse y para levantarse en la
mañana, así como sentirse cansado al despertarse, se informan con
mayor frecuencia en niños que presentan el DA *con hiperactividad* que
en otros niños.[10] Por ejemplo, en niños puertorriqueños con el DA este
tipo de problema es cinco veces más frecuente que en niños sin el
diagnóstico.[25] Estos problemas tienden a crear situaciones de conflicto
entre los padres y el niño al momento de acostarse en la noche y
levantarse en la mañana. Los problemas al dormir tienen el efecto
potencial de agravar la falta de atención y la sobreactividad del niño
durante el día.

DESTREZAS SOCIALES POBRES

A menudo, los padres, maestros y compañeros de los niños con
el diagnóstico del DA *con hiperactividad* los describen como más
agresivos, perturbadores, dominantes, entrometidos y ruidosos que
otros niños. Por ejemplo, cuando juegan con otros niños quieren ser
los líderes, decidir qué juegos van a jugar y establecer las reglas.
Naturalmente, otros niños no quieren jugar con ellos. Esto hace que
corran mayor riesgo de ser rechazados y de tener pocos amigos. Por
otro lado, como se explicara en el capítulo 2, los niños con el DA *sin
hiperactividad* tienden a ser más pasivos y retraídos socialmente. Como
resultado, tienden a pasar desapercibidos y a ser poco reconocidos por
sus compañeros.

Los resultados de nuestras investigaciones concuerdan con
los puntos antes señalados. Los niños puertorriqueños con el DA
recibieron evaluaciones más pobres de sus destrezas sociales por parte
de sus madres y maestras, que otros niños que no eran ni inatentos
ni hiperactivos. Además, aquellos con el DA *con hiperactividad*
demostraron un grado mayor de iniciativa social pero un grado menor
de autocontrol en sus interacciones. Los que presentan el DA *sin
hiperactividad* fueron menos dados a la acción y más autocontrolados.[23]

BAJA AUTOESTIMA

La autoestima puede entenderse como el conjunto de sentimientos y creencias que las personas tienen con relación a sus valores, capacidades y habilidades para enfrentar y superar obstáculos, para aprender tanto del éxito como del fracaso, y para tratar a otras y a sí mismas con respeto.[33] Estos sentimientos y creencias giran en torno a si son capaces o incapaces, buenas o malas, listas o tontas y si merecen o no ser queridas.

Los niños que presentan el DA corren el riesgo de no desarrollar adecuadamente su autoestima, ya que a menudo no obtienen los logros que los padres, los maestros u otras personas significativas esperan de ellos.[14] Son criticados, regañados y castigados frecuentemente. Puede que los amigos no quieran jugar con ellos o no los inviten a fiestas, como las de cumpleaños, u otras actividades sociales propias de la edad. Quizás, están fracasando en la escuela o no están obteniendo las calificaciones esperadas. De ahí que corran el riesgo de que su autoestima se lastime.

PROBLEMAS EMOCIONALES

Los niños con el DA son más propensos que otros niños a tener sentimientos de ansiedad y depresión y a reunir los criterios para otros diagnósticos relacionados con estos sentimientos.

Trastorno depresivo

En nuestro estudio nacional,[25] casi una décima parte de los niños puertorriqueños con el diagnóstico del DA reunió los criterios para el diagnóstico de algún trastorno depresivo.[25] En otros países, se ha estimado que de un 25 a un 30% de los niños con el diagnóstico puede desarrollar un trastorno depresivo en algún momento.[10] Algunas de las señales de depresión en los niños son: cambios en su forma de actuar (p. ej., se tornan más irritables o enojados), en el apetito y en los patrones de sueño (p. ej., dificultad para dormir); pérdida de energía e interés hacia los amigos, juegos, deportes u otras actividades; baja autoestima; indecisión e ideas o pensamientos suicidas (p. ej., "Estaría mejor muerto," "A veces pienso matarme," etc.). Los niños con el DA, que además están deprimidos, están en muy alto riesgo de perder aún más el interés en la escuela, sentirse irritables y retraerse.

Trastorno de ansiedad

Los niños con el DA también son propensos a reunir los criterios para el diagnóstico de algún trastorno de ansiedad. En nuestro estudio nacional, casi una cuarta parte de los niños puertorriqueños con el DA presentó este tipo de trastorno.[25] Las señales principales de ansiedad son la preocupación, el temor, la aprensión o la intranquilidad. Estas reacciones pueden ocurrir repetidamente ante diversos eventos o actividades (p. ej., en relación al trabajo escolar) o ante situaciones específicas (p. ej., al separarse de los padres).

Trastorno bipolar

Aunque todavía este es un tema controversial, se reconoce que el trastorno bipolar (I) puede presentarse en un 6 a un 27% de los niños con el DA *con hiperactividad*. Por otro lado, una proporción alta de los niños con trastorno bipolar (alrededor del 90%) presenta el DA *con hiperactividad*.[10] El trastorno bipolar se expresa en niños de forma diferente que en adultos. Por ejemplo, no se observan los cambios abruptos en el estado de ánimo, que van de un estado de manía a un estado de depresión. Las características de manía (p. ej., irritabilidad o estado de ánimo explosivo, exceso de energía que entorpece el dormir, actividad continua sin meta aparente, pensamientos acelerados e inconexos que no se pueden evitar, hablar excesivamente, involucrarse en actividades peligrosas) y de depresión pueden experimentarse casi simultáneamente. Los niños y adolescentes que presentan estas características requieren una evaluación cuidadosa, ya que el diagnóstico diferencial es crítico para determinar el tratamiento médico que se debe seguir.[41,89]

PROBLEMAS DE CONDUCTA

Trastorno oposicional

Los niños con el diagnóstico del DA son propensos a desobedecer y a resistirse a la disciplina de los padres. En nuestro estudio nacional, el 40% de los niños con el DA presentó problemas significativos de comportamiento y reunió los criterios para el diagnóstico de trastorno oposicional desafiante.[25] La característica principal de este desorden es la presencia de sentimientos negativos y hostiles, unido a un patrón de conducta desafiante, argumentativa y resistente a responder a los pedidos o mandatos de los padres y maestros. Ejemplos de ello serían perder el control, discutir con los adultos, desafiar, negarse a cumplir con las reglas, molestar en forma deliberada a otros, culpar a otros por sus propios errores o mal comportamiento, ser susceptible o fácilmente molestado por otros, estar enojado y resentido y ser rencoroso o vengativo. En otros países, quizás hasta un 65% de los niños hiperactivos también presenta estas dificultades conductuales. El niño con el DA que presenta este comportamiento negativista perturba aún mucho más a las personas a su alrededor.

Trastorno de conducta

Igualmente, en otros países un grupo significativo (de 35 a 45%) de los niños que presentan el DA *con hiperactividad* puede llegar a reunir los criterios para el diagnóstico de trastorno de conducta antes o durante la adolescencia y a presentar dificultades antisociales.[10,14] En Puerto Rico, la proporción de trastorno de conducta en aquellos con el DA es menor (13%).[25] Pensamos que las relaciones estrechas y el apoyo que brindan nuestras familias a los jóvenes reduce el riesgo de desarrollar un trastorno de conducta. La característica principal de este trastorno es la presencia de un patrón persistente de conducta en el cual los derechos básicos de otras personas y las normas o reglas de la sociedad son violados. Ejemplos de algunas de estas conductas son: amenazar o intimidar a otros, iniciar peleas físicas, utilizar un arma en peleas, ser cruel físicamente con personas o animales, robar, encender fuegos con la intención de causar daños serios, destruir deliberadamente la propiedad de otros, mentir con frecuencia, fugarse del hogar y ausentarse de la escuela sin permiso a menudo.

Riesgos para el desarrollo de otros trastornos

Nuestro estudio nacional indica que los niños y adolescentes puertorriqueños con el DA son propensos a presentar:[25]

- Al menos 13 veces más un trastorno de conducta
- 22 veces más un trastorno oposicional desafiante
- 9 veces más algún trastorno de ansiedad
- 7 veces más algún trastorno depresivo

SÍNDROME DE TOURETTE

Este síndrome es poco frecuente (4 a 5 casos por cada 10,000). Se caracteriza por la presencia de múltiples tics (movimientos involuntarios) por un año o más, que aparecen en la niñez y que pueden variar en severidad así como aparecer y desaparecer en forma impredecible.[2] Los tics pueden ser parpadear, encoger los hombros o hacer sonidos vocales abruptos, entre otros. El tener el diagnóstico del DA *con hiperactividad* no aumenta el riesgo de desarrollar el Síndrome de Tourette. Sin embargo, de una cuarta a tres cuartas partes de los niños con el síndrome tiende a presentar el DA *con hiperactividad.*[10]

En los Estados Unidos, el costo anual del tratamiento médico de los niños con el DA es de dos a tres veces mayor que el de los niños sin el diagnóstico y tan costoso o más que el tratamiento de niños asmáticos.[10] Esto no debe sorprendernos, dado el conjunto amplio de dificultades asociadas al DA.

RESUMEN

Los niños con el DA corren el riesgo de presentar una variedad de problemas, incluyendo el reunir los criterios al menos para otro diagnóstico psiquiátrico adicional, tal como el trastorno oposicional desafiante, el trastorno de conducta o un trastorno depresivo. Este hecho subraya la necesidad de llevar a cabo una evaluación cuidadosa del niño por parte de diferentes profesionales y de poner en práctica programas de tratamiento diseñados para atender las necesidades específicas que presente. Por ejemplo, puede que un niño no presente realmente un cuadro del DA sino uno de depresión, o algún otro trastorno que se refleje en falta de atención o aparente hiperactividad e impulsividad. Por otro lado, la presencia de estas dificultades, sobre todo la del trastorno oposicional desafiante o el trastorno de conducta, contribuyen a que el proceso de adaptación social y escolar del niño sea aún más difícil.

Si después de leer este capítulo, usted sospecha que su hijo o estudiante presenta alguna de las dificultades mencionadas, o cree que no está recibiendo el tratamiento necesario para ellas, no vacile en consultarle a la persona que está a cargo de su tratamiento. Esta persona se lo ha de agradecer, pues, de confirmarse la sospecha, se podrán incluir en el tratamiento las ayudas que fueran necesarias y así enriquecer el mismo.

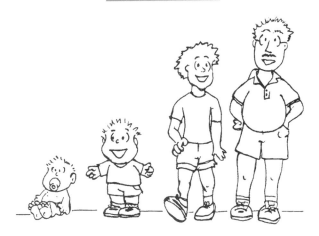

6

EL DA EN LAS ETAPAS DEL DESARROLLO
ALGUNAS EXPERIENCIAS DE LOS NIÑOS, ADOLESCENTES Y ADULTOS

Todas las personas pasamos por una serie de transformaciones a lo largo de la vida. Además, nos enfrentamos a retos particulares en cada etapa de nuestro desarrollo. Quisiera resumir los cambios y los retos con los que se podrían enfrentar los niños que reciben el diagnóstico del DA, sus padres, sus maestros y otras personas significativas. Quiero hacer énfasis en que el hecho de que un niño sea hiperactivo o inatento no es lo más que debe preocuparnos. Lo que nos debe preocupar son las complicaciones emocionales y educativas que pueden surgir mientras el niño se desarrolla.

Mientras lea este capítulo, tenga presente que estaré describiendo las experiencias recogidas en mi práctica como psicólogo clínico y en investigaciones científicas llevadas a cabo en países con culturas diferentes a la nuestra.[10] Muchas de estas experiencias son de niños que con toda probabilidad no pudieron beneficiarse del conocimiento y de los adelantos en tratamientos desarrollados recientemente. Por tal razón, estas experiencias no son necesariamente las que su hijo o estudiante vivirá. Como muy bien me explicara una mamá: "Las experiencias pueden ser parecidas o similares en cuanto a algunas situaciones y muy diferentes en otras. Pueden variar de acuerdo a la interrelación de los factores particulares que van surgiendo a lo largo de nuestras vidas y nuestras características individuales. A veces creo que resulta reconfortante el uno poder ver que otros pasan por experiencias similares, que no somos aves raras o que no estamos tan solos. Quizás es porque sentimos que alguien por fin nos puede entender."

ETAPA DE INFANCIA: PRIMER AÑO

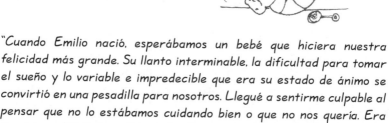

Emilio

"Cuando Emilio nació, esperábamos un bebé que hiciera nuestra felicidad más grande. Su llanto interminable, la dificultad para tomar el sueño y lo variable e impredecible que era su estado de ánimo se convirtió en una pesadilla para nosotros. Llegué a sentirme culpable al pensar que no lo estábamos cuidando bien o que no nos quería. Era inquieto y difícil de sostener al momento de alimentarlo, cambiarle los pañales o bañarlo. No sé cómo su cuna resistió el mecido, los empujones y las patadas que le daba."

Durante el primer año de vida, algunos bebés que posteriormente reúnen los criterios para el diagnóstico del DA *con hiperactividad* presentan un conjunto de características asociadas al llamado temperamento difícil. Los bebés con este temperamento demuestran un nivel elevado de actividad, no se adaptan fácilmente a los cambios en su ambiente, son irritables o propensos a reaccionar con emociones intensas, no persisten en la actividad que están llevando a cabo en un momento dado y, a menudo, confrontan dificultades para adaptarse a la rutina de alimentarse y dormir.[8,10] Estas características, totalmente inesperadas, son impactantes para los padres, quienes se sienten exhaustos ante las demandas del bebé y a menudo rechazados o no correspondidos por éste. La calidad de la relación entre la madre, el padre y el bebé puede afectarse y obstaculizar el desarrollo de un vínculo afectivo saludable entre el niño y sus padres. Además, puede verse afectado el sentido de seguridad del niño, las buenas relaciones con los demás y la capacidad para adaptarse a situaciones desconocidas en el futuro (p. ej., a programas preescolares).

ETAPA ANDANTE: SEGUNDO Y TERCER AÑO

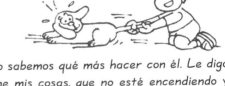

Andrés

"Andrés no hace caso. Ya no sabemos qué más hacer con él. Le digo una y mil veces que no tome mis cosas, que no esté encendiendo y apagando el televisor, que no moleste a sus hermanos, que no se trepe en los muebles, que no moleste a la perra, que no se salga a la calle y que se quede sentado para comer. Ya en dos ocasiones ha rellenado con galletas el espacio para colocar los discos compactos en nuestro equipo de música. El otro día por poco quema su cuarto por desobedecerme y jugar con fósforos. Nadie me lo quiere cuidar. Mami me dice que me cuida a los grandes pero que a él no, que es mi culpa que se comporte así. No puedo salir con él a ningún sitio."

Durante esta etapa, entre el primer y tercer año de vida aproximadamente, algunos niños continúan demostrando estas características temperamentales difíciles, mientras que otros dejan de manifestarlas y siguen un desarrollo normal. Otros bebés, que antes eran muy tranquilos, "despiertan" y se transforman en "torbellinos."[8,10] En esta etapa andante, es normal que los niños se pasen explorando o tocando lo que esté a su alcance, que desobedezcan, que lleven la contraria y que tengan rabietas. Estas conductas reflejan el desarrollo normal del inicio de la búsqueda de autonomía, del intento de diferenciarse de los padres y de las personas que los cuidan, del establecimiento de una identidad independiente, del inicio del control de impulsos y del aprendizaje de cómo relacionarse con los demás, entre otros. Los niños que posteriormente podrían reunir los criterios para el diagnóstico del DA *con hiperactividad* demuestran un patrón de actividad, impulsividad, rabietas y desafío mucho más intenso, duradero y persistente que la mayoría de los niños de la edad.[8,10] Ya para esta etapa, son propensos a tener golpes, lesiones o envenenamientos con medicinas y a dañar o romper objetos accidentalmente, como resultado de este patrón de comportamiento.

Los pedidos insistentes, la demanda de atención y la curiosidad insaciable del niño agota la paciencia de los padres y entorpece los quehaceres del hogar al requerir supervisión continua.[8,10] La enseñanza del uso del servicio sanitario para orinar y evacuar puede, en algunos casos, convertirse en una lucha de voluntades, sobre todo si hay rezagos en el desarrollo motriz grueso o del habla-lenguaje. Los padres sienten que no pueden controlar al niño. Aunque hay momentos en que no queda otro remedio que reírse y disfrutar de sus ocurrencias, ya se empieza a sentir la fricción que genera este comportamiento entre los miembros de la familia. Ciertamente, hay momentos de incertidumbre y desesperación.

ETAPA PREESCOLAR: DE TRES A CINCO AÑOS

En la etapa preescolar, de tres a cinco años de edad aproximadamente, las rabietas y la conducta negativista pueden manifestarse en el niño con el DA *con hiperactividad* en un grado mucho mayor de lo usual para su edad. Cada vez se hace más difícil llevar al niño a los establecimientos, a los restaurantes, a la iglesia u otros lugares públicos. Los padres pueden sentirse criticados y censurados por su forma de criar al niño. La relación de pareja pudiera afectarse, y con ello aumenta la tendencia a acusarse mutuamente. Una mamá me explicaba lo siguiente: "Nuestros familiares pensaban que yo estaba criando mal a Rosalía y que esa era la causa de su comportamiento. Estas opiniones traían tensiones entre mi esposo y yo, y se hacía bien difícil determinar cuál era la forma correcta de corregirla. Además, como yo trabajaba fuera del hogar, limitaba la disciplina porque quería compensar por la falta de tiempo con ella."

Puede que también se haga difícil conseguir que los familiares, los vecinos u otras personas accedan a cuidar al niño hiperactivo. Esto limita grandemente el tiempo de los padres para los diferentes quehaceres del hogar. Limita también la participación en actividades de recreación y esparcimiento que pueden ayudarles a aliviar la carga que, en momentos dados, sienten con relación al comportamiento del niño. Esta situación es más grave aún para la madre jefa de familia, quien usualmente es la que se hace cargo de la crianza de los hijos.[8,10] Los hermanos pueden tornarse más dependientes hacia uno u otro padre para captar así la atención que sienten que el hermano hiperactivo les está robando. O, por el contrario, pudieran demostrar conductas agresivas o desafiantes hacia los padres como represalia por no prestarles el mismo grado de atención.

El niño que empieza a asistir a un centro de cuido o programa preescolar se enfrenta a un ambiente diferente al cual le es difícil acoplarse. Las personas de cuido o maestras se sienten desorientadas al no lograr que pueda estar atento a una actividad o juego por un tiempo razonable, que participe en actividades de grupo, que siga instrucciones o que pueda estar quieto en los momentos en que es necesario que así lo haga. Es posible que la relación con los compañeros esté caracterizada por un estilo brusco y por la tendencia a imponerse, molestar o quitar las cosas a los demás de manera impulsiva. Los deseos por hacer amigos y compartir con éstos empiezan a troncharse ante la renuncia de sus compañeros a jugar con él. Al momento de recogerlo en la escuela, algún compañero bien intencionado no dejará de informar a los padres si "se portó mal" o "se portó bien" ese día. No es de extrañarse que se les pida a los padres que lo matriculen en otro centro o programa, sobre todo si hay un patrón de agresividad en su comportamiento. Este, en muchos casos, es el inicio del curso de los problemas de ajuste que pueden tener algunos niños con el diagnóstico del DA *con hiperactividad* a lo largo de su estadía en la escuela. En muchos casos, es también el inicio de un patrón de rechazo, marginación y violación de sus derechos civiles.

Durante esta etapa, la frustración del niño, de los padres, de los familiares y de los maestros se agudiza y puede afectar el desarrollo de la autoestima y del sentido de iniciativa en el niño. Nada parece funcionar: desde el grito hasta la paliza. Con el tiempo, los padres pueden llegar a sentirse cada vez más incompetentes o incapaces de manejar al niño. Estas reacciones de los padres llevan a otras personas, incluyendo familiares, maestros y profesionales, a pensar equivocadamente que los problemas del niño se deben a dejadez o falta de disciplina en el hogar. Como el niño puede demostrar un grado más alto de control de su comportamiento en algunas situaciones o con personas particulares, no falta quien piense que el niño lo que tiene es "pocavergüenza" y falta de disciplina.

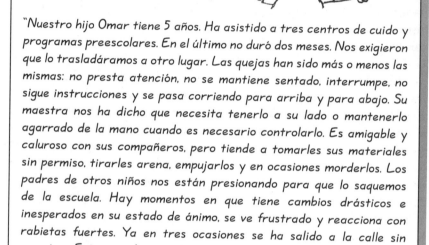

Omar

"Nuestro hijo Omar tiene 5 años. Ha asistido a tres centros de cuido y programas preescolares. En el último no duró dos meses. Nos exigieron que lo trasladáramos a otro lugar. Las quejas han sido más o menos las mismas: no presta atención, no se mantiene sentado, interrumpe, no sigue instrucciones y se pasa corriendo para arriba y para abajo. Su maestra nos ha dicho que necesita tenerlo a su lado o mantenerlo agarrado de la mano cuando es necesario controlarlo. Es amigable y caluroso con sus compañeros, pero tiende a tomarles sus materiales sin permiso, tirarles arena, empujarlos y en ocasiones morderlos. Los padres de otros niños nos están presionando para que lo saquemos de la escuela. Hay momentos en que tiene cambios drásticos e inesperados en su estado de ánimo, se ve frustrado y reacciona con rabietas fuertes. Ya en tres ocasiones se ha salido a la calle sin permiso. Estamos desesperados. No podemos dejarlo solo mucho tiempo. Necesita supervisión casi continua y nadie nos quiere ayudar a cuidarlo. Los hermanos lo rechazan y no quieren que juegue con ellos."

Es muy poco lo que sabemos acerca de los niños que presentan el DA *sin hiperactividad* antes de los seis años. No se han llevado a cabo investigaciones científicas al respecto. Mi experiencia es que las dificultades atencionales ya están presentes en la etapa preescolar o quizás antes, pero que no pueden identificarse cabalmente. La tendencia a distraerse y a tardar más de lo usual en completar algunas tareas o actividades (p. ej., comer), cambiar repetidamente de un juguete a otro, no escuchar lo que se le está diciendo y no seguir instrucciones sencillas pudieran ser indicadores tempranos de estas dificultades atencionales. A menudo, es en la escuela que se puede apreciar la posibilidad de que el niño presente el DA *sin hiperactividad*.

Una proporción alta (quizás alrededor del 70%) de niños de la edad preescolar que claramente cumplen con los criterios diagnósticos del DA *con hiperactividad* están en riesgo de continuar presentando este patrón de conducta posteriormente en su desarrollo. Tal parece que la cantidad, la severidad y la duración de los síntomas de hiperactividad e inatención ponen en riesgo a los niños de edad preescolar de demostrar un patrón persistente o crónico de esta condición a lo largo de su desarrollo.[10]

El niño que, además de presentar este patrón de síntomas, se desenvuelve en un ambiente familiar cargado de dificultades, está en gran riesgo de desarrollar comportamientos oposicionales, desafiantes y agresivos. Algunos ejemplos de dificultades son: el que los padres estén afectados emocionalmente, el que la relación matrimonial sea inestable o conflictiva, el que las prácticas de crianza sean desacertadas, y el que uno u otro padre abuse del consumo de alcohol o drogas, demuestre un patrón de conducta antisocial o sea agresivo.[8,10] Es por esta razón que es tan importante trabajar con uno mismo y con la familia, fortalecer la autoestima del niño, utilizar estrategias de disciplina acertadas y buscar ayuda profesional, de ser necesario. Esta ayuda debe recibirse de profesionales conocedores del DA. Al hacer esto, podemos reducir los riesgos de que el niño hiperactivo desarrolle conductas desafiantes y agresivas que perturben seriamente a los demás.

¿Qué cosas protegen del desarrollo del DA *con hiperactividad* en la niñez temprana o de que éste persista?[10]

Familia
- Educación
- Estabilidad

Infante
- Buena salud
- Habilidades intelectuales
- Buen nivel de adaptación
- Buenas destrezas del lenguaje

NIÑEZ INTERMEDIA: DE SEIS A DOCE AÑOS

En la niñez intermedia, de los 6 a 12 años de edad aproximadamente, los niños entran de lleno en el sistema escolar. Durante esta etapa, continúan desarrollando un sentido de orgullo propio y de competencia personal. En este desarrollo, juega un papel importante el obtener logros en la escuela, tales como aprender, completar tareas, hacer amigos y disfrutar del reconocimiento de los padres y maestros. En la medida en que el niño con el DA no vive estas experiencias de logro, se pone en riesgo el desarrollo de una autoestima saludable.

El niño que en kindergarten era descrito, en forma jocosa, como "eléctrico," "tremendo," "bueno cuando está dormido" o "perdido en el espacio," empieza a ser descrito de primer grado en adelante como "vago," "inmaduro," "hiperactivo," "problemático" o "desobediente." El niño que antes, en el programa preescolar, podía ser manejado por el trato especial, afectuoso y un tanto maternal de su maestra, se encuentra ahora en un grupo de niños más numeroso, posiblemente con materiales menos variados e interesantes pero más difíciles de organizar, con horarios distintos y expectativas diferentes por parte de sus maestros. Ahora, es necesario atender más, mantenerse sentado, esperar el turno, seguir instrucciones, organizarse, planificar, cumplir con las reglas de la escuela, compartir, jugar tranquilamente y dominar destrezas académicas más complejas. Estas son precisamente las conductas que al niño con el diagnóstico del DA le resultan muy difíciles de llevar a cabo. La transición del nivel preescolar al escolar puede estar llena de obstáculos.[8,10] De ahí su vulnerabilidad a lastimarse emocionalmente.

> La señora López me habló de esta experiencia con los ojos llenos de lágrimas: "Cuando yo enseñaba segundo grado, tenía una niña hiperactiva en mi grupo. No perdía la oportunidad de hablar o enviar una nota todos los días a la madre de la niña con relación al mal comportamiento de ésta en el salón. Ahora que mi hijo está demostrando las mismas dificultades en primer grado y yo recibo las mismas quejas, puedo entender cómo se sentía esta mamá. Ayer me la encontré ... la abracé ... y le pedí que me perdonara ..."

Los padres se enfrentan a la tarea de trabajar con la dificultad del niño para responder a las nuevas exigencias de tipo académico y social. Es doloroso continuar recibiendo quejas en cuanto al comportamiento del niño y la acusación implícita de que ellos no están practicando una disciplina adecuada. El período de estudio en el hogar se puede convertir, con facilidad, en un momento de mucha tensión y frustración.[23] Si no se hizo el planteamiento en kindergarten, ya en primer grado los padres se enfrentan con la posibilidad de que el niño fracase el grado.

Los niños que presentan el DA y que también tienen un patrón concurrente de inhabilidades específicas para el desarrollo de las destrezas de lectoescritura pueden empezar a demostrar un rezago académico en los primeros tres grados. Los que tienen inhabilidades específicas para las matemáticas, pueden empezar a demostrar dificultades en esta asignatura posteriormente. Aun cuando no exista un cuadro de inhabilidades específicas en el aprendizaje, la desorganización, la impulsividad, la falta de atención, la variabilidad e inconsistencia en el desempeño y los rezagos que se van acumulando tienen el efecto de entorpecer el aprovechamiento académico del niño.[8,10]

En el caso de los niños que presentan el DA *sin hiperactividad*, es posible que las conductas de falta de atención se identifiquen en el salón de clases, si no se había hecho antes. Es decir, a menudo los padres cobran conciencia de las dificultades atencionales del niño gracias a las observaciones que hacen las maestras. Puede ocurrir que sea del segundo grado en adelante que este patrón de dificultades se haga evidente. Por ejemplo, las maestras tienden a observar un estilo de trabajo pausado, la tendencia a soñar despiertos, a no terminar los trabajos asignados en el aula y a estar "espaciados" o perdidos en el espacio, cierta pasividad o nivel bajo de actividad, retraimiento social, olvidos frecuentes, desorganización y la tendencia a cometer errores inesperados al no fijar la atención en detalles importantes.[23] Esto, en parte, se debe al hecho de que las demandas académicas aumentan en número y en complejidad a partir del tercer grado. Además, los niños con el DA *sin hiperactividad* pueden ser percibidos por las maestras como estudiantes de un buen comportamiento ya que no perturban el funcionamiento de los demás ni presentan problemas de desafío en el aula.

Sea por la falta de atención o por la hiperactividad–impulsividad, o por ambas razones, los padres se sienten en la obligación de hablar frecuentemente con las maestras, excusar el comportamiento del niño o explicar las razones de su pobre calificación en los exámenes (p. ej., "No copió el material para el examen," "Hizo el proyecto, pero se le quedó en la casa," "Confundió los signos de los ejercicios de suma y resta"). Si la maestra desconoce lo que son las deficiencias atencionales o las inhabilidades específicas en el aprendizaje, es comprensible que perciba erróneamente este comportamiento como un intento de la madre de sobreproteger al niño o de decirle cómo hacer las cosas en el aula. Por otro lado, a los padres no nos es fácil apreciar la dificultad con que se enfrenta el maestro al tratar de enseñar las destrezas del grado y manejar la conducta del niño y del resto del grupo, en donde también hay otros niños con patrones de comportamiento similares o que requieren algún tipo de atención especial.

En el hogar, las responsabilidades o rutinas propias de la edad, tales como vestirse a tiempo, cepillarse los dientes, bañarse, botar la basura y recoger sus cosas, no se cumplen consistentemente, a pesar de los pedidos, recordatorios, gritos o castigos de los padres. Los sentimientos de hostilidad, la testarudez y la conducta desafiante propios del patrón de conducta negativista y desafiante aparecen en muchos casos. La relación entre los miembros de la familia se torna en estos momentos tensa. Los hermanos tratan en vano de lidiar con el comportamiento perturbador o distraído del niño, pueden llegar a avergonzarse de su comportamiento en sitios públicos, resienten el que en ocasiones se les pida que hagan las tareas que el niño no hizo y están en riesgo de sentirse culpables por no cooperar lo suficiente con sus padres o sentirse celosos por el tiempo que éstos le dedican. Por otro lado, si los padres no se cuidan, el niño con el DA puede llegar a ser señalado como el causante de los problemas de la familia. Si esto ocurriera, es natural que llegue a sentirse abandonado y rechazado.

La relación de pareja también pudiera lastimarse. Los sentimientos de decepción hacia el niño pueden reflejarse en recriminaciones e intercambios de acusaciones. La comunicación se afecta y las relaciones íntimas pueden llegar a ser cada vez más infrecuentes.

Un por ciento alto de los niños que presentan el DA *con hiperactividad* es rechazado por sus compañeros, vecinos y miembros de la familia.[8,10,23] Es común que ya para esta etapa de desarrollo prefieran jugar con niños menores que tienden a responder a sus demandas o con niños mayores que tienden a ser más tolerantes. Por otro lado, los niños que presentan el DA *sin hiperactividad* tienden a ser poco activos y socialmente retraídos.[23]

Marginados por sus compañeros, poco exitosos en la escuela, regañados por los padres y otras figuras de autoridad y rechazados por sus hermanos, los niños con el diagnóstico del DA empiezan a dejar ver las señales de una autoestima lastimada. Piensan que son "brutos," "malos" o "que no hacen nada bien." A menudo, tienden a adjudicarle la culpa de la situación a los padres, maestros y compañeros, debido a su limitada capacidad para entender las consecuencias de su comportamiento.

Al final de la niñez intermedia y la preadolescencia, quizás una cuarta parte o más de los niños que presentan el DA *con hiperactividad* pudiera empezar a demostrar comportamientos que pueden ser síntomas de un trastorno de conducta, tales como mentir repetidamente, apropiarse ilegalmente de objetos, ausentarse de la escuela sin permiso o agredir a otros. Al llegar a la adolescencia, algunos de estos niños están en riesgo de tener un nivel bajo de aprovechamiento académico, relaciones conflictivas en la familia y conducta antisocial en la comunidad.[8,10] Los niños inatentos que no son hiperactivos están en alto riesgo de afectarse en su desarrollo psicológico y educativo, pero en menor riesgo de desarrollar trastornos de conducta o comportamiento antisocial.

ADOLESCENCIA

Los estudios de seguimiento hechos en otros países sugieren que de un 70 a 80% de los niños con el diagnóstico del DA *con hiperactividad* continúa cumpliendo con los criterios para el diagnóstico durante la adolescencia.

Juan

"Mi esposa y yo estamos preocupados por la conducta de Juan. Ha mejorado muchísimo. Ya no es el muchacho hiperactivo que estaba moviéndose de un lado a otro e interrumpiendo continuamente a las personas a su alrededor. Pero todavía, a sus 16 años, lo vemos inquieto e inmaduro. Se olvida de las cosas que tiene que hacer en la casa y en la escuela y suele ser desorganizado. Casi nunca termina lo que empieza. Es como si evadiera las cosas que le cuestan trabajo, ya sea estudiar, sacar a pasear al perro, lavar el carro o pasar la máquina para cortar el césped. Es vago. Ya en dos ocasiones se ha llevado el carro sin permiso para ir al Viejo San Juan con sus amigos. La policía lo arrestó la última vez y así fue como nos enteramos. La maestra me dice que se la pasa hablando en el aula y no presta atención. Cuando nosotros le llamamos la atención se molesta y no acepta que se le corrija. Reta la autoridad de los maestros. Ya fracasó un grado. Parece que va a tener que repetir éste y que tendremos que cambiarlo de escuela por cuarta vez. Lo vemos irritable, triste por momentos, desanimado y comentando que no sirve para nada. No nos gustan los amigos que tiene. Quiere dejar la escuela y ponerse a trabajar."

Aunque el nivel de actividad (o de sentimientos de intranquilidad), de impulsividad y de falta de atención no es tan elevado como en el pasado, todavía es mucho mayor de lo esperado para la edad.[10] Los niños con el DA *sin hiperactividad* tienden a continuar presentando el patrón de distracción y olvido que les caracteriza.

Lo que es realmente importante, sin embargo, es que las conductas asociadas al DA pueden mezclarse con los cambios psicológicos que ocurren en el adolescente y hacer más difíciles los retos propios de esta etapa de desarrollo. Algunos de estos retos son la búsqueda de identidad (p. ej., ¿quién soy?), el desarrollo de la independencia propia (p. ej., creencias, valores), la aceptación de los compañeros, el desarrollo de relaciones afectivas significativas (p. ej., noviazgo), el manejo de los cambios en su desarrollo físico y en sus impulsos sexuales y la toma de decisiones en cuanto a qué estudiar y en qué trabajar en el futuro.

El adolescente con el DA *con* o *sin hiperactividad* está en alto riesgo de continuar presentando problemas de adaptación en la escuela, rezagos en el desarrollo de la lectura, la escritura o las matemáticas, fracaso escolar, dificultad en la relación con los compañeros y una autoestima empobrecida. La transición de la escuela elemental a la intermedia y superior, que es algo difícil de manejar en sí, puede ser más difícil aún. Las expectativas de los maestros son mayores. Se fomenta la independencia en el estudio y la responsabilidad propia. Las asignaturas son, por lo general, enseñadas por maestros diferentes en períodos relativamente cortos. Las dificultades del joven para sostener la atención, para organizarse y para planificar su trabajo escolar entorpecen grandemente su capacidad para responder a los estilos diferentes de los maestros y a los requisitos de cada curso. Las otras características mencionadas en el capítulo 3, como la variabilidad y la inconsistencia en su actuación y desempeño, siguen siendo una fuente de confusión para los padres y maestros, así como para ellos mismos.

Las características del DA se pueden unir al cuestionamiento de la autoridad y a la búsqueda de aceptación de los compañeros mediante conductas encaminadas a llamar la atención en la escuela. El ausentarse de la escuela puede ser frecuente. Surge la resistencia a aceptar la ayuda educativa de los maestros y los padres. Pueden también resistirse al uso de los medicamentos recetados para autorregular mejor su comportamiento. El tiempo de estudio en el hogar se diluye ante la falta de concentración y la competencia de otras actividades de mayor interés para el joven. Las calificaciones tienden a ser más bajas y aumenta el riesgo de fracasar el grado, en algunos casos por segunda vez. Esta situación lleva a los padres a cambiar al joven de escuela, quizás también por segunda o tercera vez desde el inicio del kindergarten.

Desenlaces que debemos tratar de prevenir

- Autoestima empobrecida
- Fracaso escolar
- Cambios repetidos de escuela
- Dificultad para relacionarse
- Discordia familiar
- Depresión
- Uso de alcohol o drogas ilícitas
- Actos delictivos
- Accidentes automovilísticos

Esta es la etapa en que los conflictos se manifiestan abiertamente y que, en ocasiones, terminan en confrontaciones entre el joven y los padres. La rebeldía, la inconformidad y los estados de ánimo cambiantes propios de la adolescencia ocurren de forma más marcada en el joven que presenta el DA. Son muchas las frustraciones que se pueden haber acumulado a lo largo de los años. La relación con los hermanos y los padres tiende a deteriorarse. También pueden abundar los sentimientos de tristeza, de inconformidad consigo mismo, de dejadez y de desesperanza generalizada. Por consiguiente, es frecuente que muchos jóvenes con el diagnóstico del DA pasen por etapas de depresión durante la adolescencia. Los padres que buscan ayuda profesional se enfrentan al hecho de que las escuelas u otras agencias gubernamentales no ofrecen servicios para los jóvenes con estas dificultades y que el costo de este tipo de servicio en la comunidad es alto.

La madre es la persona que usualmente siente en mayor grado el impacto de las dificultades del joven. Como me explicara una colega, al padre puede hacérsele difícil comprender estas dificultades. Usualmente no está en la casa durante el tiempo de estudio o, si está, puede que no se involucre en este aspecto de la educación de su hijo. Por lo tanto, al regresar a la casa se le hace difícil entender por qué se encuentra a una esposa muda o agotada por todo el estrés del día. La comunicación y las relaciones de pareja están en riesgo de afectarse.

Las dificultades del adolescente con el DA, unidas a la búsqueda de autonomía, los sentimientos de autosuficiencia y las ansias de "liberarse" de los padres (propias de esta etapa), también le hacen vulnerable a ser influenciado por aquellos compañeros que le aceptan, incluyendo aquellos que están involucrados en actividades antisociales y delictivas. No es de extrañar, por consiguiente, que este joven corra el riesgo de ser expulsado de la escuela o de abandonarla, de empezar a fumar antes de lo usual, de usar alcohol o drogas ilícitas, de llevar a cabo actos delictivos (p. ej., robar) y de tener más infracciones de las leyes de tránsito, así como accidentes automovilísticos. Estos jóvenes tienden a ser mucho más activos sexualmente, a tener más embarazos precoces (30 a 40%) y a estar en riesgo de contraer enfermedades de transmisión sexual. Esta serie de riesgos son mucho mayores para los jóvenes con el DA *con hiperactividad.*[10]

ADULTEZ

Se ha encontrado que del 8 al 68% de los niños con un diagnóstico del DA *con hiperactividad* continúan presentando este diagnóstico en la adultez o que de 50 a 70% continúa teniendo síntomas significativos de esta condición.[10,14] No sabemos qué proporción de los que tienen el DA *sin hiperactividad* continúa presentando este patrón de conducta. La mayoría de los adultos con el DA parece lograr un mejor ajuste una vez termina sus estudios y empieza a trabajar en lugares que no ponen tanto énfasis en sostener la atención o inhibir impulsos, como en la escuela. Las opciones de estudio o trabajo se diversifican. Estas nuevas oportunidades le permiten escoger aquellos programas de estudio o trabajos que se acoplan mejor a sus características de personalidad y a sus intereses particulares. El choque continuo entre las demandas de la escuela y la dificultad para autorregular el comportamiento se reduce al integrarse a nuevos ambientes que ejercen demandas menores, o por lo menos no tan sostenidas, de atención o control propio.

Aún así, la falta de organización, el olvido, la dificultad para manejar el tiempo y la distracción pueden traer problemas en el trabajo. En aquellos que son hiperactivos, las ansias de estar activos se canalizan a través de nuevos proyectos y de la necesidad de "mantenerse haciendo algo." La continuidad y la estabilidad en las relaciones interpersonales de este grupo están en riesgo. Los cambios en el estado de ánimo pueden ser frecuentes y las "explosiones" o contestaciones impulsivas provocan reacciones de rechazo en familiares, amigos y compañeros de trabajo.

El manejo de la disciplina de los hijos puede ser errático en algunos casos o sumamente estricto en otros, en un intento por evitar a toda costa que éstos sufran las experiencias vividas por el padre. Es en este momento que muchos adultos, al ver su comportamiento de la niñez retratado en el de sus hijos, buscan ayuda profesional para estos últimos y comienzan a entender lo que es el DA y cómo estas características de conducta les han afectado en el transcurso de la vida. Aún así, es muy natural que aquellos a los que les ha ido bien en sus trabajos o han tenido cierto grado de éxito piensen que sus hijos estarán bien y que superarán las etapas de dificultades, como ellos mismos lo hicieron. Esta perspectiva es muy saludable, siempre y cuando no esté acompañada por una resistencia a ofrecerles a los hijos todo el apoyo y la ayuda necesaria.

Aquellos adultos que en la niñez estuvieron expuestos a influencias negativas que contribuyeron a un desajuste emocional, social y académico, en la adolescencia continúan estando en riesgo de presentar un patrón similar de desajuste en la adultez. Como grupo, los adultos que presentan el DA *con hiperactividad* están en riesgo de alcanzar un nivel educativo más bajo, de obtener logros ocupacionales menores y de cambiar su trabajo o abandonarlo más frecuentemente que sus hermanos u otros adultos no hiperactivos. Además, están en mayor riesgo de incurrir en un patrón de uso excesivo de alcohol y drogas ilícitas, de presentar ansiedad, depresión o problemas interpersonales, y de tener contacto con la policía y los tribunales, principalmente por violaciones a la ley de tránsito. Aunque hay un riesgo particular de continuar demostrando las conductas de tipo antisocial ya manifestadas en la adolescencia, sólo la minoría, posiblemente entre el 10 y el 20%, incurre en un patrón persistente de este tipo de comportamiento a través del tiempo.[14]

Los adultos con el DA *sin hiperactividad* también están en gran riesgo de desarrollar una autoestima lastimada, obtener logros educativos menores y experimentar dificultades con el ajuste en el trabajo. Estas personas no tienen un riesgo elevado de desarrollar problemas graves de conducta, un trastorno de personalidad antisocial en la adultez o un uso excesivo de drogas ilícitas. En fin, no están tan expuestas a los riesgos descritos para aquellos con el DA *con hiperactividad*, ya que no existe en ellas la dificultad para la inhibición y el control de impulsos.

FACTORES PROTECTORES

Educación
Recursos económicos
Apoyo social
Estabilidad familiar
Salud mental
Habilidades
Destrezas sociales
Talentos
Apoyo de personas significativas

¿Qué factores parecen proteger al niño con el DA del riesgo de desajustarse una vez llega a la adolescencia o la adultez joven? ¿Qué características promueven un desarrollo psicológico saludable? No sabemos a ciencia cierta, aunque es claro que se trata de una combinación de factores capaces de proteger más a unos niños que a otros, en diferentes momentos y de una manera sumamente difícil de identificar. Algunos de estos factores son la educación escolar y los recursos económicos, lo que usualmente llamamos nivel socio-económico.

Los niños con el diagnóstico del DA *con hiperactividad*, criados en familias que no están expuestas a un grado elevado de adversidad social y económica, tienen menos probabilidad de presentar síntomas más severos de hiperactividad e impulsividad y menor riesgo de desajuste en la adolescencia y la adultez joven.[8,10] Este dato vuelve a señalar la necesidad de tomar serias medidas para mejorar la educación y las condiciones de vida de muchas de nuestras familias y comunidades.

Sabemos, además, que los niños que presentan el DA y que se crían en familias en donde los padres están ajustados psicológicamente y establecen buenas relaciones interpersonales, están más protegidos de desarrollar problemas emocionales significativos. Estos niños también tienen un riesgo menor de presentar conductas antisociales y de establecer interacciones hostiles y conflictivas en la adolescencia tardía.[8,10,27]

Características tales como un nivel alto de funcionamiento intelectual, la ausencia de inhabilidades específicas en el aprendizaje, buenas destrezas sociales, talentos especiales y la ausencia de agresividad o de problemas de conducta protegen al niño con el diagnóstico del DA de no alcanzar los logros educativos esperados. Además lo protegen de tener problemas en las relaciones inter-personales, de demostrar conducta antisocial o delictiva y de abusar del alcohol o de las drogas ilícitas en la adolescencia y la adultez.[8,10]

Finalmente, la experiencia clínica y el trabajo de otros colegas nos señalan muy claramente la importancia que tiene en el desarrollo de las personas con el DA contar con una o más personas que les acepten y les comuniquen esta aceptación. Son personas que transmiten un sentido de confianza en las capacidades de aquellos con el DA y que se convierten en mentores significativos. Se les recuerda como personas que, sin haber hecho nada espectacular, hicieron una diferencia significativa en sus vidas. Ejemplo de éstas son los padres, un tío, una abuela, una maestra, un dirigente, un supervisor o una amiga, entre otras. ¿Qué tienen en común estas personas? La cualidad de haber creído siempre en aquellos con el DA y en sus recursos para superar los obstáculos y las dificultades. ¿Cree usted en su hijo o estudiante y en su capacidad para superarse?

Si reflexionamos acerca de los factores protectores, nos damos cuenta de que los padres y maestros, por sí solos, no pueden prevenir totalmente los riesgos que puedan acompañar al DA o contrarrestarlos con ayudas remediativas. Es necesario apoyar los esfuerzos de los padres y maestros estableciendo programas de orientación, haciendo accesible los servicios de salud mental, revisando el sistema educativo para que su función sea más abarcadora que la de "enseñar," tomando medidas para velar que se cumplan las leyes que protegen los derechos de estos niños y corrigiendo las múltiples desigualdades sociales presentes en el país.

EL DA DESDE EL PUNTO DE VISTA
DE UNA JOVEN UNIVERSITARIA

Quizás la mejor forma de terminar este capítulo es incluir una reflexión que una brillante joven universitaria hizo sobre el DA. Su reflexión surge de experiencias vividas a lo largo de los años y de su introvisión, ahora en la adultez, acerca de lo que es el DA. Esta reflexión debió ser entregada al profesor para mediados del mes de mayo.

"Lo más seguro, si está leyendo este trabajo, sabrá que lo he entregado levemente tarde. Es curioso, porque la primera vez que escuché hablar del trastorno por déficit de atención con hiperactividad recuerdo haberme sentido retratada al escuchar la descripción de los criterios de inclusión. Como todos tenemos algo de paranoicos e hipocondríacos, es común ver cómo en los distintos cursos de psicología muchos estudiantes se identifican con algunos de los trastornos o enfermedades mentales. Personalmente esto sólo me había ocurrido una vez cuando me dio con que yo podía ser una neurótica impulsiva. Sin embargo, lo fui olvidando hasta que escuché hablar del DA. Mi primera impresión fue pensar que todo tenía que ver con el tiempo, siendo éste uno de los problemas más grandes de mi vida. Luego me asusté realmente cuando leí la teoría de Russell A. Barkley que estipulaba lo mismo. Más adelante en el semestre, decidí salir de dudas y verificar mis sospechas, que resultaron ser positivas. Esto me puso a pensar un poco más respecto a lo del tiempo.

A mi entender, el problema de la estructuración del tiempo es sólo una parte de todo el trastorno. Para mí, el tiempo no es más que una unidad de medida mortificadora que las personas se toman muy en serio, pero que en realidad no difiere mucho de otra medida, como la del sistema métrico. Lo importante es lo que se hace y no en el momento, por lo tanto nada es importante a menos que no enmarque el ahora. Por ejemplo, cuando estaba en quinto o sexto grado tuve una maestra de matemáticas que no sabía qué hacer conmigo, en realidad ninguna, pero ésta en particular no entendía cómo yo no dejaba de hablar o moverme durante toda la hora de la clase y a la misma vez ser una de sus mejores estudiantes. Nunca se dio cuenta de que cada nueva sección del libro que ella explicaba lo hacía por lo menos diez veces hasta asegurarse que casi todos los estudiantes entendieran. Yo lo entendía de la primera ocasión o le sacaba la lógica, e inmediatamente me dedicaba a hablarle a mis compañeros sin importar cuán lejos estaban sentados de mí. Yo salía bien, pero muchos de mis compañeros a quienes les hablaba no.

Siempre padecí de aburrimiento, porque inmediatamente me acostumbraba a algo, comenzaba a buscar algo nuevo, como para mantener la intensidad del sentimiento de novedad. Esto se complica cuando uno visualiza los procesos cognoscitivos y de memoria que nos caracterizan. Es como un inmenso cuarto donde se van tirando todas las medias memorias (digo medias porque siempre están difusas y pues uno puede dejar de escuchar una conversación a mitad de una oración, imaginarse el final y guardarla con el final imaginado, por lo que siempre queda la duda de la veracidad de la memoria) sin ningún orden en particular. Luego, a medida que uno va viendo otras cosas y encontrando todas estas memorias difusas tiradas por el piso sin ninguna relación entre sí, puede que entonces de repente uno haga una asociación singular que puede parecer extraordinariamente genial o increíblemente absurda e incomprensible. Es esta desorganización mental la que subyace el procesamiento del tiempo.

Siempre he dicho que si hubiese estado presente en un discurso de Hitler mientras éste anunciaba el comienzo de una nueva guerra, lo más seguro es que yo recordaría ese momento como escuchando lo que estaba diciendo Hitler de la nacionalidad, enfocándome en cómo mueve la mano, que lo más seguro apuntaba hacia las banderas que tenían unas cruces de cuatro partes, que a su vez se subdividían en dos, para un total de ocho, que fue más o menos la cantidad de panecillos que me habría desayunado, pero pensaría que todavía tengo hambre, que Hitler está diciendo algo de la superioridad y que si la raza, que el color rojo de la bandera me dan ganas de comerme una salchicha en salsa roja, recordaría que había una tienda de salchichas en la otra calle, escucharía algo de la Gran Alemania Unificada, correría a comprarme una salchicha sin pensarlo dos veces, me tropezaría con una persona porque no la vi enfrente de mí, de repente estoy entrando en la tienda de las salchichas, como, cuando salgo hay un gran alboroto, pero a mí me da con ir a una vitrina que está al otro lado de la calle y de la multitud porque unos libros me habían llamado la atención, dentro del alboroto pregunto qué es lo que está pasando, porque no entiendo el porqué del alboroto, me contestan que estamos en guerra, y yo supongo que tiene que ver con que como la raza superior que somos tenemos que amar y luchar por el país y luchar por una Alemania grande y unificada.

Esto es un ejemplo del desorden constante en el que vive una persona con el trastorno por déficit de atención. En el último ejemplo, las palabras de Hitler son importantes, tanto como las salchichas y los libros de la vitrina. No es que no me importen las palabras de Hitler, pero en el momento no son importantes. Puede que más adelante lo vuelvan a ser. Esto es algo que hay que tomar en consideración a la hora de formular un tratamiento, ya que se debe educar a las demás personas que uno no es irresponsable o indiferente, es que tenemos un momento para cada cosa. Al fin y al cabo siempre logro terminar mis trabajos aunque sea a última hora, y si me hubiesen dejado entregarlo sin fecha límite lo más seguro es que lo hubiese entregado para septiembre, pero eventualmente lo hubiese terminado."

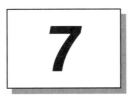

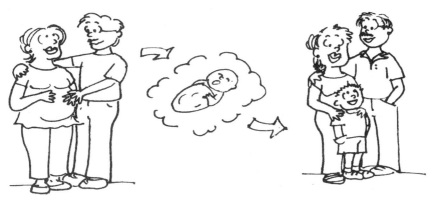

CÓMO EXPLICAR EL DA

INFLUENCIAS MUTUAS DE FACTORES NEUROBIOLÓGICOS Y AMBIENTALES

¿Cuántas veces habremos escuchado y hasta hecho expresiones como las siguientes?

- *"Ese niño está así porque sus papás no han sabido criarlo."*
- *"Tanto que se lo dije a mi hija, que no se divorciara, que eso le iba a traer problemas a la nena."*
- *"Mi experiencia como maestra me dice que en la casa de ese niño hay problemas."*
- *"La maestra no lo entiende; la escuela le exige mucho."*
- *"Lo que necesita es castigo; si no lo malcriaran tanto, no estaría así."*
- *"Leí que los niños así tienen daño cerebral."*
- *"¡Ay Dios mío!, ¿tendrá mi hijo un disturbio emocional?"*
- *"Quítale los refrescos y las comidas con colorante y verás como mejora."*

En este capítulo, desearía ofrecerles una idea de cómo se puede explicar el DA, teniendo como apoyo lo que conocemos sobre el desarrollo de los niños y los resultados de cientos de investigaciones científicas. Lo primero que hay que señalar es que el DA es un desorden variado[66] y que no hay dos niños con este patrón de conducta que sean iguales. Al igual que la mayoría de las dificultades que presentan los niños, el DA no puede atribuirse a una causa única. Muchas veces caemos en la trampa de preguntarnos: "¿Es el DA un desorden neurobiológico en el niño o un desorden psicológico que surge de las influencias negativas de los padres o del ambiente?" La pregunta no tiene una sola contestación. Es como la pregunta que me hiciera en una ocasión mi hijo preadolescente: "Papi, ¿cuál de los dos es más importante para tener (concebir) un hijo, el papá o la mamá?"

¿Por qué algunos niños desarrollan el DA? No sabemos a ciencia cierta. Sin embargo, a través de la investigación se han logrado identificar algunas de las posibles causas o, por el contrario, rechazar otras. Además, se ha logrado entender que la influencia mutua de diversas características y experiencias pueden hacer que un niño corra el riesgo de desarrollar este patrón de conducta. Son muchos los **factores de riesgo** o las condiciones que aumentan la posibilidad del desarrollo del DA. Algunos están en el niño y son neurobiológicos (p. ej., temperamento y herencia) y otros en el ambiente (p. ej., hogar, escuela y cultura). Los factores de riesgo influyen unos sobre otros y a la vez influyen en el desarrollo psicológico del niño. Para complicar más las cosas, los cambios que se dan como parte del desarrollo del niño afectan los factores de riesgo. Por ejemplo, a medida que el niño va madurando las destrezas de autocontrol, el impacto negativo de su comportamiento en la familia y en la escuela es menor. Como resultado, el impacto negativo de la familia y la escuela sobre el niño también va a ser menor.

Como si esto fuera poco, cada niño tiene en sí y en su ambiente **factores protectores,** es decir, características que promueven un desarrollo psicológico saludable. Estos factores protectores contrarrestan los efectos de los factores de riesgo. Como señalara en el capítulo 6, algunos de estos factores protectores pueden ser talentos o destrezas especiales, buenas estrategias de disciplina en el hogar, un ambiente familiar estable, destrezas sociales apropiadas, una autoestima saludable o una relación cercana con una persona que entienda al niño y le comunique aceptación, entre muchos otros.

Es en parte por estas interacciones tan complejas, que los niños con el DA son tan diferentes entre sí y siguen trayectorias o caminos distintos en el transcurso de sus vidas. Algunos se desarrollan sin grandes complicaciones, otros presentan dificultades para aprender y adaptarse bien en la escuela, otros se desajustan y se deprimen, otros siguen un curso de conducta delictiva y otros se confrontan con varias de las dificultades mencionadas.

Influencia mutua de las características del niño y de su ambiente que contribuyen al desarrollo del DA

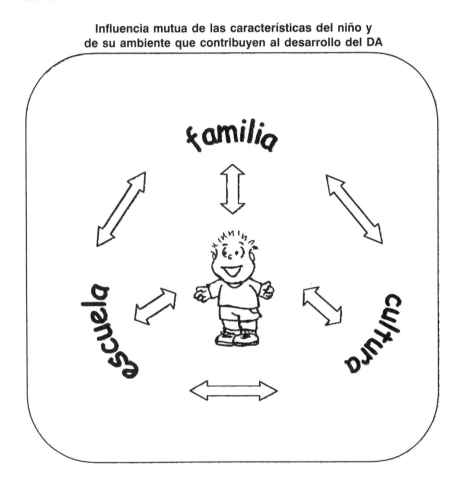

En las próximas secciones, explicaré los factores de riesgo que se han identificado, sobre todo para el DA *con hiperactividad*. El que su hijo o estudiante tenga, haya tenido o esté expuesto a un factor de riesgo no quiere decir que él tiene el DA, que va a desarrollar este patrón de conducta o las dificultades asociadas a éste, o que este factor de riesgo es la "causa" del DA. Como explicara, se entiende por factores de riesgo aquellas características del niño o experiencias que aumentan la probabilidad de que el DA se desarrolle.

Al leer esta sección, no olvide que cada niño es diferente y que no hay dos niños que presenten el DA de manera idéntica. Además, los conocimientos que tenemos en cuanto a las posibles causas del DA aplican a grupos de niños. Por lo tanto, no aplican en su totalidad a su hijo o estudiante. Por ejemplo, la edad promedio de los niños que cursan el tercer grado de escuela elemental es alrededor de ocho años. Eso no quiere decir que todos los niños de tercer grado tienen ocho años de edad. Algunos tienen siete, otros nueve, y muy pocos tienen exactamente ocho años. De igual forma, no se puede aplicar indiscriminadamente la información que tenemos sobre el DA a todos los niños. Esto me recuerda el cuento acerca de Pedro que me hiciera uno de mis amigos con el DA. Al hablar de las experiencias del fin de semana, Pedro comentó: "Maestra, ayer andé, andé y andé, me cansé y me senté." De inmediato, la maestra le dijo: "Pedro, no se dice andé, andé y andé, sino anduve, anduve y anduve. A ver, repite correctamente lo que dijiste." Pedro no perdió tiempo en aplicar la regla en su totalidad y expresó: "Ayer anduve, anduve y anduve . . . me cansuve y me sentuve . . . " Al leer estas próximas secciones, no cometa el error de Pedro.

INFLUENCIAS NEUROBIOLÓGICAS

La evidencia científica sugiere que algunos factores de riesgo que predisponen al desarrollo del DA son los factores hereditarios, las complicaciones durante el embarazo y el parto, el posible desbalance bioquímico, el nivel reducido de actividad metabólica, las diferencias de tamaño de ciertas áreas del cerebro y, en un número reducido de casos, las lesiones al cerebro.[10, 47, 66, 83]

Influencias hereditarias

A menudo decimos: "Su papá era igual," "Yo soy igual que mi hijo," "De tal palo tal astilla" o "Es su padre puro y pinto." Estas expresiones concuerdan con los hallazgos de investigaciones científicas con familias, niños adoptados y hermanos gemelos que han sido diseñadas para explorar el papel que juegan los factores genéticos en la transmisión del DA. Estos estudios apoyan constantemente la hipótesis de que en muchas familias la predisposición al DA *con hiperactividad* es heredada. Por ejemplo, se ha informado que entre el 10 y el 35% de los familiares cercanos a los niños con este diagnóstico tiene una probabilidad alta de tener esta condición. El riesgo de que los padres con el DA tengan hijos con la condición puede ser de hasta 57%.[10] Además, los niños con el diagnóstico del DA *con hiperactividad* tienden a parecerse más a sus padres biológicos en su comportamiento que a sus padres adoptivos.

Los estudios con gemelos proveen evidencia de que los factores genéticos juegan un papel importante en la transmisión del comportamiento sobreactivo y de inatención. Los gemelos idénticos *(que comparten los mismos genes)* tienen una probabilidad más alta de compartir el diagnóstico del DA *con hiperactividad* que los gemelos fraternos *(que comparten la mitad de los genes)* o que otros hermanos no gemelos. En un estudio publicado por el Dr. Jeffrey M. Gilger y colaboradores, 8 de cada 10 de los gemelos idénticos estudiados compartieron el diagnóstico del DA *con hiperactividad*, mientras que solamente 3 de cada 10 de los gemelos fraternos compartieron este diagnóstico.[46] Algunos estudiosos entienden que la sobreactividad y la falta de atención se heredan en el mismo grado en que la estatura física se hereda. Estiman, por ejemplo, que es probable que entre el 70 y el 80% de las diferencias en el nivel de actividad entre las personas pueda estar asociado a influencias hereditarias.[10,44,66]

Complicaciones antes o durante el parto

Al igual que las madres de niños con otras dificultades en el desarrollo, las madres de los niños que reúnen los criterios diagnósticos del DA demuestran una tendencia a haber tenido más complicaciones durante el embarazo o el alumbramiento. Estas complicaciones pueden afectar el desarrollo del cerebro del bebé. Algunas de las complicaciones que se han identificado son: infecciones que provocan la circulación de toxinas bacterianas en la corriente sanguínea; estado de coma o convulsiones asociadas a presión sanguínea alta, retención de líquidos y un nivel anormal de proteínas en la orina de la madre; partos excesivamente prolongados o cortos; cambios marcados en el patrón de los latidos del corazón del bebé, y nacimiento prematuro o un peso bajo (2500 gramos o menos; 5.5 libras) al nacer.[10,66] Por ejemplo, niños puertorriqueños cuyas madres informaron que requirieron tratamiento por razón de un nacimiento prematuro fueron casi tres veces más propensos a tener el DA.[25] A pesar de estos riesgos, muchos niños diagnosticados con el DA no han sufrido complicaciones de este tipo y no todos los niños que sufrieron estas complicaciones son diagnosticados con esta condición.

Más importante aún, las características del ambiente social y familiar, en donde el niño que es producto de un embarazo o parto complicado se cría, pueden protegerle de desarrollar posteriormente el DA. Por ejemplo, en un estudio hecho por la Dra. Naomi Breslau y colaboradores se encontró una asociación mayor entre el peso bajo al nacer y el DA en niños prematuros que se criaron en un ambiente de mayor desventaja social y económica.[31] Estos hallazgos demuestran la influencia mutua que tienen las características neurobiológicas y ambientales en el desarrollo del DA.

Desbalance o deficiencia química

Aunque la evidencia no es tan clara, algunas investigaciones sugieren que el DA pudiera estar asociado a un desbalance o deficiencia de algunas sustancias químicas en el cerebro llamadas neurotransmisores.[10,66] Los neurotransmisores tienen la función de transmitir mensajes de una neurona a otra. Existen diferentes neurotransmisores en diferentes partes del cerebro. Se piensa que al existir una deficiencia en una de estas sustancias, la región del cerebro en la que el neurotransmisor opera no puede funcionar con eficiencia. Este proceso bioquímico incompleto podría explicar los síntomas del DA. Se argumenta que la medicación estimulante, que se usa frecuentemente en el tratamiento de las personas con el DA, tiene el efecto de aumentar la concentración de aquellos neurotransmisores que juegan un papel importante en los procesos de regular la actividad y sostener la atención, y de ahí su eficacia. Los neurotransmisores que se han identificado como importantes en el estudio de la hiperactividad son la dopamina y la norepinefrina.[10,73]

Circulación sanguínea y actividad metabólica

El desarrollo de nuevas técnicas ha permitido estudiar el flujo de la sangre y el metabolismo en diferentes áreas del cerebro cuando están funcionando activamente. Los resultados de diversos estudios señalan que las personas que presentan el DA *con hiperactividad* tienden a tener un nivel más bajo de circulación sanguínea o metabolismo en las áreas frontales del cerebro y otras estructuras cerebrales que están interconectadas con la región prefrontal.[10]

Por ejemplo, un grupo de investigadores dirigidos por el Dr. Alan Zametkin, del Instituto Nacional de Salud Mental de los Estados Unidos, usó una técnica especializada (tomografía de emisión de positrones) para evaluar la actividad metabólica del cerebro. Los investigadores encontraron que las personas adultas con el diagnóstico del DA *con hiperactividad* tenían un nivel significativamente menor de actividad cerebral, a juzgar por el nivel de metabolismo registrado, cuando se les pedía que memorizaran una lista de palabras.[91] El nivel más bajo de metabolismo se observó en las regiones antes señaladas, que son precisamente las que juegan un papel importante en la inhibición del comportamiento y en la habilidad para sostener la atención.

Estructura del cerebro

Varias investigaciones tienden a señalar que partes del lóbulo frontal anterior, particularmente en el lado derecho, y partes de otras estructuras son más pequeñas en los niños con el diagnóstico del DA *con hiperactividad*. En este estudio, los investigadores midieron el volumen en diferentes áreas del cerebro por medio de otro procedimiento especializado que puede utilizarse con niños (resonancia magnética).[10, 66,72,]

Daño cerebral

Algunos niños que han sufrido daño cerebral como resultado de lesiones, pérdida severa de oxígeno o infecciones presentan posteriormente un patrón de comportamiento de falta de atención, impulsividad e hiperactividad. Estos síntomas ocurren también con frecuencia en niños con epilepsia.

Sin embargo, la gran mayoría de los niños con el diagnóstico del DA no tiene daño cerebral.[47] Todavía existe confusión sobre este punto en diferentes medios porque la hiperactividad fue estudiada por primera vez en niños que sí habían sufrido lesiones o infecciones cerebrales. Además, ha contribuido a esta confusión el que anteriormente se usaran los términos "daño cerebral mínimo" o "disfunción cerebral mínima" para referirse a lo que hoy día llamamos el DA e inhabilidades específicas en el aprendizaje.

RESUMEN Y UNA HIPÓTESIS

La investigación científica señala que las regiones frontales del cerebro y sus múltiples conexiones con otras estructuras cerebrales, están implicadas en el desarrollo del DA *con hiperactividad*. El Dr. Barkley ha planteado la posibilidad de que algunos factores hereditarios o quizás algunas complicaciones durante el embarazo influyan en que los niños en riesgo de presentar el DA *con hiperactividad* tengan problemas para desarrollar en forma óptima estas estructuras. Parte de esta hipótesis también sugiere que los factores hereditarios contribuyen a que algunos genes, cuya función es dictar la forma en que estas estructuras usan los neurotransmisores, no estén haciendo bien su labor.[9]

Como se explicara, los neurotransmisores (p. ej., dopamina y norepinefrina) son sustancias químicas que envían mensajes de una célula nerviosa o neurona a otra. En la medida en que los neurotransmisores no se produzcan o utilicen eficientemente, la persona no podrá regular bien la atención y la inhibición de impulsos. Sabemos que las estructuras afectadas son importantes para las funciones ejecutivas que explicaba en el capítulo 4. Estas funciones permiten autorregular el comportamiento, es decir, inhibir impulsos, sostener la atención, planificar, organizar, guiar, revisar, regularizar y evaluar el propio comportamiento.[9] Obviamente, esta hipótesis tiene que ser refinada y estudiada extensamente antes de aceptarla como válida.

Algunos padres que antes creían que sus prácticas de crianza eran las causantes de la hiperactividad de su hijo piensan, al ver la influencia neurobiológica (hereditaria) tan marcada para esta conducta, que ellos siguen siendo los causantes de los problemas de sus hijos. Como quiera se sienten culpables. Este análisis es erróneo. El desarrollo de los seres humanos es sumamente complejo y no se puede recurrir a explicaciones únicas y simplistas. Además, lo importante es que el niño crezca emocionalmente saludable, no que sea hiperactivo o inatento. Las ideas discutidas en este libro pueden ser de ayuda para lograr este desarrollo saludable.

¡CUIDADO CON
LOS HALLAZGOS NEUROBIOLÓGICOS!

Es necesario destacar cinco puntos importantes con relación a estos hallazgos.

Primero, en la gran mayoría de estos estudios no se encuentra que haya daño cerebral en los niños o adultos evaluados. Lo que se encuentra son diferencias en el flujo sanguíneo, el metabolismo o el tamaño de las regiones del cerebro ya mencionadas. Estas diferencias en tamaño son tenues y bajo ningún concepto están asociadas a infecciones, lesiones, tumores u otros indicadores de daño neuro- lógico.

Segundo, por las razones antes señaladas, las técnicas usadas en estos estudios no permiten llegar a un diagnóstico del DA. Por ejemplo, los procedimientos de estudios encefalográficos, de emisión de positrones y de imágenes de resonancia magnética no tienen utilidad diagnóstica al presente. Son otros los procedimientos que hay que seguir para el diagnóstico, como explicaré en el próximo capítulo.[10,66,72]

Tercero, la influencia tan importante que tiene la herencia para el autocontrol de la inatención e hiperactividad–impulsividad señala que el DA puede ser un rasgo o patrón de conducta como cualquier otro. Es decir, estas características, en la medida que son heredadas, están presentes en diferentes grados en los seres humanos. No se trata entonces de que algunos sean inatentos o hiperactivos–impulsivos y otros no. Se trata de que todos nosotros diferimos en la tendencia a demostrar estas conductas, es decir, que estas conductas están presentes en un continuo de poquísimo a muchísimo en los seres humanos. Las personas que, desde la niñez, demuestran esta tendencia en un grado muchísimo más alto de lo esperado para la edad, al punto de afectar su funcionamiento diario, son los que están en riesgo de recibir el diagnóstico del DA.

Cuarto, estas influencias neurobiológicas, en sí mismas o de manera aislada, no causan el desarrollo del DA. No podemos entender plenamente el funcionamiento presente o futuro de una persona considerando solamente los genes, las complicaciones antes o durante el embarazo, un desbalance de neurotransmisores, la actividad meta- bólica o el tamaño de las estructuras cerebrales. El desarrollo de los seres humanos no puede ser explicado por una sola causa, no importa cuán significativa sea. Las influencias de la familia, la escuela y la cultura también juegan un papel importante. Por ejemplo, es posible que un niño con una predisposición hereditaria a la hiperactividad y a la inatención no llegue a ser diagnosticado si está en un ambiente familiar y escolar adecuado, es decir, en donde se hacen los ajustes necesarios para acomodarse al niño y manejar adecuadamente su comportamiento. Además, como explicara en el capítulo 6, en el caso de que el niño con esta predisposición hereditaria presente el DA en la niñez, las experiencias en el hogar, la escuela y la comunidad van a jugar un papel importantísimo en cuanto a si él va a desarrollar comportamientos negativistas, desafiantes, agresivos o depresivos. Por tanto, es mucho lo que podemos hacer como padres y maestros para proteger a nuestros hijos del riesgo de desarrollar estas conductas.

Finalmente, la información discutida en esta sección resume los resultados de las investigaciones científicas en cuanto a las influencias neurobiológicas en el DA y no trata sobre un niño o estudiante en particular. Esta información puede aplicar en menor o mayor grado a su hijo o estudiante, ya que cada persona es diferente de la otra. No olvide el error de Pedro: "anduve, anduve, anduve, me cansuve y me sentuve."

INFLUENCIAS AMBIENTALES

Ambiente social y cultural

Aun cuando el DA es una condición universal con una predisposición neurobiológica fuerte, las influencias culturales juegan un papel importantísimo en la forma en que las conductas de inatención, hiperactividad e impulsividad se expresan, en el significado o importancia que otras personas le dan a estas conductas y, por consiguiente, en el nivel de tolerancia a las mismas. Conviene ilustrar este punto con los señalamientos que ha hecho la Dra. Nine Curt, catedrática retirada de la Universidad de Puerto Rico. Ella señala que en comparación con la cultura anglosajona, en varias culturas hispanas, específicamente en la puertorriqueña:

- Manifestamos más movimientos corporales, gestos y expresiones faciales
- Tenemos un espacio interpersonal más cercano
- Nos acercamos físicamente más a las otras personas
- Nos tocamos más

- Movemos más nuestros ojos
- Focalizamos nuestra atención menos en la persona que nos habla[67]

Estos señalamientos, que son fácilmente corroborados en nuestro diario vivir, me llevan a pensar que el DA puede ser tolerado más en algunos grupos hispanos que en la cultura estadounidense, donde hay menos expresividad en las relaciones sociales.[16] Viene a mi memoria un amigo especial, puertorriqueño, que reside en los Estados Unidos. La queja principal de sus maestros y de sus compañeros de clase es que se pasa tocando a los demás en los momentos en que conversa con ellos. Puedo hacer otra ilustración con uno de los posibles síntomas del DA *con hiperactividad*: dificultad para esperar el turno. Esta conducta, sin lugar a dudas, puede reflejar impulsividad. Sin embargo, va a ser tolerada menos en sociedades que dan mucho énfasis a este aspecto del comportamiento. En otras sociedades, como la nuestra, se tolera con un grado mayor de flexibilidad el no esperar el turno o el interrumpir a otros en una conversación.[16,19]

Es reveladora la observación del Dr. Fernando Picó, historiador, en cuanto a una carta que envía un maestro estadounidense a un periódico del estado de Nueva York hacia el año 1900. En esta carta, el maestro expresa la frustración de que los niños puertorriqueños a quienes se le había encomendado enseñar no sabían hacer una fila.[71] Pienso que ante los ojos de un maestro ajeno a nuestro trasfondo cultural, el no hacer fila era un problema. Visto desde una perspectiva más amplia, el no hacer fila brinda la oportunidad para expresar una de nuestras cualidades como pueblo: la sociabilidad. Esta cualidad de sociabilidad (p. ej., hablar, compartir, embromar) no se puede cultivar haciendo fila y dándole la espalda al otro. Mal entendida, esta cualidad nuestra puede verse como una característica del DA. Este comentario en nada resta a la importancia de hacer fila en situaciones en que es necesario hacerla.

Me parece que un niño con el DA corre el riesgo de presentar mayores dificultades de adaptación en sociedades como la de los Estados Unidos, en la que los valores culturales enfatizan los logros individuales, la eficiencia, la competencia, la planificación y la organización. Varios de estos valores se manifiestan con características similares a las que definen las funciones ejecutivas descritas en el capítulo 4. En la medida en que, en sectores de nuestra población hispana, los valores culturales se transformen y se acerquen a los valores culturales antes mencionados, más niños, adolescentes y adultos inatentos, hiperactivos e impulsivos pueden ser considerados desadaptados y reunir los criterios para el diagnóstico de DA. Una madre me comentaba que "vivimos la época de las Aes . . . apúrate, avanza y acaba." Las dificultades para autorregular la conducta en los niños con el DA se harán mucho más evidentes para aquellos que viven la "época de las Aes."

Ambiente familiar

Los niños que se crían y funcionan diariamente en familias que no tienen la estructura o la estabilidad para facilitar el aprendizaje de los patrones de conducta necesarios para prestar atención, inhibir impulsos y autorregular el nivel de actividad en diferentes lugares corren el riesgo de desarrollar el DA. Este riesgo es mayor, claro está, si existe una predisposición genética en el niño para el desarrollo de la hiperactividad y de la inatención.

Las características psicológicas nuestras como padres y el tipo de relación que establecemos con nuestros hijos también pueden jugar un papel de importancia en el desarrollo de éstos. Por ejemplo, el historial de hiperactividad en la familia, la discordia familiar severa y las dificultades emocionales en la madre, pueden ser factores de riesgo para el DA *con hiperactividad.*[27,29] Igualmente, las prácticas de crianza en las cuales los padres interfieren o se inmiscuyen excesivamente en la vida de sus bebés, y no demuestran sensibilidad hacia éstos, parecen influenciar el desarrollo del DA en algunos casos.[35]

Estas influencias nos pueden llevar a la visión errónea de que el DA surge en todos los casos como resultado de las influencias negativas de los padres sobre el niño durante los primeros años de vida o de un ambiente familiar inestable y adverso. Nada más lejos de la verdad. No todos los niños que se han criado en hogares inestables o con padres con las características antes mencionadas desarrollan el DA; y no todos los niños con este diagnóstico se han criado en hogares inestables o bajo la influencia negativa de sus padres. Sin lugar a dudas, los padres influimos de manera significativa en el comportamiento de los hijos. Sin embargo, los hijos también influyen en nuestro comportamiento hacia ellos. Además, es necesario tomar en consideración lo que he explicado al inicio de este capítulo con relación a cómo los diversos factores de riesgo se influyen mutuamente a lo largo del desarrollo.

Ambiente escolar

Las limitaciones de espacio, un nivel alto de distracciones en el salón, las demandas académicas muy bajas o muy altas, un currículo poco estimulante y las técnicas de enseñanza inadecuadas pueden contribuir a agudizar las dificultades atencionales o de autorregulación de los niños con el DA. Además, aquellos que asisten a escuelas con estas características corren el riesgo de desarrollar dificultades de conducta y un bajo nivel de aprovechamiento académico.

La influencia del ambiente escolar sobre el niño con deficiencia atencional se puede observar en el hecho de que su dificultad para autorregular la conducta puede variar considerablemente de asignatura a asignatura, de maestra a maestra, de año a año e inclusive de escuela a escuela. Es decir, el comportamiento del estudiante puede variar dependiendo de las características del contenido del curso, de los estilos de enseñanza, de los maestros, del currículo y de la filosofía de la escuela. Los capítulos 16 y 17 elaboran más acerca de este tema.

Desventaja económica

En Puerto Rico, el DA no está asociado a indicadores de nivel socioeconómico, tales como ingreso familiar, educación de los padres, estado civil o percepción de pobreza.[25] No obstante, criarse en ambientes desventajados social y económicamente puede ser un factor de riesgo para el desarrollo del DA. En estas comunidades abundan los riesgos de un cuido prenatal deficiente, de la presencia de complicaciones médicas durante el embarazo, el parto y posteriormente, de un acceso reducido a recursos socioeconómicos que pueden ayudar a contrarrestar la vulnerabilidad del niño a desarrollar el DA, de la opresión y discrimen social, y de la presencia de eventos estresantes intensos y persistentes.

Venenos ambientales

Diversas sustancias tóxicas en nuestro ambiente pueden contribuir al desarrollo del DA. Se ha encontrado cierta asociación entre los niveles elevados de plomo en la sangre, la inatención y la hiperactividad. La exposición al humo del cigarrillo, fumar, ingerir bebidas alcohólicas o usar drogas durante el embarazo también podrían contribuir al desarrollo de síntomas del DA en los hijos, aunque no se puede concluir que estas sustancias son causas del DA.[10,66]

CONCLUSIÓN

Aunque la evidencia científica no es abundante, las características del ambiente familiar, escolar y social pueden contribuir en cierta medida al desarrollo del DA. Estas características se relacionan o interactúan de forma compleja con las características neurobiológicas antes señaladas e influyen sobre cómo el niño exhiba las conductas de hiperactividad, impulsividad e inatención y cuán bien se acople y pueda lidiar con las normas de comportamiento de la familia y de la escuela. Las experiencias vividas en la familia, la escuela y la comunidad pueden jugar un papel importantísimo en el grado de persistencia del DA en diferentes etapas del desarrollo, en cuán severa o difícil sea la conducta del niño y en el desarrollo de otras dificultades asociadas con frecuencia al DA. Algunos ejemplos de estas dificultades son la presencia de sentimientos de hostilidad, ansiedad o depresión, así como de conductas agresivas, negativistas, desafiantes y anti-sociales. Son éstas, y no necesariamente las de hiperactividad o inatención, las que realmente pueden aportar a que el niño no sea feliz o no sea una persona dada a hacer el bien en la adultez. Es mucho, pues, lo que se puede hacer en la familia, la escuela y la comunidad para facilitar un desarrollo psicológico saludable en los niños con el DA.

INFLUENCIAS SIN APOYO CIENTÍFICO: ALIMENTACIÓN, ALERGIAS, AZÚCAR, VITAMINAS Y MINERALES

Las investigaciones científicas llevadas a cabo no apoyan la creencia de que el DA está asociado al consumo de cierto tipo de alimentos. Esta visión se hizo popular a partir de la década de 1970 ante el planteamiento del Dr. Benjamin Feingold, pediatra y alergista, de que el consumo de salicilatos (compuestos naturales que se encuentran en muchos alimentos incluyendo algunas frutas y vegetales) y de sustancias artificiales para preservar o dar color y sabor a los alimentos producen problemas de comportamiento.[8,47,55,66] El Dr. Feingold también planteó que los niños hiperactivos mejoran el comportamiento cuando siguen una dieta en la que se excluyen estas sustancias. Lamentablemente, los estudios científicos no proveen evidencia que apoye este punto de vista. Aunque se ha encontrado que un grupo muy pequeño de niños hiperactivos ha respondido positivamente a dietas en donde los alimentos no contienen aditivos, el efecto no ha sido dramático.[55]

En la actualidad, algunos alergistas argumentan que existe una relación estrecha entre la alergia a las comidas y a sustancias ambientales y los problemas de conducta. Si bien es cierto que **algunos niños,** usualmente de edad preescolar, pueden presentar un grado mayor de falta de atención o de actividad al consumir este tipo de sustancias, los resultados de las investigaciones científicas llevadas a cabo no demuestran que el DA se adquiera o empeore por la misma razón.[10,47] También se ha planteado que las infecciones que resulten del crecimiento excesivo en el organismo de una levadura llamada Candida albicans (un tipo de hongo) pueden causar el DA. Este planteamiento adelantado por el Dr. William Crook, alergista, no ha sido apoyado en la literatura científica.

De igual forma, la teoría de que el consumo de azúcares refinadas puede causar el DA tampoco ha sido sustentada por la gran mayoría de los estudios científicos. No hay razones para pensar que el consumo excesivo de dulces, por ejemplo, causa el DA en la mayoría de los niños. Debe quedar claro que estos resultados y los descritos anteriormente no restan importancia a la necesidad de proveer una dieta balanceada a los niños.[47,55] El ritmo acelerado de la vida diaria en nuestra sociedad está acompañado de la práctica de consumir alimentos fáciles de preparar. Estos no necesariamente proveen una nutrición adecuada.

Finalmente, no hay evidencia científica que apoye los planteamientos que relacionan al DA con la falta de vitaminas y minerales o una disfunción del sistema vestibular del oído interno.[47,55]

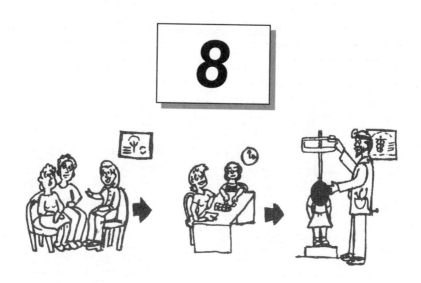

8

EVALUACIÓN Y DIAGNÓSTICO

Un señor le explica a su médico: "Doctor, tengo varios huesos rotos. Si me toco con este dedo la frente, me duele; si me toco la nariz, me duele; si me toco la rodilla, me duele; si me toco el tobillo, también me duele." El doctor lo miró fijamente y le dijo: "Lo que usted tiene roto es el dedo."

La práctica de autodiagnosticarnos está llena de riesgos, como ilustra la anécdota. Es posible que mientras usted leía los capítulos anteriores, en algún momento llegó a pensar que su cónyuge, sus hijos, sus estudiantes y quizás hasta usted, tienen o han tenido el DA. Esta experiencia es común, ya que muchas de las características de conducta mencionadas se observan en algún grado en todas las personas, particularmente en los niños. Se dice que de músico, poeta y loco todos tenemos un poco. Podría también decirse que de distraído, hiperactivo e impulsivo todos tenemos un poco.

Guillermo

Los padres de Guillermo, un amigo de cinco años, se preocupaban porque era desobediente en casa. Además, en la escuela terminaba los trabajos con rapidez, tropezaba mucho, hablaba demasiado y era inquieto. Un profesional lo había evaluado. En no más de 20 minutos, diagnosticó DA con hiperactividad y le entregó a los padres una prescripción para medicarlo con metilfenidato (Ritalin). Dado que una evaluación abarcadora no puede hacerse en tan corto tiempo, mi amigo fue reevaluado. Pudimos apreciar el siguiente cuadro. Guillermo era un niño sumamente inteligente. Demostró las habilidades esperadas para un niño de siete años de edad. Las destrezas motrices gruesas no estaban desarrolladas para la edad, razón por la cual tropezaba con otros al jugar o con los asientos al caminar por el aula. Su habilidad para sostener la atención y controlar su comportamiento no estaba significativamente rezagada. De hecho, el cuestionario que contestó la maestra reveló que Guillermo no era más activo o impulsivo que lo esperado para niños puertorriqueños de 4 o 5 años de edad.

A pesar del abundante amor que recibía de su madre, el niño sentía que ella no lo quería lo suficiente y que quería más a su hermanita menor. Guillermo había sufrido una enfermedad grave en sus primeros tres años de vida, que requirió que su madre se dedicara de lleno a él. Naturalmente, al curarse de la enfermedad y nacer su hermanita, la madre de Guillermo le dedicaba menos tiempo que antes. Este sentimiento, unido al hecho de que la disciplina del niño recaía únicamente en la madre (su padre apenas lo corregía), provocaba en Guillermo la tendencia a desobedecer y de esta forma expresar su malestar. La evaluación fue de utilidad para establecer que al momento de la evaluación Guillermo no presentaba el DA ni necesitaba tratamiento con medicamentos. Sí necesitaba que su maestra canalizara sus habilidades intelectuales e hiciera los acomodos necesarios para manejar su torpeza motriz, que fuera atendido por una terapeuta ocupacional, que su padre fuera mucho más activo en la disciplina y que su madre pudiera hacer los cambios necesarios para poder atender los sentimientos de Guillermo.

La evaluación de un niño o adolescente y el diagnóstico del DA son procesos complejos que tienen que ser realizados por profesionales, tales como psicólogos, psiquiatras, neurólogos y pediatras especializados en el neurodesarrollo.[36] Estos profesionales deben haber sido cuidadosamente adiestrados y haber realizado una evaluación concienzuda. No todo lo que brilla es oro. Otros problemas pueden provocar síntomas de inatención, impulsividad e hiperactividad. Por consiguiente, un aspecto importante de la evaluación es descartar otras condiciones cuyos síntomas se parecen a los del DA.

Además de establecer el diagnóstico, la evaluación concienzuda puede identificar otras dificultades asociadas al DA (p. ej., las dificultades en el lenguaje, las inhabilidades específicas en el aprendizaje o la conducta negativista y desafiante) que por su importancia van a requerir ayuda profesional, así como las fortalezas y habilidades del niño. Finalmente, los resultados de una evaluación abarcadora pueden servir de guía y orientación a ustedes como padres, así como a los maestros, sobre todo si estos resultados van acompañados de recomendaciones específicas. Cuando la evaluación no ofrece toda la información que es necesario tener, es conveniente ampliar ésta u obtener una segunda opinión.

LA EVALUACIÓN

¿Cuándo es necesaria la evaluación?

Me parece que la evaluación es necesaria cuando la dificultad del niño o adolescente para prestar atención y autorregular su comportamiento tiene consecuencias negativas para él y para las personas que le rodean. Estas pueden ser:

- Sentimientos de infelicidad
- Trabajo escolar inconsistente o por debajo de lo esperado
- Dificultades para seguir las reglas establecidas en el hogar y la escuela
- Dificultades para relacionarse o ser aceptado por otros
- Conductas que ponen en riesgo su seguridad o la de otras personas

A veces, los padres estamos tan involucrados emocionalmente con nuestros hijos que no nos damos cuenta de sus dificultades. Además, aunque conocemos a nuestros hijos y los tenemos gran parte del día en el hogar, debemos reconocer que ellos también se desenvuelven en otros ambientes, como la escuela, donde las exigencias pueden ser diferentes a las requeridas en el hogar. Es posible que tanto algunas dificultades, así como habilidades puedan ser más evidentes en la escuela. Es por ello que es sabio escuchar con atención las observaciones y recomendaciones de otras personas con experiencia, sobre todo los maestros. Es natural que algunas de estas observaciones nos causen dolor. Son nuestros hijos y es mucho lo que les amamos. No olvidemos que, a la larga, una evaluación abarcadora puede propiciar experiencias de crecimiento para nosotros y nuestros hijos.

El momento de la entrevista

Es también muy natural que nos sintamos angustiados e inseguros al momento de la entrevista con el profesional que se haya escogido para la evaluación. Después de todo, no es nada cómodo compartir nuestros temores y preocupaciones con una persona desconocida, no importa sus credenciales. Es posible que nos sintamos evaluados en el proceso. Está muy arraigada en nosotros la creencia de que somos totalmente responsables de las dificultades de nuestros hijos. Los buenos profesionales entienden este sentir de los padres y escuchan con empatía y respeto.

Usualmente, la madre está más inclinada a gestionar la evaluación de los niños que el padre. Esto también es natural. Al padre se le enseña de pequeño a no comunicar los sentimientos y las preocupaciones, mucho menos cuando tienen que ver con los hijos y la familia. Sin embargo, es muy importante que el padre asista a la entrevista, que comunique sus preocupaciones y que entienda el proceso de evaluación y las recomendaciones que se ofrezcan. A la larga, éste también se suelta, hace aportaciones valiosísimas y a veces ni deja a la madre hablar.

La entrevista de los padres

La entrevista con ambos padres es una parte importante de la evaluación, tal vez la más importante. Conviene venir preparados con una lista mental de las preocupaciones que existen acerca de la persona a evaluarse. Estas preocupaciones pueden estar relacionadas con la conducta del niño o adolescente en el hogar y en la escuela, su relación con los hermanos, su aprovechamiento académico, la relación con los compañeros, su estado de salud, y la presencia de temores, depresión y agresión hacia otros, para dar algunos ejemplos. Hagan todo lo posible para comunicarle al profesional los problemas personales o familiares que pudieran estar contribuyendo a los problemas de conducta o emocionales de su hijo. Esto puede hacerlos sentir avergonzados, pero es una información extremadamente importante para que el profesional pueda hacer un diagnóstico acertado y preparar un plan de tratamiento efectivo. Estos problemas pueden ser personales, maritales, económicos, de salud o relacionados al trabajo.

Además de tomar nota de sus preocupaciones y de otros problemas que puedan estar presentes, el profesional obtendrá otra información acerca de la familia y de la persona que va a ser evaluada. Algunos ejemplos de esto son: el historial de desarrollo del niño, su historial escolar, los estilos de comunicación, las prácticas de disciplina y la relación con los hermanos, entre otros. Con toda probabilidad, les preguntará sobre las cualidades, las habilidades y los logros del niño, es decir, sus puntos fuertes. Si no lo hace, no olviden ustedes comunicarle éstos para que tenga una descripción completa y balanceada de su hijo. Es también muy importante que el profesional le pida que conteste diversos cuestionarios sobre el comportamiento del niño. Hay varios cuestionarios versiones disponibles en español.

Va a ser muy importante para el profesional que ustedes le autoricen a ponerse en contacto con los maestros para obtener información del comportamiento y de las destrezas académicas del niño en la escuela. Esta información es sumamente valiosa, ya que los maestros están en contacto por un tiempo considerable con niños que se encuentran generalmente en el mismo nivel de desarrollo y en el mismo ambiente. Como resultado, están en una situación única para observar y comparar la conducta de los niños, las relaciones con los compañeros y el comportamiento ante tareas que requieren atención, persistencia y organización. A menudo, esta información se obtiene visitando la escuela o mediante una entrevista telefónica. La visita a la escuela es muy recomendable, ya que así el profesional puede recoger el sentir de los maestros, apreciar el estilo de enseñanza de éstas y tener una mejor perspectiva de las exigencias particulares de la escuela.

Es muy importante, además, que la maestra complete cuestionarios a través de los cuales se pueda evaluar el comportamiento de los niños en el salón de clases. Es recomendable incluir entre estos cuestionarios el Inventario de Comportamiento–Escuela o Preescolar, el cual permite comparar la evaluación que hace el maestro del nivel de distracción y de actividad e impulsividad del niño en el aula con las evaluaciones que han hecho los maestros de niños puertorriqueños, es decir, con las normas de comportamiento previamente obtenidas. Existen otros inventarios en español. Es muy valioso para el profesional establecer, por medio de este tipo de cuestionario, si el niño es más propenso a distraerse y a ser más activo que la gran mayoría de los estudiantes de una muestra representativa de niños o, en general, de escuela elemental.

La entrevista y la evaluación del niño

Se estarán preguntando si el profesional entrevistará al niño. ¡Claro que sí! Puede que lo haga en la primera reunión con ustedes o en reuniones posteriores. Es muy posible que su hijo también se sienta confundido, angustiado y avergonzado de ir a hablar con un doctor porque se comporta mal en el hogar y en la escuela. Dependiendo de la edad, puede pensar que algo malo está sucediendo con él. Es bueno explicarle que se han dado cuenta de que **ustedes** necesitan ayuda de un profesional para entender mejor sus sentimientos y su forma de actuar, y que todos podrán beneficiarse de la evaluación y de las recomendaciones de esta persona. Lo importante es que el niño sienta que la evaluación responde al deseo de ustedes de comprenderlo mejor y de buscar entre todos posibles soluciones a las situaciones difíciles que puedan haber surgido en el hogar o en la escuela. No es que él está mal y tiene que ir a la evaluación; es que ustedes quieren entender lo que le está pasando y manejar mejor las dificultades.

En la entrevista con el niño, el evaluador querrá conocer sus intereses y pasatiempos favoritos, sus experiencias en la escuela, su relación con los compañeros, sus percepciones acerca de algunos de los problemas que ustedes hayan identificado y las cosas que a él le gustaría que cambiaran o mejoraran en el hogar o en la escuela, entre otras.

Al entrevistar a un amigo, tal parece que se me fue la mano haciéndole preguntas. Su reacción fue: "¡Esto parece como si me estuvieran confesando!"

Explorará, además, su opinión acerca de si él está presentando algún problema y las posibles razones, desde el punto de vista del niño, para ello. Esta información será analizada con cuidado, ya que a menudo los niños no tienen la capacidad para identificar sus dificultades. Es como el niño que, al preguntarle si estaba perdido en un establecimiento comercial, contestó: "Yo no, pero mi papá sí."

A través de la entrevista, las técnicas especializadas, la administración de pruebas u otros procedimientos, el profesional podrá conocer cómo se siente el niño hacia sí mismo y hacia los demás miembros de la familia y qué aspectos de la vida familiar son positivos o negativos para él. Por ejemplo, podría explorar si el niño está pasando por algunas experiencias estresantes que puedan estar influyendo en su comportamiento de inatención e hiperactividad–impulsividad. Algunas de estas experiencias podrían ser la pérdida de un ser querido, el nacimiento de un hermanito, conflictos entre ustedes como pareja o algún suceso traumático. El profesional estará muy interesado en evaluar si el niño presenta algún problema emocional (p. ej., depresión, ansiedad) o de conducta (p. ej., comportamiento negativista y desafiante) que explique mejor sus dificultades en el hogar y la escuela. En estos casos, no es correcto establecer un diagnóstico del DA. Sería lamentable tratar al niño como si fuera inatento o hiperactivo, cuando en realidad sus dificultades son de otra índole.

Como explicara en el capítulo 5, con frecuencia una persona puede presentar el DA y además otros problemas emocionales y de conducta. El profesional estará muy atento a esta posibilidad, de manera que el tratamiento que se diseñe tome estas otras dificultades en consideración. Por ejemplo, el adolescente que presenta el DA *con hiperactividad*, depresión e inhabilidades específicas en el aprendizaje, con toda probabilidad necesitará un tratamiento más abarcador que incluya a la familia, así como su ubicación en un programa escolar especializado.

Aspectos psicoeducativos

Aunque el DA no se diagnostica por medio de pruebas, la evaluación concienzuda y abarcadora a que hacía referencia al principio pudiera requerir examinar las habilidades intelectuales y las destrezas académicas del niño. Esto es especialmente importante si el niño está teniendo dificultades en su trabajo escolar. Para ello es necesario administrar diferentes pruebas. El profesional, si es psicólogo, puede hacer esta labor. Si no, puede referir al niño a un psicólogo. De ser este el caso, es necesario asegurarse de que el profesional escogido tenga las capacidades necesarias para evaluar las diversas dificultades en el desarrollo que puedan presentar los niños, particularmente el DA.

Tengo que hacer énfasis en este punto. Por ejemplo, los niños que presentan el DA tienden a obtener de 7 a 10 puntos menos en su cociente de inteligencia que los niños sin el diagnóstico.[10] Esto ha sido corroborado en nuestras investigaciones con niños puertorriqueños.[23] Aunque no se sabe la razón con exactitud, es posible que estas puntuaciones más bajas estén asociadas a las dificultades en el funcionamiento ejecutivo del niño. Existe la posibilidad de que si la evaluación intelectual se hace con instrumentos inadecuados, en menos de una hora, en un ambiente lleno de distractores o por evaluadores inexpertos, el niño que presenta el DA puede obtener un resultado muy por debajo de lo esperado para su edad. Si esto ocurre, el niño podría ser ubicado incorrectamente en programas escolares diseñados para estudiantes con problemas intelectuales, lo cual afectaría seriamente su aprendizaje escolar.

La evaluación de las habilidades intelectuales y de las destrezas de lectoescritura y matemáticas puede ser muy importante. Este tipo de evaluación permite examinar si el nivel de aprovechamiento académico del niño o su predisposición a la distracción, hiperactividad o impulsividad durante el período de estudio en el hogar o en la escuela, están asociados a exigencias académicas que no corresponden con las habilidades del niño. Muchos estudiantes demuestran falta de atención o sobreactividad porque tienen lagunas académicas o inhabilidades específicas en el aprendizaje. Otros no tienen lagunas académicas o dificultades en el aprendizaje de clase alguna, pero presentan un patrón de comportamiento parecido al DA, sin tenerlo, porque asisten a escuelas que insisten en cubrir el material apresuradamente. A menudo, en estas escuelas no se toma en consideración si el niño tiene la madurez mental y emocional para asimilar el ritmo acelerado de enseñanza que se ha establecido. También pudiera darse la situación opuesta, es decir, que las exigencias de la escuela no sean lo suficientemente altas para la capacidad intelectual y las destrezas del niño. Los resultados de estas evaluaciones facilitan un diagnóstico acertado y sirven de base, entre otras cosas, para decidir si el niño necesita ayuda educativa en alguna área específica o si es necesario referirlo a otras evaluaciones también muy importantes, como lo son las del habla y lenguaje y la ocupacional.

Los psicólogos utilizan otras pruebas y procedimientos más especializados en la evaluación del niño que se sospecha tenga el DA. No las discuto aquí por limitaciones de espacio.

Aspectos médicos

La evaluación antes descrita queda incompleta si no se incluye la evaluación médica del niño o adolescente. Esta evaluación se lleva a cabo a través de una entrevista, el examen físico y pruebas de laboratorio.

La entrevista incluirá algunas preguntas parecidas a las que describí previamente. Sin embargo, el médico dará más énfasis a descartar los efectos secundarios de medicamentos (p. ej., algunos medicamentos anticonvulsivos o para el tratamiento del asma) u otras condiciones médicas que pudieran explicar las conductas de falta de atención y de hiperactividad–impulsividad. En ocasiones, estos síntomas del DA pueden estar asociados a un trauma cerebral producto de un golpe severo en la cabeza, a una infección tal como la encefalitis, a un cuadro de epilepsia, a un nivel alto de plomo u otras toxinas en la sangre, a un desorden de la tiroides o a anemia, entre otros. El médico también explorará la presencia de otras dificultades que tienden a estar asociadas al DA y que pueden requerir evaluación o seguimiento médico. Como he señalado en el capítulo 5, estas dificultades pudieran ser problemas de coordinación motriz, de incontinencia (p. ej., orinarse en la cama), infección en el oído medio, etc.

En el examen médico, el doctor hará un cernimiento de problemas neurológicos propiamente. Además, tomará medidas de la estatura, el peso y la circunferencia de la cabeza del niño. Con toda probabilidad, medirá la presión sanguínea y descartará dificultades visuales, auditivas o de otro tipo. Puede ser que ponga al niño a copiar diseños en un papel o a leer algún párrafo corto para explorar la presencia de dificultades motrices finas o de lectura. Finalmente, es muy probable que el médico ordene algunos análisis de laboratorio. De considerarlo necesario, ordenará también un electroencefalograma para descartar la presencia de epilepsia.

¿Quién debe hacer la evaluación?

Es imposible que la evaluación abarcadora y concienzuda que he descrito pueda ser hecha por un solo profesional. Diversos profesionales deben trabajar en forma colaborativa para lograr la evaluación descrita previamente. El psicólogo clínico especializado en niños y el psicólogo escolar están cualificados para la evaluación y el diagnóstico de los desórdenes emocionales, de conducta o del aprendizaje. Además, el psicólogo clínico está adiestrado para proveer psicoterapia al niño y a la familia, así como ayuda en cuanto a cómo manejar su comportamiento en el hogar. Por otro lado, el psicólogo escolar se especializa más en el asesoramiento a los maestros en cuanto al manejo del niño en la escuela. El psiquiatra de niños es un médico que se especializa también en la evaluación, el diagnóstico y el tratamiento de los desórdenes de la niñez. Este profesional puede diagnosticar y ofrecer tratamiento al niño y a la familia, además de prescribir medicamentos cuando éstos son parte del tratamiento. No es parte de su especialidad administrar pruebas de inteligencia, educativas o neuropsicológicas.

También otros especialistas pueden llevar a cabo la evaluación médica. El pediatra especializado en el neurodesarrollo es un médico que tiene preparación adicional en el diagnóstico y el tratamiento de los trastornos relacionados con el desarrollo neurológico. Por otro lado, el neurólogo pediátrico es un médico que se ha especializado en el diagnóstico y tratamiento de enfermedades del cerebro y del sistema nervioso, o de condiciones neurológicas que afectan el comportamiento. El pediatra y el neurólogo pueden prescribir medicamentos, pero no se especializan en el tratamiento de los aspectos psicológicos o emocionales.

Especialistas capacitados para llevar a cabo la evaluación

Profesional	Puede hacer evaluaciones psicoeducativas	Puede diagnosticar	Puede ofrecer tratamiento psicológico	Puede medicar
Psicólogo	Sí	Sí	Sí	No
Psiquiatra	No	Sí	Sí	Sí
Pediatra en el neurodesarrollo	No	Sí	No	Sí
Neurólogo pediátrico	No	Sí	No	Sí

Es importante señalar que la evaluación médica es uno de los componentes necesarios en el proceso de establecer el diagnóstico del DA. Sin embargo, el médico no puede llevar a cabo una evaluación diagnóstica acertada usando exclusivamente información médica.

Tampoco existe ningún estudio neurológico, como el electroencefalograma, la tomografía de emisión de positrones o la resonancia magnética, capaz de diagnosticar el DA.[10,66] Estos procedimientos se utilizan para descartar condiciones neurológicas como epilepsia o algún tipo de tumor o lesión cerebral propiamente, y no para diagnosticar el DA.

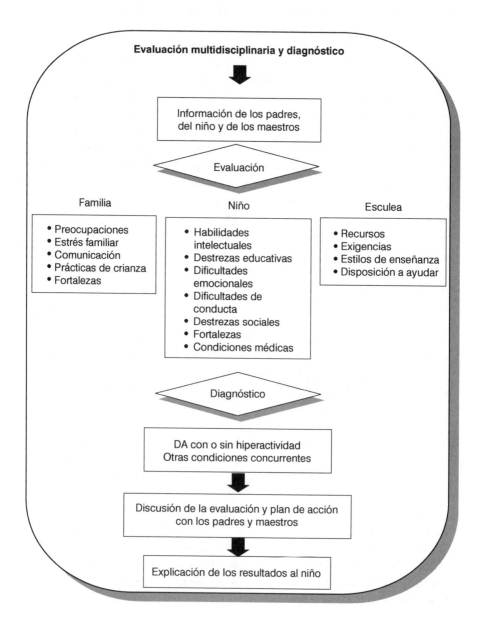

EL DIAGNÓSTICO

Cuando llegue el momento, el profesional consultado por usted estudiará la información obtenida en las entrevistas, así como los resultados de las pruebas o los cuestionarios administrados y los hallazgos de la evaluación médica. Con el propósito de establecer el diagnóstico, los profesionales especializados en el DA siguen los siguientes pasos:

Primero, determinar, a base de toda la información, si los comportamientos de inatención, sobreactividad e impulsividad del niño son propios de la edad o si constituyen un patrón persistente que es más frecuente y severo que lo que se observa típicamente en niños que se encuentran en una etapa comparable del desarrollo.

Segundo, descartar la presencia de otras condiciones médicas (p. ej., epilepsia) o emocionales (p. ej., depresión) que pudieran estar contribuyendo a que el niño demuestre síntomas de inatención e hiperactividad–impulsividad parecidos a los que definen el DA.

Tercero, determinar si estos comportamientos atípicos se ajustan a los criterios diagnósticos establecidos para el DA. Los criterios diagnósticos actuales requieren que los síntomas de falta de atención, hiperactividad e impulsividad hayan surgido en la niñez, que ocurran frecuentemente, que no correspondan al nivel de desarrollo del niño, que hayan persistido a través del tiempo y que obstaculicen significativamente el funcionamiento de la persona en el hogar, en la escuela, en las relaciones con los compañeros o en el trabajo.[2] Al aplicar estos criterios, es necesario tomar en consideración nuestros valores culturales y nuestra forma de ser como pueblo para determinar si el funcionamiento del niño es desadaptado o no.

Cuarto, establecer si la persona presenta DA *con hiperactividad* o *sin hiperactividad*.

Quinto, identificar qué otras condiciones ocurren conjuntamente o acompañan al DA (p. ej., inhabilidades específicas en el aprendizaje, pobres destrezas sociales, problemas de conducta, problemas emocionales) y qué dificultades están presentes en la familia y en la escuela del niño.

Sexto, diseñar un plan de trabajo que incluya el tipo de tratamiento psicológico y médico a seguirse para el niño y su familia, referidos a otros profesionales que no hayan intervenido en la evaluación (p. ej., terapeuta del habla) y recomendaciones a los maestros. Conviene que este plan haga énfasis en las áreas de fortalezas y debilidades del niño.

Séptimo, comunicar claramente la conclusión diagnóstica y el plan de trabajo a los padres y a otros profesionales concernidos. Si se considera beneficioso, esta información también puede comunicársele al niño.

DISCUSIÓN DE LA EVALUACIÓN

"Después de varias citas en las que el profesional evaluó a nuestra hija Irma, mi esposo y yo asistimos a una cita para que nos diera la información acerca de los resultados de la evaluación. Yo me sentía fría y creo que hasta estaba temblando por dentro. El doctor empezó a comunicar los resultados y nos habló primero de las áreas de fortaleza de Irma. ¡Gracias a Dios! Eso me hizo sonreír de vez en cuando, pero seguía temblando por dentro. Yo miraba a mi esposo sentado en la butaca del lado; sus ojos me decían que él también se sentía ansioso. Fue entonces que el doctor nos dijo que a Irma se le hacía difícil prestar atención y que ... Creo que mi corazón paró de latir por unos segundos y mis manos se sentían como dos pedazos de hielo. Lo único que pude decir fue: "¿Y se puede hacer algo?", con una voz que no era la mía, pues ya se me había formado un nudo en la garganta. Sin embargo, sentí también un alivio... yo sabía que algo no andaba bien."

Es muy natural que nos sintamos angustiados al momento de escuchar los resultados de la evaluación y la opinión diagnóstica del profesional. Es nuestro hijo. ¿Cómo no vamos a sentirnos preocupados? En ocasiones, uno está tan ansioso que confunde o interpreta mal la información que el profesional está comunicando. **No vacile en preguntar cuantas veces sea necesario y aclare sus dudas.** El profesional entenderá. Es también natural que aún así no entendamos algunos conceptos. Una razón es que los profesionales a menudo usamos un lenguaje que los padres no siempre pueden entender. La otra es que toma tiempo entender y aceptar la opinión diagnóstica.

Como explicaré en el capítulo 10, pasamos por diferentes etapas hasta llegar a aceptar las dificultades de las personas queridas. Siempre cabe la posibilidad de que ustedes se sientan insatisfechos con la evaluación o que quieran tener una segunda opinión. No vacilen en hacerlo. Lo que está en juego es el bienestar psicológico de su hijo. Sin embargo, es bueno tener cuidado de no caer en la práctica de buscar varias evaluaciones y diagnósticos con la esperanza de que algún profesional determine que el niño no presenta el DA.

En cierta medida, uno puede sentirse aliviado cuando se han podido diagnosticar correctamente las dificultades en cuestión. Ya sabemos lo que le está pasando. Ahora, el próximo paso es seguir las recomendaciones incluidas en el plan de tratamiento diseñado por el profesional. Más adelante incluiré diferentes ideas que también podrán ser de ayuda. No olvide solicitar un informe escrito con los resultados y las recomendaciones discutidas. El informe es importante, ya que uno puede olvidar alguna información o recomendación.

Este informe puede ser de mucho valor para los maestros del niño. Una vez lo tenga, es muy importante sacar una cita con el director, el orientador, los maestros u otro profesional especializado de la escuela para discutir las recomendaciones del profesional. En ocasiones, este último puede hacer los arreglos para estar en la reunión. La meta es trabajar en equipo para obtener de la evaluación el mayor provecho posible.

Finalmente, no es inusual que un aspecto importante del plan de tratamiento del niño sea el que ustedes como padres, o como familia, reciban ayuda profesional. Esta ayuda puede que sea necesaria cuando el nivel de discordia familiar es elevado, cuando uno de los padres está bajo un estrés excesivo, muy ansioso o deprimido, o cuando está manejando las presiones mediante el consumo excesivo de alcohol o sustancias adictivas. No vacile en recibir ayuda para estos problemas, ya que es un componente esencial del tratamiento efectivo de su hijo. Los padres que crecen emocionalmente, que ven los síntomas que se presentan como retos y que manejan mejor los problemas del diario vivir facilitan estos mismos procesos de superación en los hijos.

PARTE II

TRATAMIENTO DEL DA

Ahora que tenemos un cuadro claro del DA y de las dificultades que pueden estar asociadas a esta condición, nos confrontamos con la siguiente pregunta: ¿Qué podemos hacer? En esta sección, voy a presentar una visión general de los enfoques que los especialistas han identificado como componentes esenciales en el tratamiento de los niños con este diagnóstico. Intento, además, identificar los enfoques o tratamientos que no han demostrado ser eficaces.

Como expliqué anteriormente, en muchos casos el DA tiende a mantenerse presente durante la adolescencia y la adultez. En otros casos, esta condición desaparece o sólo permanecen algunas características de la misma en la persona. El patrón de conducta cambia dependiendo de la etapa de desarrollo. Mientras que las características principales de hiperactividad motriz disminuyen con la edad, algunos comportamientos impulsivos y, sobre todo, la dificultad para sostener la atención, se mantienen como dificultades sobresalientes en muchos casos.

El DA es **una condición que se maneja.** No podemos transformar al niño, adolescente o adulto, pero sí podemos ayudarle a manejar mejor su comportamiento y a sobrellevar y compensar por las dificultades que están asociadas a esta condición. Más importante aún, podemos ayudarle a desarrollar plenamente sus habilidades y talentos. Es por estas razones que la siguiente plegaria tiene un significado muy especial para los padres, los maestros y otras personas significativas en la vida de los niños, adolescentes y adultos con el DA, así como para ellos mismos.

> Señor, concédeme la serenidad
> para aceptar las cosas que no puedo cambiar,
> valor para cambiar aquellas que puedo y
> sabiduría para reconocer la diferencia.*

Como padres y maestros, el objetivo más importante que debemos tener es prevenir el efecto devastador que podría tener esta condición: **la pérdida de la autoestima.** El desarrollo de la autoestima es un proceso dinámico que dura toda la vida y que se establece a partir de los mensajes que otras personas le envían al niño, de cómo el niño interpreta estos mensajes y de los mensajes que el niño se da a sí mismo. Lamentablemente, muchas personas con el DA reciben muchos mensajes negativos por parte de la familia, los maestros y los compañeros. Como consecuencia, corren el riesgo de desarrollar una imagen propia muy pobre y a no estimarse lo suficiente. Por lo tanto, todas las ayudas deben estar dirigidas a desarrollar, proteger o subsanar el sentido de competencia propia del niño, es decir, ayudarle a sentirse bien consigo mismo, contento con sus habilidades y competente.

Una vez establecida cuál es nuestra meta, podemos hablar de qué cosas hacer y cómo hacerlas. La experiencia general nos señala muy claramente la necesidad de seguir un enfoque de tratamiento que incluya diferentes componentes.

---

*De acuerdo a una búsqueda realizada, esta oración fue escrita por Reinhold Niebuhr.

Los componentes deben ser por un lado proactivos, es decir, deben estar dirigidos a estimular el desarrollo pleno de la persona, y por otro lado reactivos, es decir, su objetivo principal debe ser controlar o suprimir los síntomas del DA.

Los componentes proactivos son:

- Fortalecer la autoestima (capitulo 9)
- Trabajar con uno mismo y con la familia (capítulo 10)
- Desarrollar una comunicación efectiva (capítulo 11)
- Facilitar comportamientos apropiados (capítulo 12)
- Apoyar el aprendizaje escolar (capítulo 16)
- Adaptar el currículo y revisar las prácticas de enseñanza (capítulo 17)

Los componentes reactivos pueden ser muy eficaces porque se ponen en práctica en el ambiente donde el niño lleva a cabo su vida diaria. Estos son:

- Aplicar estrategias de modificación de conducta (capítulos 12, 13, 14 y 17)
- Farmacoterapia (capítulo 15)

En la lista de los componentes principales de tratamiento no se incluyen aquellos dirigidos a facilitar el aprendizaje del autocontrol (p. ej., terapias para aumentar la concentración) y que se ofrecen en clínicas u oficinas de profesionales. Estos tratamientos son, por lo general, ineficaces. Esto se debe en gran medida a que a los niños con el DA se les hace difícil transferir lo que aprenden en estos lugares a la escuela y al hogar. Como señala el Dr. Barkley, los niños con el DA saben lo que tienen que hacer (prestar atención, seguir instrucciones, completar trabajos asignados, esperar el turno, etc.), pero se les hace difícil hacerlo en los momentos en que estas conductas son requeridas.[10] El DA es una condición que afecta la habilidad de las personas para poner en práctica lo que saben que tienen que hacer.

Como explicara en el capítulo 7, los tratamientos dirigidos a modificar el consumo de ciertos tipos de alimentos y azúcares no han demostrado ser efectivos para la gran mayoría de los niños con el DA.[29,32] Sin embargo, podría ser útil explorar si la sobreactividad del niño se reduce al controlar estos aditivos en la comida, sobre todo en aquellos niños que son más pequeños, pero siempre con una actitud de cautela. Lo peor que podemos hacer es imponer una dieta "especial" que se convierta en otra fuente de estrés y conflicto con el niño, sin saber si esta dieta puede ayudarle. Debe quedar claro, además, que los niños con el DA, al igual que todos los niños, requieren de una dieta saludable y bien balanceada. Un buen desayuno, con un balance adecuado de proteínas y carbohidratos, es especialmente importante.[29] No debemos olvidar esta recomendación.

Como señalara también en el capítulo 7, no hay base científica para pensar que el tratamiento del DA utilizando medicinas anti-hongos, suplementos de vitaminas y minerales o medicinas para el mareo es efectivo.[29,32] Otros métodos, como las terapias de neurología funcional y de entrenamiento auditivo, también carecen de apoyo científico.

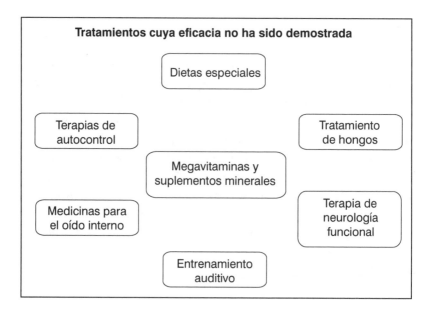

Tratamientos cuya eficacia no ha sido demostrada

Dietas especiales

Terapias de autocontrol

Tratamiento de hongos

Megavitaminas y suplementos minerales

Medicinas para el oído interno

Terapia de neurología funcional

Entrenamiento auditivo

Finalmente, al momento de considerar tratamientos para el niño con el DA, es necesario tener cuidado de no dejarnos influenciar por promesas de efectos dramáticos. **El DA es una condición que se maneja a través del tiempo.** Su tratamiento está diseñado para prevenir o reducir experiencias que puedan afectar significativamente la autoestima. Podemos, como padres y maestros, aprender a manejar mejor el comportamiento de nuestro hijo o estudiante, sobrellevar y compensar por las dificultades que pudiera presentar y ayudarle a desarrollar plenamente sus habilidades y talentos. En los próximos capítulos describiré los componentes del tratamiento que pueden ayudarnos a alcanzar estas metas.

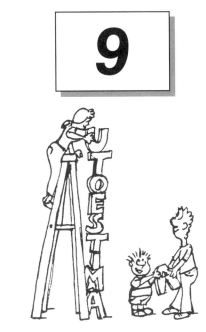

FORTALECER LA AUTOESTIMA

Recientemente escuché la siguiente anécdota. Mientras visitaba el zoológico, la mamá de Ernesto vió aterrada cómo su hijo se acercaba peligrosamente a la jaula de un enorme león. La mamá le gritó: "¡Ernesto, aléjate de la jaula del león!" Ernesto le contestó: "No te preocupes mami; no le voy a hacer nada." Después de reírnos, la respuesta de Ernesto nos pone a pensar acerca de su autoestima. ¿Será que él siente que su comportamiento es tan perturbador que puede ser un peligro para el enorme león?

EL NIÑO O ESTUDIANTE CON DA NO ES UN DIAGNÓSTICO AMBULANTE

En los capítulos anteriores, he hablado acerca del DA, de la capacidad disminuida para autorregular el comportamiento que le acompaña y de las dificultades que tienden a estar asociadas a ese patrón de conducta. Pero antes de continuar quiero hacerle un recordatorio. Lo que usted ha estado leyendo en esos capítulos es una descripción del DA y no de su hijo o estudiante. Él no es un "trastorno," sino una persona con sentimientos, creencias, ilusiones, habilidades y talentos, que además presenta el DA. Nuestro reto es fomentar el que estos sentimientos y creencias acerca de sí mismo sean saludables y ayudarlo a desarrollar y apreciar esas ilusiones, habilidades y talentos. Esta es la estrategia proactiva por excelencia.

EL CONCEPTO DE AUTOESTIMA

El Dr. Robert Brooks,[32] un colega que ha recorrido el mundo orientándonos sobre cómo se sienten los niños con estilos diferentes de comportamiento o aprendizaje, define la autoestima como el conjunto de sentimientos y creencias relacionadas con la valía propia y el sentido de competencia personal, al igual que con la habilidad para:

- Lograr cambios personales y en las personas que le rodean
- Enfrentar y superar retos
- Aprender tanto del éxito como del fracaso
- Tratar a otros y a sí mismo con respeto

La autoestima, señala él, es una fuerza poderosa que ayuda a las personas a resistir y sobreponerse a situaciones difíciles en la vida. En los niños, se puede evaluar por medio de sus comentarios. Recuerdo a un amigo de cuatro años de edad, sobresaliente en muchos aspectos, que al inicio de la evaluación me comunicó que él hacía bien los dibujos y los rompecabezas. Al terminar, lo felicité por su trabajo. Me contestó con alegría y convicción: "Te lo dije, te lo dije, Doctor, yo sabo hacer muchas cosas." Por el contrario, los niños con una autoestima débil pueden hacer comentarios tales como: "No sé dibujar bien, pero mi hermana sí." "Soy bruto." "No puedo aprender matemáticas." ¿Cuál de estos dos niños tiene una autoestima más saludable? ¿Aquél que, al olvidar hacer una tarea escolar, entiende que estos olvidos le ocurren a menudo y que es necesario tomar medidas para que este tipo de descuido no le afecte tanto? ¿O aquél que entiende que él es un irresponsable y que va a ser castigado por ello?

La autoestima se empieza a desarrollar desde temprano en la niñez y está influenciada por muchas y variadas experiencias con los padres, hermanos, familiares significativos, compañeros y maestros. Si su hijo o estudiante a menudo escucha de estas personas que es bueno, educado, inteligente y trabajador, es probable que adopte estas y otras creencias positivas acerca de sí. Como resultado, es probable que actúe de acuerdo con estas creencias y esté en mejor posición para lidiar con mayor confianza con los diversos asuntos de la vida diaria. Si, por el contrario, su hijo o estudiante frecuentemente escucha que es indisciplinado, malo, irresponsable, desconsiderado, vago, estúpido, desobediente o que no pone suficiente de su parte, es probable que llegue a creérselo. Estas creencias lo pueden hacer vulnerable a dudar de su valía personal y de su capacidad para manejar adecuadamente diversas situaciones en el hogar, el vecindario y la escuela.

Los niños y adolescentes con el diagnóstico del DA corren el riesgo de recibir mensajes negativos en cuanto a su persona. Además, pueden experimentar más fracasos que logros a pesar del esfuerzo. Pueden llegar a creer que el obtener logros está fuera de su control. Podrían pensar: "¿Por qué esforzarse si ello no va a estar acompañado por los logros que los demás anhelan?" Esto ha de afectar su motivación para continuar esforzándose, lo que puede agravar sus dificultades para autorregularse.

COLOQUÉMONOS EN SU SITUACIÓN

Como señala el Dr. Brooks, si queremos entender a nuestros hijos y estudiantes, es necesario que nos pongamos en su situación y veamos el mundo a través de sus ojos.[32] Yo añadiría el que **sintamos a través de su corazón.** Nunca olvidaré la expresión de uno de mis hijos al dejarlo en la escuela en su segundo día de clase. Pensaba que todo marchaba bien, pero al despedirse me dijo: "No te preocupes papi, que hoy sólo se me va a salir una lagrimita." Yo creía entender por lo que él estaba pasando como parte del proceso normal de adaptarse a la escuela a sus seis años, pero estaba muy lejos de su verdadero sentir. Su comentario fue crucial para ayudarme a ver a través de sus ojos y sentir lo que él estaba sintiendo.

No es tarea fácil practicar continuamente la recomendación de colocarnos en la situación del niño o adolescente con el diagnóstico del DA. Sin embargo, si logramos hacerlo en los momentos difíciles de su vida, podremos entender por lo que está pasando y evitar reacciones que puedan lastimar su autoestima.

ESTRATEGIAS INADECUADAS

A menudo, los niños con un nivel bajo de autoestima usan diversas estrategias para lidiar con situaciones en las que pueden, o piensan que pueden, fracasar.[32,48] Como verán, todos hacemos uso de estas estrategias en diferentes grados para lidiar con nuestras inseguridades. Hay que darles importancia como indicadores de una autoestima débil cuando ocurren con demasiada frecuencia y son poco productivas o inadaptadas. Algunos ejemplos de éstas son los siguientes:

- Darse por vencido y ofrecer excusas para ello (p. ej., "Eso es muy aburrido." "Yo lo sé hacer, pero ahora no quiero hacerlo.").
- Evitar situaciones en las cuales pueda lucir mal o fracasar (p. ej., participar en actividades de la escuela).
- Racionalizar o buscar excusas para explicar su fracaso.
- Hacer payasadas o actuar como un niño menor en edad, como para reducir la importancia que tiene para él fracasar en una situación.
- Controlar a otros y decirles lo que tienen que hacer (p. ej., al jugar), o resistirse a que le ayuden (p. ej., al momento de hacer las tareas escolares) y querer hacer las cosas a su manera.
- Molestar, burlarse o agredir a otros en un intento por manejar los sentimientos de frustración.
- Resistirse pasivamente, es decir, prometer cumplir ciertas responsabilidades para luego "olvidar" que tenía que hacerlas. Esta conducta es diferente del olvido que es parte de la falta de atención de los niños o adolescentes con el DA. Aquí se trata de resistirse a hacer lo que se le pidió en ausencia de distracción u olvido en el proceso. Esta conducta se llama comportamiento pasivo–agresivo. En Puerto Rico, la llamamos "matar a cuchillo de palo."
- Negarse a reconocer aquello que le duele o le preocupa (p. ej., trabajo escolar, calificaciones, fracasar el grado).
- Buscar excesivamente la aprobación de los adultos, esforzándose por complacer y ser amable con éstos.

Es necesario entender que los niños con problemas de autoestima recurren a estas estrategias una y otra vez de forma automática, sin pensarlo, en un intento por evitar o aliviar el dolor que acompaña al fracaso, la humillación o el desprecio por parte de otros o de ellos mismos. No son conductas que los niños lleven a cabo conscientemente. Ellos merecen todo nuestro respeto y deben ser tratados con compasión y no de forma penalizante.

Nuevamente, colóquese en la posición de su hijo o estudiante. Si él anticipa expresiones de humillación o rechazo por su forma de actuar: ¿Cómo se ha de sentir al momento de levantarse y prepararse para ir a la escuela? ¿Cómo se ha de sentir durante el día escolar? ¿Qué experiencias tendrá para contarle al llegar a casa? Como señala el Dr. Brooks, hay que reconocer que los niños o adolescentes con el diagnóstico del DA o con estilos de aprendizaje diferentes son valientes.[32] El hecho de que utilizan estrategias defensivas ineficientes y criticables no debe hacernos olvidar la angustia presente en ellos.

Antes de explicar algunas de las ideas para desarrollar la autoestima, debo hacer hincapié en cuatro puntos. Primero, si ya está pensando que usted es la persona causante de la autoestima poco saludable de su hijo o estudiante, está equivocado. El desarrollo de la autoestima depende de la influencia dinámica de un sinnúmero de factores, incluyendo las características del niño que pueden hacerlo más sensible a los mensajes negativos o, por otro lado, protegerlo de éstos. Como explicara en el capítulo 7, las dificultades psicológicas que presentan las personas no pueden ser atribuidas a una causa única. Segundo, y por las mismas razones, nadie tiene una autoestima perfecta. Tercero, la autoestima tiene diferentes aspectos. El sentido de competencia personal varía de acuerdo a los talentos y a las experiencias vividas. En mi opinión, la autoestima de un niño puede ser baja en relación a las destrezas de lectura, pero alta en relación a las destrezas de matemáticas y excelente en relación a las destrezas atléticas. Finalmente, el desarrollo de la autoestima es un proceso continuo. Estamos a tiempo de tomar medidas para fomentar el desarrollo saludable de la autoestima en nuestros hijos o estudiantes, o de subsanar la misma, y protegerlos de experiencias que los lastimen.

¿Qué podría decirnos un niño o adolescente que fuera portavoz de las experiencias de los niños y adolescentes con el DA? Pienso que podría decirnos lo siguiente.

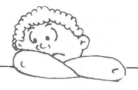

"Si supieran qué se siente cuando . . .

... deseo participar en una actividad de la escuela y no me seleccionan porque no me lo merezco."

... los demás no quieren jugar conmigo porque sus mamás les dicen que soy hiperactivo."

... me toma dos horas hacer las tareas escolares que a mis amigos les toma una hora."

... me tratan como si me llamara Déficit Atencional cuando me llamo Daniel Abril."

... me hacen una pregunta y no sé ni de qué están hablando."

... no encuentro el trabajo de matemáticas que hice ayer, y era para entregarlo hoy."

¿QUÉ PODEMOS HACER PARA DESARROLLAR LA AUTOESTIMA?

Cada día aprendo más de los padres de mis amigos. Una madre muy especial de un adolescente, también muy especial, que ha luchado desde muy pequeño para salir adelante en la escuela, recurre a la estrategia que presento en el próximo cuadro para ayudar a su hijo cuando lo ve desanimado ante esos pequeños fracasos que se sienten como si fueran inmensos. Esta es sólo una de las múltiples lecciones que he aprendido de mis amigos y amigas especiales.

"Cuando era pequeño preparamos una caja para guardar todas aquellas cosas que representan logros personales. En ella colocamos notas o cartas de reconocimiento de sus maestras, tarjetas de felicitación de familiares y amigos, premios recibidos y medallas por su desempeño atlético, entre otros. Incluimos también fotos. Cuando lo veo desanimado, busco la caja de logros y revisamos su contenido. Le ayuda a reconocer todos los logros que ha alcanzado en su vida y a tener una visión balanceada de sí."

Como he señalado anteriormente, las dificultades de su hijo o estudiante para autorregular la conducta en la manera esperada para la situación tienden a persistir, aún a pesar de nuestros esfuerzos. Sin embargo, podemos tomar medidas para desarrollar la fuerza poderosa de la autoestima de diversas formas. Esto le ha de proteger de las situaciones difíciles que se le presenten. A continuación, presento un resumen de las medidas recomendadas por los doctores Brooks, Goldstein y Mather.[32,33,48]

- **Ayude a su hijo o estudiante a desarrollar un sentido de responsabilidad y a ayudar a los demás.** Esto pudiera lograrse enseñándole a ayudar a niños más pequeños en el vecindario (p. ej., cuidándolos o protegiéndolos) y en la escuela (p. ej., sirviendo de ayudante a maestros de niños menores); animándole a involucrarse en obras de caridad (p. ej., participar en actividades para recolectar fondos para personas necesitadas); y estimulándolo a asumir responsabilidades en el hogar y en la escuela, mediante actividades que le hagan sentir útil e importante. Cuando estas actividades se escogen cuidadosamente y están acompañadas de experiencias de éxito, su hijo o estudiante podrá sentirse competente y capaz de hacer una diferencia en la vida de los demás.
- **Provéale oportunidades para analizar los problemas, tomar decisiones y resolverlos.** Esto le ayudará a sentir que tiene cierto grado de control sobre lo que ocurre en su vida. Lo anterior podría facilitarse invitándolo a contribuir junto a los demás en la selección de las normas o reglas de conducta a seguir en el aula y permitiéndole participar del proceso de buscar una solución a una situación conflictiva. Por ejemplo, puede alternar con los hermanos los quehaceres del hogar, la oportunidad de decidir a qué restaurante de comida rápida visitar o el privilegio de ocupar el asiento delantero del automóvil (si cumple con los requisitos de seguridad establecidos por la ley).
- **Anímelo, ofrézcale retroalimentación positiva y asegúrese de que su hijo o estudiante sienta no solamente que es apreciado, sino que es especial para usted.** Para ello es conveniente sacar un rato para hablar acerca de lo que ha ocurrido en el día, apoyarlo por el esfuerzo realizado (independientemente de los logros), invitarlo a actividades especiales (p. ej., ir a comprar helado para él y los hermanos en el establecimiento preferido),

asistir a las actividades en las que participe (escolares, deportivas, artísticas, etc.) y reconocer ante los demás su esfuerzo y
sus aportaciones, entre otras. Estas acciones le ayudarán a sentir
que es valorado y querido, a pesar de su inatención o hiperactividad.

- **Asegúrese de que está en el programa escolar adecuado,** es
  decir, donde los estándares y las metas del currículo no
  sobrepasan sus habilidades y destrezas.

- **Enséñele a sentir que es normal cometer errores.** Queremos
  que él entienda que los errores no son fracasos o un reflejo de
  inadecuación, sino pasos importantes en el proceso normal de
  aprender. Esta meta es muy importante ya que los niños y
  adolescentes con una autoestima débil tienden a esforzarse
  más por evadir aquellas actividades o situaciones en las que
  anticipan crítica, fracaso o humillación, que a involucrarse en
  éstas para tener éxito. Para alcanzar esta meta, es importante
  que usted sea el primero en demostrar cómo aceptar errores
  y obtener provecho de ellos. Además, adopte expectativas
  realistas en cuanto a qué esperar de su hijo o estudiante en
  momentos o situaciones dadas, evite reaccionar excesivamente a
  los errores del niño, reconozca y explique que todos nos
  podemos sentir atemorizados de cometer errores, hable de sus
  propios errores con sinceridad, y reconozca las habilidades y los
  logros antes de corregir los errores.

- **Ayúdele a descubrir, desarrollar, demostrar y disfrutar sus
  habilidades**. El hecho de que su hijo o estudiante tenga
  dificultades para autorregular el comportamiento no descarta
  que tenga numerosas habilidades. Él es un niño como cualquier
  otro. Es necesario buscar y resaltar sus fortalezas, o lo que el Dr.
  Brooks llama "islas de competencia." Estas habilidades tienen el
  potencial de ser fuente de orgullo y logros. Más importante aún,
  las mismas pueden llegar a ser más prominentes en la vida del
  niño que sus propias dificultades.

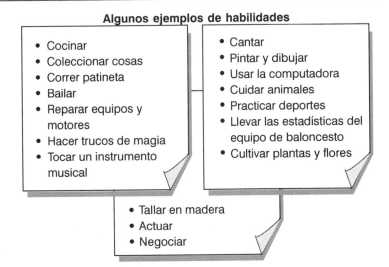

Algunos ejemplos de habilidades

- Cocinar
- Coleccionar cosas
- Correr patineta
- Bailar
- Reparar equipos y motores
- Hacer trucos de magia
- Tocar un instrumento musical

- Cantar
- Pintar y dibujar
- Usar la computadora
- Cuidar animales
- Practicar deportes
- Llevar las estadísticas del equipo de baloncesto
- Cultivar plantas y flores

- Tallar en madera
- Actuar
- Negociar

Mientras escribo estas líneas, pienso en un amigo adolescente con dificultades para sostener la atención y para la lectoescritura. No le interesaban los deportes y era un tanto tímido. Sus primeros años en la escuela intermedia fueron difíciles. Se sentía que "no estaba en nada" porque no alcanzaba logros académicos, atléticos ni sociales. Un día, su maestra descubrió el talento que tenía para dibujar. Al terminar el año escolar, mi amigo recibió un reconocimiento público por ese talento anteriormente escondido. Ahora es muy solicitado por todos para pintar murales en la escuela, diseñar las camisetas que identifican a su clase en los días de juego y preparar las banderas o estandartes del equipo de baloncesto de su escuela. Su autoestima se ha fortalecido como resultado de esta serie de experiencias, lo cual se ha reflejado también en su motivación para estudiar y para lidiar con sus dificultades académicas y atencionales. La experiencia de mi amigo ilustra cómo su habilidad para el dibujo, una vez reconocida y desarrollada, llegó a ser más prominente, para sí y para los demás, que sus propias dificultades.

En los próximos capítulos, continuaré discutiendo otras estrategias para fortalecer la autoestima de los niños con el DA, incluyendo la importancia de trabajar con uno mismo, desarrollar una comunicación efectiva, establecer buenas estrategias de disciplina y buscar otras ayudas, como pudieran ser la medicación y la psicoterapia.

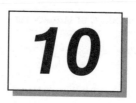

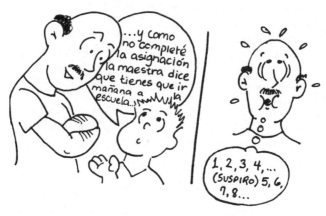

TRABAJANDO CON UNO MISMO
Y CON LA FAMILIA

El comportamiento de los niños que presentan el DA puede, en momentos dados, ser difícil de manejar y agotarnos emocionalmente. Si queremos ayudarlos, tenemos que trabajar con nosotros mismos. De lo contrario, no podremos ser tan eficaces como quisiéramos. En la medida en que ponemos en práctica esta estrategia proactiva, ayudamos a aquellos que son inatentos o hiperactivos y crecemos como seres humanos.

ACEPTAR

La efectividad de las diferentes estrategias de ayuda aumenta grandemente cuando los padres, familiares o maestros aceptan al niño que presenta el DA por lo que es y no por lo que quisieran que fuera. El proceso de aceptación puede ser difícil. No obstante, se debe hacer todo lo posible para aceptar al niño como es.

Ernesto

Las dificultades de Ernesto para autorregular la conducta se sienten donde quiera que se encuentra y son vividas por todas las personas significativas a su alrededor. Tiende a ser olvidadizo, inquieto e impulsivo. No sigue regularmente las instrucciones que le da su mamá una y otra vez a lo largo del día. Su desorganización resulta en más responsabilidades para ella, quien trabaja fuera del hogar, tiene otros dos niños menores que atender y ha asumido la tarea de llevar a sus padres a las citas médicas. En ocasiones ha perdido el control y le ha pegado más de lo que ella hubiera deseado. El esposo desaprueba este trato brusco. Al llegar del trabajo tiende a decirle cómo hacer las cosas y a corregirla por su impaciencia con Ernesto. Esto trae discusiones agrias entre ellos. La relación de pareja se está afectando. Además, ella siente que el niño quiere más a su padre. Ernesto se está tornando cada vez más agresivo y retraído. Su madre no lo deja jugar con los compañeros del vecindario para evitarle problemas.

Los abuelos maternos de Ernesto no pueden entender el descontrol del niño y los problemas que tiene en la escuela, siendo tan inteligente. Critican a su hija y a su yerno por la forma en que lo crían. Los tíos maternos coinciden, porque ninguno de sus hijos tiene las dificultades que tiene Ernesto. La maestra de Ernesto se queja porque no cumple con las reglas de la escuela. La directora de la escuela a la que asiste le comunica a la maestra que tiene que controlar mejor al niño y a los padres, que si no mejora su conducta y su aprovechamiento escolar, fracasará el grado. Ante todo este cuadro, el padre se queda callado porque él pasó por experiencias similares cuando era niño. No se atreve a decir nada por temor a que le echen la culpa a él. Aunque la escuela ha recomendado que Ernesto sea evaluado por un profesional, ambos padres entienden que no es necesario. Creen que las dificultades del niño son pasajeras, producto de su inmadurez.

El tener un hijo o un estudiante con las limitaciones que pueden acompañar al DA provoca sentimientos que usualmente no estamos preparados para reconocer y manejar. Estos sentimientos son normales. Es muy natural que se nos haga difícil aceptar que el niño no logra controlarse tan bien como los demás, que algo lo está afectando. Esta dificultad nos lleva usualmente a pasar por etapas de negación y culpa. Eventualmente, llegamos a la etapa de lidiar con las dificultades del niño con mayor madurez.[77]

Negación

Cuando se traen a nuestra atención las dificultades del niño a través de los comentarios de otras personas, las evaluaciones de los maestros o el diagnóstico profesional, es natural que no aceptemos estos señalamientos y que entremos en una fase de negación. En esta fase pudiéramos pensar que la información no es correcta, que el profesional no es lo suficientemente competente para hacer ese señalamiento o que está equivocado. En ocasiones, la decisión muy sabia de obtener una segunda opinión profesional se convierte en una búsqueda continua de evaluaciones y diagnósticos con la esperanza de que alguien nos diga que el niño está bien, que no presenta el DA.

También podemos negar las dificultades a través de una protección excesiva del niño. Hacemos esto, por ejemplo, al ocultar información acerca de sus dificultades a personas significativas en la familia o al no comunicar adecuadamente y en forma realista las dificultades del niño. Esta reacción de negación lastima la autoestima del niño al darse cuenta de que no es aceptado como es, ya que estamos escondiéndole a otros información sobre las características de su comportamiento. Además, esto confunde a las personas que están a diario en contacto con el niño. Éstas, al no conocer o entender su condición, continúan estableciendo expectativas muy altas en cuanto a su comportamiento. A la larga, esta práctica también ha de lastimar grandemente su autoestima.[77]

Culpa

Usualmente, la etapa de negación es seguida por una de sentimientos de hostilidad. Estos sentimientos pueden estar dirigidos hacia uno mismo o hacia otras personas. Cuando la hostilidad se dirige hacia nosotros, nos encontramos criticándonos, echándonos la culpa y sintiéndonos deprimidos. No es de extrañarse que tengamos pensamientos tales como: "¿Qué fue lo que hice mal?" "Es mi culpa." "Esto es un castigo que Dios me envía por . . ." "Debí haberme cuidado más durante el embarazo." Si la hostilidad se dirige hacia otras personas, caemos en un patrón de echar la culpa o atribuir las dificultades del niño al descuido o negligencia de otros, ya sea el médico que atendió el parto, la persona que cuidó al niño de pequeño, el profesional que no hizo el diagnóstico acertado o las maestras.

A menudo intentamos suprimir esta culpa sobreprotegiendo al niño. Hacemos esto cuando restringimos su interacción con otros y no le exigimos lo suficiente. A la larga, éste se siente incompetente o inadecuado. Se da cuenta de que se le trata diferente, que a otros se les exigen unas cosas que a él no, aunque las pueda llevar a cabo. El niño que presenta el DA necesita ser ayudado y protegido en algunas áreas, pero no sobreprotegido. No es saludable dedicarse de lleno a él y complacerlo continuamente, en un intento de reducir los sentimientos de culpa que podamos tener al asumir equivocadamente que somos responsables de la condición del niño. Mucho menos debemos convertirnos en una especie de mártires que sacrifican todo por su bienestar. Dedicarse totalmente al niño puede tener el efecto de desatender las necesidades propias y las de los demás miembros de la familia. En esta etapa, los sentimientos de culpa son esperados y muy naturales. Sin embargo, es necesario aprender a lidiar con ellos y superarlos.[77]

Enfrentar y lidiar

La mayoría de los padres logran superar estas fases de negación, hostilidad y culpa. Cuando lo hacen, aceptan la condición del niño y dirigen sus esfuerzos a buscar soluciones realistas.[77] Cuando no aceptamos que nuestros hijos o estudiantes presentan el DA, estamos mucho más vulnerables a sentirnos frustrados al encontrar que los programas de tratamiento no aparentan ser eficaces, sobre todo si esperamos que éstos los transformen. Ésta es una expectativa irreal e irrazonable. Los programas de tratamiento están dirigidos a manejar las dificultades del niño o adolescente, a alcanzar pequeños logros a corto plazo y a ayudarlo a desarrollar gradualmente un mayor nivel de autocontrol y de confianza en sí mismo. Cuando aceptamos la condición, entonces podemos implantar recomendaciones o seguir programas de tratamiento de forma consecuente.

CONOCERNOS MEJOR

Las dificultades que tienen los niños inatentos o hiperactivos para autorregular el comportamiento y actuar de acuerdo a las normas establecidas nos provocan fácilmente sentimientos de malestar. Sin embargo, cuando estos sentimientos se transforman con demasiada frecuencia en hostilidad y rechazo hacia el hijo o estudiante, es saludable reflexionar acerca de lo que nos está sucediendo.

Cada uno de nosotros guarda experiencias de la niñez que han dejado huellas significativas. Estas experiencias afectan la forma de ver las cosas, la importancia que les damos y la manera de manejarlas. La relación con nuestros hijos o estudiantes está influenciada de forma muy especial por estas experiencias. Por ejemplo, es posible que nuestros padres fueran muy estrictos con nosotros cuando éramos niños, porque presentábamos conductas similares a las de nuestro hijo o estudiante. Estas experiencias, sobre todo si fueron dolorosas, pueden provocar en nosotros reacciones emocionales intensas cuando manejamos el comportamiento difícil de nuestro hijo o estudiante. En esos momentos, puede ser que estemos reaccionando a la conducta del niño y a nuestras propias experiencias de la niñez. Por otro lado, puede ser que las experiencias que hayamos tenido con una maestra en particular, cuando éramos estudiantes, influyan en la relación que podamos tener con la maestra de nuestro hijo. Es bueno estar al tanto de todas estas influencias tempranas de la niñez, de manera que no contaminen la relación afectiva con nuestros hijos o estudiantes y no nos lleven a sobrerreaccionar con hostilidad hacia ellos una y otra vez. Como no solemos estar conscientes de estas influencias, a menudo es necesario buscar la ayuda de un psicólogo, un psiquiatra o un consejero para poder entender mejor lo que nos está pasando.

¿Tendremos alguno de nosotros, los padres, el DA?

Si un niño tiene el DA, es posible que uno u otro padre tenga también esta condición. Es necesario que examinemos seriamente esta posibilidad si vemos que se nos hace mucho más difícil de lo normal planificar y organizar las actividades diarias, poner en práctica recomendaciones básicas que los profesionales nos han hecho y ser consecuentes en la administración de la medicación (capítulo 15) y de las consecuencias positivas y negativas del comportamiento del niño (capítulos 13 y 14). Si este fuera el caso es necesario buscar ayuda profesional, confirmar el diagnóstico de DA u otro y empezar tratamiento.

ENTENDER EL IMPACTO DEL COMPORTAMIENTO DEL NIÑO EN LA FAMILIA

A medida que el niño con el diagnóstico del DA crece, su comportamiento puede añadir tensiones y tener un efecto perturbador en la familia. El Dr. Paul H. Wender ha identificado algunos de estos efectos, que considero importante presentar porque coinciden plenamente con lo que he apreciado a lo largo de los años.[86] Como explicara anteriormente, es natural que nos sintamos decepcionados ante la conducta de nuestro hijo. Ciertamente, no es la conducta que esperamos. También es natural que sintamos ira y hostilidad. Además, es probable que nos sintamos ineptos e inadecuados como padres. Estos sentimientos se complican porque "no se supone" que uno como padre se sienta decepcionado y hostil hacia los hijos. Como resultado, estas reacciones emocionales, que son perfectamente normales, se tienden a suprimir. Esta estrategia no es saludable. Debemos hacer lo posible por reconocer los sentimientos que evoca el comportamiento de nuestro hijo. Si no, puede que las emociones suprimidas exploten en forma de expresiones de hostilidad a través de castigos severos o inapropiados, tales como ofenderlo verbalmente, pegarle fuertemente o mantenerlo encerrado en la habitación por días. Con el tiempo, el sentimiento de culpa puede motivar a los padres a ser más permisivos o tolerantes y entrar en ciclos de disciplina severa y disciplina inconsistente, inconsecuente e inconstante. Como explicaré más adelante, estos cambios en las estrategias de disciplina confunden al hijo y no son conducentes a un manejo efectivo de su dificultad para autorregular la conducta.

La disciplina que responde a las explosiones de los sentimientos suprimidos hace al niño vulnerable a sentirse resentido. El resentimiento se puede expresar a través de conductas negativistas, desafiantes y agresivas, dentro y fuera del hogar. Se puede expresar en forma de celos y malestar hacia los hermanos. Las interacciones hijo–padres pueden seguirse complicando porque "no se supone" que los hijos sientan hostilidad hacia los padres. El hijo también tiende a suprimir este sentimiento, ante el temor de perder el cariño de los padres. Esta estrategia no es efectiva, ya que los sentimientos de culpa que acompañan el malestar hacia los padres pueden afectarle psicológicamente.[86]

Para complicar más las cosas, la conducta del hijo a menudo causa discusiones y desacuerdos entre los padres. En ocasiones, se puede presumir que el otro padre es el responsable de la conducta inadecuada del hijo. Como los hijos tienden a obedecer más a los padres que a las madres, es común en el padre la visión de que "la mamá no sabe manejar su conducta...conmigo él se comporta bien." Esta visión crea conflicto y afecta seriamente la comunicación entre los padres y la relación de pareja. Es posible que uno de los padres adopte una disciplina fuerte y penalizante, mientras que el otro use una disciplina más suave y tolerante. Antes de que puedan darse cuenta, como explica el Dr. Wender, uno de los padres se convierte en el "acusador" y el otro en el "defensor" del niño. El padre "acusador" siente que el padre "defensor" se ha aliado al hijo en contra de su estrategia de disciplina y, en momentos dados, puede sentirse "dejado afuera," rechazado o celoso de su hijo. Como "no se supone" que los padres sintamos celos hacia los hijos, éste y otros sentimientos también se suprimen y complican la relación familiar.[86]

"Si supieran qué se siente cuando . . .

... papi y mami discuten por motivo de mi comportamiento."

... dicen que soy el responsable de todos los problemas en casa."

... mis hermanos no quieren que conozca o juegue con sus amigos."

... mi tía cuida a mis hermanos, pero a mí no."

... me dicen que siempre arruino las salidas de la familia o las vacaciones."

Finalmente, muchos de aquellos que no conocen suficiente acerca del DA piensan, como explicara en la introducción, que los padres somos totalmente responsables de la conducta de los hijos, es decir, que la conducta de éstos es un reflejo de nuestros propios problemas como padres. Esta visión, que es errónea, nos lleva a sentirnos evaluados, juzgados y censurados. No es de extrañarse, pues, que a menudo los padres nos sintamos angustiados, culpables y deprimidos.

Si logramos entender el impacto del comportamiento del niño en el hogar, podremos aceptar nuestros sentimientos como normales, trabajar con nosotros mismos, buscar ayuda profesional en los momentos en que sea necesario, crecer como personas y estar en mejor posición para ayudar a nuestros hijos.

EDUCARSE

En este libro he dado un énfasis grande a este aspecto. Un tratamiento eficaz requiere que tanto el niño como los padres, los hermanos, los familiares, los maestros y otras personas importantes en su vida puedan entender lo que es el DA. El profesional a cargo de coordinar los programas de tratamiento puede ser un recurso valioso en este proceso educativo.

Es de gran ayuda participar en las reuniones de los grupos de apoyo para padres y maestros de niños con el DA que puedan estar disponibles en su área de residencia. Por medio de las actividades que ofrecen estas organizaciones, usted puede tener la oportunidad de compartir sus experiencias, desarrollar estrategias de ayuda, identificar recursos en la comunidad y dar apoyo a otros, a la misma vez que usted lo recibe.

CHADD (Niños y Adultos con el Trastorno por Déficit de Atención/Hiperactividad, por sus siglas en inglés) es la organización líder dedicada a mejorar las vidas de las personas afectadas por el DA y sus familias. CHADD tiene más de 14,000 miembros en 200 capítulos locales a través de los Estados Unidos y Puerto Rico. Estos capítulos ofrecen apoyo a individuos, padres, maestros, profesionales y a otras personas interesadas en el DA (*www.chadd.org*). Parte integral de CHADD es el Centro Nacional de Recursos para el DA (*www.help4adhd.org/espanol.cfm*), financiado por los Centros para el Control y la Prevención de Enfermedades. El Centro es un banco nacional de información con base científica sobre el DA, el cual provee información a profesionales y al público referente al diagnóstico y los tratamientos apropiados para el DA, sobre asuntos educacionales y acerca de cómo vivir con esta condición. La información está disponible en español e inglés.

En Puerto Rico, se han organizado capítulos de CHADD. Existen otras organizaciones de apoyo como la Asociación Pro Niños con Impedimentos (APNI) y Children Foundation. La dirección de estos grupos de apoyo se encuentra en el apéndice. También en este apéndice podrá encontrar la dirección de varias organizaciones y grupos de apoyo en otros países de América Latina y en los Estados Unidos.

MANTENER UNA PERSPECTIVA DE INHABILIDAD

Como señala el Dr. Barkley,[5] cuando el niño inatento o hiperactivo nos crea situaciones difíciles y nos sentimos desesperados, olvidamos que se trata de una persona con una limitación para regular y dirigir su comportamiento en la forma deseada. Como seres humanos que somos, nos sentimos frustrados cuando las estrategias que ponemos en práctica para ayudar al niño con el DA no funcionan. De hecho, hay momentos en que nuestra ira se vuelca sobre el niño por estas razones. Claro está, esto es poco eficaz y puede alentar las confrontaciones continuas.

Es necesario aprender a esperar variabilidad en los logros del niño y aceptar los momentos en que su comportamiento no parece responder a ninguna de las estrategias empleadas. Esta variabilidad es precisamente un reflejo de la capacidad disminuida de su hijo o estudiante para autorregularse, no importa cuán adecuado y sacrificado sea su esfuerzo por ayudar. Por lo tanto, es importante tratar de mantener una perspectiva de inhabilidad, como también cierta distancia psicológica del comportamiento que el niño está llevando a cabo.[5]

Estamos tratando de corregir o canalizar comportamientos difíciles de manejar. El que algunas estrategias no funcionen en la forma deseada, en momentos dados, no debe llevarnos a darnos por vencidos, ser inconsistentes o dejar de buscar otras alternativas que quizás funcionen mejor.[5] No pierda la esperanza. Nuestros niños deben sentir que creemos en ellos y en su potencial. Nadie mejor que nosotros puede hacer una diferencia significativa en la vida del niño con el DA.

EXAMINAR CREENCIAS

Nuestras emociones y actuaciones son influenciadas por nuestras creencias, es decir, por la manera en que pensamos acerca de cómo son las cosas. Los acontecimientos no nos afectan directamente, sino a través de cómo los interpretamos. Muy a menudo partimos de creencias erróneas que nos llevan a angustiarnos y preocuparnos innecesariamente.

Por ejemplo, la idea: "Tengo que ser exitoso en todo lo que emprendo y tener la aprobación de los demás" es una creencia errónea que muchos tenemos. Por consiguiente, tan pronto algo no resulta "exitoso" nos sentimos abrumados, tristes y angustiados. La intensidad de estas reacciones está asociada a la creencia incorrecta de que "todo nos tiene que salir bien en la vida." Aunque todos desearíamos que esto ocurriera, no es humanamente posible ser exitoso en todo lo que emprendemos.

Es necesario, pues, trabajar y revisar aquellas creencias erróneas que nos perturban y entorpecen el buen manejo del comportamiento de nuestro hijo o estudiante. El Dr. Aaron Beck, un psiquiatra que ha elaborado estas ideas y ha desarrollado un enfoque de tratamiento llamado cognoscitivo–conductual, ha identificado seis tipos de pensamientos distorsionados que nos pueden ayudar a identificar errores lógicos en nuestras creencias. Estos se resumen a continuación.[80] ¿Podría usted identificar alguno de estos pensamientos en relación a su hijo o estudiante?

Inferencia arbitraria: llegar a conclusiones sin tener evidencia suficiente o teniendo evidencia contradictoria.

- "Mi hijo tiene DA porque mi mamá me lo cuidó de pequeño."
- "Si lo dejo salir con los amigos, se va a meter en problemas."
- "Ella nunca recoge el cuarto . . . siempre tiene un "reguero" encima . . . por esto no va a conseguir un buen trabajo ni atender bien a una familia."
- "Es un irresponsable . . . no está estudiando" (ante calificaciones altas en ciencias; intermedias en español y matemáticas; y muy bajas en inglés y en estudios sociales).

Sobregeneralización: llegar a una conclusión general basada en un solo incidente.

- "No lo disciplino con firmeza, ya que en una ocasión se me fue la mano y lo maltraté."
- "Fracasó el primer grado . . . sé que mi hija no podrá terminar sus estudios."

- "Gerardo es un niño agresivo . . . ayer le pegó a un compañero porque le tomó los lápices de colorear sin permiso" (en ausencia de incidentes similares en el pasado).
- "Jaime no está haciendo su asignación de ciencias . . . va a fracasar el grado y va a ser infeliz en la vida."
- "Mi hija salió anoche y no llegó a casa a la hora convenida . . . es irresponsable y desobediente."

Abstracción selectiva: focalizar la atención en un detalle a la vez y no prestarle atención a la totalidad de la información.

- "De niño, mis padres me castigaban pegándome y ahora yo no tengo problemas; voy a seguir pegándole a Julio cada vez que se comporte mal."
- "No disciplino a mi hijo porque apenas estoy con él. Mi esposa es quien debe hacerlo . . . no quiero que él me deje de querer."
- "La señora Ramírez quiere que mi hija fracase" (sin prestar atención al hecho de que la mayoría de los estudiantes también fracasaron el examen administrado por ella).
- "María va a ser un fracaso en la vida. Es demasiado distraída y desorganizada" (sin tomar en consideración los talentos y cualidades de la joven).

Personalización: relacionar eventos externos con usted, sin que exista evidencia para esta conexión.

- Pensar que sus vecinos, que se están riendo en ese momento, se están burlando de su hijo.
- "Luis nunca apaga las luces de su cuarto, y lo hace para retarme."
- "Rosa pone el volumen de la música alto porque sabe que eso a mí me molesta."

Pensamiento polarizado o dicótomo: pensar en extremos, en términos de "blanco o negro" o de "todo o nada."

- "No soy un buen padre; ayer le pegué demasiado fuerte por retarme."
- "Luis no tiene DA. Hay días en que su comportamiento en la escuela es como el de la mayoría de los niños y hay momentos en que su comportamiento es mejor."

Amplificar y restar importancia: visualizar algo como más o menos importante de lo que realmente es.

- Pensar que su hija no le quiere porque llora cuando usted le quita un privilegio como castigo (amplificación).
- "Francisco se pasa peleando en la escuela. No le doy importancia porque tiene que aprender a defenderse" (restar importancia).

Si logramos identificar y revisar todas las creencias erróneas o distorsiones presentes en nuestra forma de ver a los niños con el DA, nuestras reacciones emocionales hacia ellos y el manejo de su comportamiento serán mucho más saludables.

> No olvidemos que pensar que la persona con el diagnóstico de DA no tiene nada, pudiera ser la mayor de las distorsiones.

PRACTICAR EL PERDÓN

Los comportamientos de las personas que presentan el DA con hiperactividad pueden tener el efecto de hacernos perder el control y de cometer errores en el manejo del comportamiento. Naturalmente, después nos sentimos culpables. Es sabia la recomendación del Dr. Barkley de aprender a perdonarnos cuando esto ocurre.[0]

Señala él que tenemos que aprender a perdonar al niño o adolescente por su comportamiento, ya sea en la casa o en el aula. Tenemos que aprender a perdonar también a las personas que no nos entienden, que nos critican, que hacen juicios incorrectos sobre el comportamiento del niño o que suponen que nuestro manejo no es adecuado.

Este perdón también debe otorgarse a los maestros. De igual forma, el maestro debe aprender a extender este perdón a los padres, que muchas veces no comprenden bien lo complejo que es el proceso de enseñanza y el manejo de un grupo de estudiantes en el salón de clases. La práctica de perdonarnos y de perdonar a otros se facilita cuando mantenemos la perspectiva de que nuestro hijo o estudiante con el DA tiene una capacidad disminuida para autorregularse.

BUSCAR AYUDA PROFESIONAL

Como explicara en el capítulo 5, a pesar de nuestros esfuerzos, los niños con el DA pueden desarrollar una autoestima pobre, comportamientos agresivos, problemas serios de conducta, depresión o sentimientos generalizados de ansiedad. Cuando esto ocurre, es necesario buscar tratamiento. Este tratamiento, llamado psicoterapia, lo ofrece el psicólogo clínico o el psiquiatra especializado en niños y adolescentes. En el mismo, el niño o adolescente se reúne con un terapeuta con el propósito de aprender a reconocer y entender sus sentimientos y a manejarlos adecuadamente.

En ocasiones, el comportamiento del niño que presenta el DA puede ser tan perturbador, y requerir tanta energía de los padres, que coloca a los hermanos en riesgo de sentirse desatendidos, celosos, preocupados y hostiles. Hay que estar atentos a la presencia de estas reacciones emocionales. Si estos sentimientos son naturales en uno como padre, más normales aún son en los hermanos. Como me decía una mamá: "Aunque le he explicado a mi hijo de cinco años que tengo que sentarme a estudiar con su hermano porque él lo necesita, lo que él siente es que le dedico más tiempo a su hermano." Los hermanos necesitan que sus necesidades afectivas sean atendidas y disfrutar de reconocimientos abundantes. Además, necesitan conocer bien cuáles son las dificultades del hermano afectado con el DA y aclarar de forma honesta las dudas que puedan tener. Necesitan saber que tienen permiso para hablar sobre sus sentimientos y preocupaciones.

Cuando el patrón de interacciones entre padres e hijos rompe en forma casi continua el equilibrio de la vida familiar, al punto de afectar las relaciones y la comunicación, es conveniente buscar la ayuda de un terapeuta familiar. Este profesional puede ser un psicólogo, psiquiatra, orientador, consejero o trabajador social especializado en la psicoterapia familiar.

Asegúrese de buscar ayuda profesional de personas cualificadas que usan tratamientos cuya eficacia haya sido demostrada por medio de investigaciones científicas. No pierda tiempo valioso en el tratamiento de su hijo experimentando con "tratamientos" de cuestionable eficacia.

SEPARAR TIEMPO PARA USTED

El comportamiento del niño con el DA, principalmente cuando hay hiperactividad e impulsividad, puede agotar a los padres. Además, la relación entre los padres puede afectarse como resultado de la tensión que suele acompañar la crianza de un hijo hiperactivo. Por ello es necesario que los padres puedan sacar tiempo para ellos o para ir de vacaciones sin los hijos. También es importante escoger con cuidado el lugar donde se va a vacacionar acompañado de toda la familia. Algunos niños con el diagnóstico del DA *con hiperactividad*, por ejemplo, no logran disfrutar ni permiten que la familia disfrute un viaje prolongado en avión o automóvil o de un parque de diversiones donde hay que hacer filas por largo tiempo. Esto tiende a ocurrir más con niños pequeños.

Finalmente, es necesario aprender a manejar el estrés que acompaña criar o educar a un niño con el DA. Además de contar con el apoyo de nuestra familia y nuestros amigos, es necesario aprender a relajarnos, establecer prioridades y aceptar nuestras limitaciones, pero, sobre todo, a practicar el perdón.

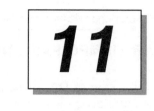

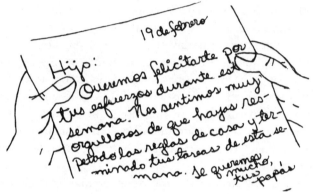

COMUNICACIÓN EFECTIVA

Un misionero que se encontraba perdido en la selva africana se encontró de pronto ante un feroz y hambriento león. Fiel a su fe, el misionero se arrodilló y oró: "Señor, infunde en este animal sentimientos y principios cristianos." De inmediato el león se arrodilló y oró: "Señor, bendice estos alimentos que voy a consumir . . . "

Con frecuencia, los padres y los maestros se sienten frustrados porque los niños, aun los que no cumplen con los criterios para el diagnóstico del DA, no "hacen caso" o no siguen instrucciones. A menudo, esto ocurre porque no se ha dado una comunicación efectiva, como le pasó al misionero de la anécdota. En este capítulo, discutiré varias ideas que pueden ayudar a mejorar la comunicación entre usted y su hijo o estudiante. Las siguientes sugerencias pueden ser de valor.

- Revisar su estilo de comunicación
- Aceptar y expresar sentimientos
- Reflejar sentimientos
- Conversar y no preguntar tanto
- Mantener un balance positivo
- Usar una comunicación afirmativa
- Usar estrategias de solución de problemas

REVISAR SU ESTILO DE COMUNICACIÓN

Es posible que usted y su hijo o estudiante hayan adoptado, sin darse cuenta, patrones de comunicación negativa. Ejemplos de este tipo de comunicación son usar nombres despectivos, gritarse, interrumpirse mutuamente, criticarse continuamente, ignorarse, usar un tono sarcástico y recordar cosas del pasado que no vienen al caso, entre otros. Estos patrones de comunicación usualmente tienen el efecto de suscitar emociones intensas que lastiman la relación hijo–padre o estudiante–maestro, y de evocar expresiones hostiles para desquitarse.[6,75]

Es recomendable analizar su estilo de comunicación e identificar los patrones negativos que pudieran estar presentes. Explíquele al niño que usted quiere mejorar sus propios hábitos de comunicación y que tratará de modificarlos. Invítelo a hacer lo mismo y a ayudarse mutuamente en este proyecto de mejoramiento personal. Enfatice que lo que se desea es expresar cómo se siente cada uno sin devaluar al otro, ofenderlo o desquitarse. Recuerde usar la expresión "yo siento" o "yo pienso" para comunicar sus sentimientos o puntos de vista. No es lo mismo decir: "Siento que no estás ayudando lo suficiente en las tareas del hogar," que decir: "Tú eres un vago que nunca recoge el cuarto." La segunda expresión implica una acusación que de inmediato lleva a su hijo a defenderse y "contraatacar" con comentarios.

Es mucho lo que tenemos que aprender, como se hace evidente en la siguiente lista de recomendaciones que ofrece el Dr. Arthur L. Robin para mejorar la comunicación.[75]

- Señale lo bueno o positivo.
- Escuche atentamente y no llegue a conclusiones abruptamente.
- Espere su turno.
- Manténgase en el tema de la conversación sin mezclarlo con otros asuntos.
- No use palabras ofensivas.
- Sea breve y vaya al grano.
- Hable en un tono de voz normal.
- No rebusque o traiga experiencias pasadas o irrelevantes al tema de discusión.
- Concéntrese en las cosas importantes.
- Acepte que cometió un error.
- Pida perdón cuando sea necesario.
- Identifique los momentos en que es mejor terminar la conversación para evitar un intercambio que sea perjudicial.
- Sobre todo, aprenda a controlarse.

ACEPTAR Y EXPRESAR SENTIMIENTOS

Suponga que su hijo le pega a la hermanita, que es hiperactiva, porque le cogió un juguete. Ante esta situación, es muy comprensible que uno "explote" y haga comentarios tales como: "¡No seas abusador . . . a las niñas no se les pega!" "¡Parece mentira; nunca pensé que pudieras ser tan malo! ¿Cuándo vas a aprender?" Sin embargo, una reacción más adecuada es decir: "Te he dicho que no le pegues a tu hermanita . . . eso le duele y me hace sentir muy mal . . . me da mucha ira. Ve a la habitación de castigo." O, si el niño no hizo lo que se le pidió, es mejor decir: "Me enojo mucho cuando no haces lo que te pido. . . no es bueno tener tanta basura en la cocina. . . por favor, ve afuera ahora y ponla donde debe ir." En estos ejemplos, uno como padre expresa enojo, pero es acerca de actos específicos, no hacia el niño com o persona.

El Dr. Wender tiene mucha razón cuando señala que los padres y maestros debemos aprender a aceptar los sentimientos de los niños, aunque sean sentimientos "malos."[86] Todos tenemos sentimientos que "no se supone" que tengamos: hostilidad, culpa, miedo, celos, envidia y resentimiento, entre otros. Este planteamiento tiene una pertinencia especial para los niños con el DA y para sus hermanos. Ellos pueden sentirse culpables porque les hemos enseñado que "no se supone" que uno sea, por ejemplo, celoso, envidioso u hostil. Como explicaré, es de mucha ayuda el que los padres y maestros reconozcan los sentimientos del niño y que le ayuden a entender que ellos saben cómo él se siente.

También señala el Dr. Wender que debemos enseñarle al niño que los sentimientos y los actos son cosas diferentes. Los sentimientos (p. ej., ira) son aceptables mientras que los actos (p. ej., pegar) no. Si el niño siente que sus padres o maestros reconocen cómo él se siente y aceptan estos sentimientos, con toda probabilidad se sentirá aliviado y comprendido. Esto de por sí puede prevenir que actúe aún más inadecuadamente. Se sentirá menos culpable si sabe que tener "malos" sentimientos no quiere decir que él sea malo o despreciable. Una y otra vez el mensaje debe ser que los sentimientos descritos anteriormente no son malos. Es necesario que entienda que son reacciones legítimas, válidas y naturales. Lo importante es no actuar de acuerdo a estos sentimientos. El niño puede sentirse muy enojado con su hermana y tiene derecho a comunicar cómo se siente. Sin embargo, no tiene derecho a pegarle. La distinción entre sentir o pensar y actuar debe quedar clara.[86]

REFLEJAR SENTIMIENTOS

La comunicación efectiva se facilita cuando nuestros hijos o estudiantes se sienten comprendidos. No olvidemos que los sentimientos de rechazo, temor, irritabilidad, hostilidad, desánimo y tristeza pueden ser frecuentes en el niño con el DA. Podemos ayudar mucho si en momentos críticos logramos que nuestros hijos o estudiantes reconozcan estos sentimientos como válidos y puedan hablar de ellos.[43,86]

Nunca olvidaré la experiencia del niño de tercer grado que se resistía a hacer su tarea de matemáticas. Su padre insistía de una y mil formas en que la hiciera. Con cada insistencia, el niño se sentía más molesto y se tornaba desafiante, al punto de comentar: "Quisiera una pistola para matar a la maestra." El papá, que ya estaba a punto de imponerse a la fuerza, guardó silencio por unos momentos y comentó suavemente: "Siento que tienes mucho enojo con la maestra." Ya con lágrimas, el niño expresó: "Papi, Dios pone un polvito de amor en el corazón de los niños y yo lo estoy perdiendo." El comentario del padre sirvió para que el niño se desahogara y comunicara las dificultades que estaba teniendo con su maestra.

Para reflejar sentimientos necesitamos practicar cinco pasos:

1. Reconocer que el niño está pasando por una experiencia difícil (p. ej., dificultad para relacionarse con los compañeros).
2. Identificar el sentimiento del niño (p. ej., tristeza, celos, falta de comprensión, o rechazo, entre otros).
3. Reflejar el sentimiento del niño haciendo un comentario (p. ej.: "A veces siento que tus amigos no te comprenden.").
4. Escuchar activamente mientras el niño se desahoga (p. ej., no hacer otras cosas en ese momento).
5. Ofrecer la clarificación, el consejo o la orientación apropiada.

Usualmente, no practicamos este estilo de comunicación, sino que nos limitamos al quinto paso. Si un adolescente nos dice que odia la escuela, de inmediato pasamos a aconsejar, clarificar u orientar con comentarios tales como: "No debes expresarte así; tú sabes que allí te quieren mucho." "Uno no se expresa así de la escuela." Estos comentarios invalidan el sentir del joven. Si por el contrario reflejamos el sentimiento con un comentario como "a veces nos desanimamos cuando nos regañan mucho," él se siente comprendido, establece una comunicación, se desahoga, expresa lo que siente y puede estar receptivo a una explicación o consejo.

Para mejorar la comunicación con el adolescente con el DA, es muy saludable ponernos en su posición y mirar las cosas desde su perspectiva. ¿Qué siente? ¿Qué conflictos se le presentan? ¿Cómo cambian sus emociones, puntos de vista y metas? ¿Qué impacto tiene en él su despertar sexual y las urgencias que de buenas a primeras empiezan a motivar sus actuaciones? ¿Cómo se siente ante una sociedad que fomenta la sexualidad, la violencia, el consumo exagerado del alcohol y el uso de drogas ilícitas para "estar en algo"? ¿Cómo reacciona ante nosotros, que naturalmente no podemos entenderlo continuamente? Las contestaciones a estas preguntas nos ayudarán a comprender su sentir, reflejar sentimientos y asegurar una comunicación efectiva.

CONVERSAR Y NO PREGUNTAR TANTO

Si usted pudiera grabar una conversación que tiene con sus hijos o estudiantes y escucharla posteriormente, estoy seguro de que se asombraría del número de preguntas que ha hecho. Usualmente, los padres hacemos muchas preguntas porque queremos entablar una conversación. Lamentablemente, esta práctica tiene el efecto opuesto ya que el niño se siente sometido a un interrogatorio. Es mejor seguir la conversación iniciada, comentar sobre lo que el niño está hablando, compartir experiencias y escuchar activamente.[50]

No deje que su ansiedad sobre el trabajo escolar domine la conversación. A menudo, la primera o segunda pregunta que hacemos al recoger al niño en la escuela o al llegar a casa es: "¿Cómo te comportaste hoy?" "¿Tienes tareas escolares para mañana?" o "¿Cómo saliste en el examen?" Estas preguntas, además de coartar una comunicación efectiva, envían el mensaje de que lo más importante es su desempeño y no él como persona. El peligro aquí es que llegue a la conclusión equivocada de que los padres lo quieren solamente si hace un buen trabajo en la escuela o si se comporta bien. Se puede obtener información de las tareas escolares, los exámenes y los asuntos relacionados en otro momento que sea oportuno.

MANTENER UN BALANCE POSITIVO

La comunicación efectiva se logra también manteniendo un balance emocional positivo en la relación con el niño. ¿Cómo se siente usted cuando los retiros de la cuenta en el banco son mayores que los depósitos, es decir, cuando usted se sobregira en su cuenta? ¡Ni lo piense! Así se siente el niño inatento o hiperactivo que recibe más "retiros" (críticas, consejos, regaños, castigos) que "depósitos" (reconocimiento, comentarios positivos, expresiones de afecto, comprensión de sentimientos).[50] Es necesario cotejar mentalmente este balance con frecuencia, idealmente cada día, de manera que podamos aumentar los depósitos para no tener un sobregiro en nuestra relación. Este concepto implica que el niño con el diagnóstico del DA necesita recibir un número adecuado de expresiones de afecto y reconocimiento durante el día, no importa cuán pequeñas sean, para compensar por los momentos en que su comportamiento inadecuado ha de traerle críticas y sinsabores.

Las siguientes recomendaciones pueden ayudar a mantener un balance positivo en la relación con su hijo o estudiante.

- Ofrezca múltiples reconocimientos durante el día.
- Establezca una cuota (p. ej., cinco o más reconocimientos diarios).
- Use claves como recordatorios y colóquelas en lugares visibles (en la puerta del refrigerador, en su escritorio, en su automóvil, etc.).

"Si supieran qué se siente cuando . . .

... ni yo mismo entiendo lo que me pasa."

... me gritas para decirme las cosas."

... no pareces entender las cosas que me pasan."

... todo lo que oigo son consejos, críticas y regaños."

... me humillas frente a mis compañeros."

USAR UNA COMUNICACIÓN AFIRMATIVA

No sea pasivo al momento de comunicarse, es decir, no tenga miedo de hacer pedidos con autoridad por temor a que su hijo se moleste, le pierda cariño o se pueda suscitar un conflicto con su cónyuge. Tampoco utilice una comunicación agresiva, tal como gritar, amenazar o hacer uso de expresiones humillantes. En la comunicación agresiva damos la impresión de que lo importante es imponernos o ganar, sin importar si nuestro hijo o estudiante es humillado. Este tipo de comunicación tiene efectos nocivos sobre su autoestima y, a la larga, engendra rebeldía, desafío y agresividad.

Hay que aprender a usar una comunicación afirmativa. En esta comunicación expresamos lo que queremos que el niño haga en una forma clara, directa, razonable y respetuosa. Cuando nos comunicamos así, explicamos bien las instrucciones y aseguramos que se cumplan, adoptando una actitud de firmeza y de comprensión hacia lo que el niño siente o piensa. Desarrollar esta destreza toma tiempo, paciencia y mucho control propio.[68]

Supongamos que le ha pedido a su hijo, quien está jugando con los amigos, que entre a la casa para hacer sus tareas escolares. Una comunicación pasiva sería: "Bueno, quédate un rato más, pero acuérdate que me prometiste que ibas a estudiar tan pronto te lo pidiera." Una comunicación agresiva sería: "¿Qué te crees, que puedes hacer lo que te dé la gana? A mí no me importa si tengo que darte una paliza frente a tus amigos. Más vale que entres ahora mismo." La comunicación afirmativa podría ser: "Sé que tú quieres continuar jugando con tus amigos, pero habíamos acordado que ibas a hacer las tareas a esta hora. Entra a casa ahora."

USAR ESTRATEGIAS DE SOLUCIÓN DE PROBLEMAS

Los adolescentes, particularmente aquellos de catorce años o más, pueden involucrarse con los padres, con los demás miembros de la familia y con los maestros en la búsqueda de soluciones a los problemas o conflictos que surgen día a día. El Dr. Robin ha desarrollado un plan de cuatro pasos para enseñar estas destrezas. Este enfoque hace énfasis en la participación activa del adolescente en la búsqueda de alternativas, la negociación y la toma de decisiones.

A continuación se describe y se aplica el plan del Dr. Robin para una situación que tiene que ver con la dificultad de Juan para hacer sus tareas escolares y estudiar.[75] Como es frecuente, esta resistencia a cumplir con las responsabilidades escolares pronto se convierte en un conflicto familiar.

1. En el primer paso, los miembros de la familia se reúnen y cada uno define cuál es el problema, haciendo **uso de expresiones claras, breves y no acusatorias** que empiecen con el pronombre "yo." Es necesario que los participantes entiendan la forma en que cada uno define el problema o conflicto.

Ejemplo del primer paso

Estudiar y hacer asignaciones escolares

Definición del problema

Madre: **Yo siento** mucho malestar cuando tengo que decirle a Juan una y otra vez que empiece a estudiar.

Padre: **Yo pienso** que Juan no está poniendo de su parte para estudiar y que puede mejorar sus calificaciones.

Juan: **Yo estoy cansado** de que mami y papi estén continuamente mandándome a estudiar, sobre todo cuando estoy viendo la televisión o hablando por teléfono con mis amigos.

Este no es el momento de criticar, acusar, señalar todas las fallas o los defectos de los participantes, ofender, interrumpir, negar, estar a la defensiva o incurrir en otras estrategias de comunicación inefectivas. Como expliqué, es mejor expresar lo que uno siente y piensa. Así se evita criticar o acusar.

2. En el segundo paso, cada participante ofrece **posibles soluciones**. La idea es producir una lista extensa de alternativas, no importa cuán descabelladas parezcan ser. No evalúe ni critique en este paso, ya que esto coarta la creatividad.

3. En el tercer paso, cada participante analiza las ideas sugeridas, plantea cuáles serían las **ventajas y desventajas** de cada solución propuesta y las evalúa como positivas (+) o negativas (–). Estas evaluaciones se anotan por separado en una hoja de papel. Entonces se procede a **seleccionar las ideas evaluadas como positivas por todos.** Si no se logra un consenso, es necesario negociar una solución. En este ejemplo, se llegó a un acuerdo en cuanto a las siguientes soluciones:

    (a) Juan estudiará de 6:00 a 8:00 P.M.

(b) Recibirá una tutoría de matemáticas con su vecina, dos veces por semana, de 4:00 a 5:00 P.M.

(c) Aclarará dudas y repasará el material para los exámenes con su madre.

(d) El recordatorio para que estudie se le hará sólo una vez al día.

En ocasiones, es necesario recurrir a la ayuda de una persona que no esté involucrada en los asuntos discutidos, preferiblemente el terapeuta del joven o de la familia. Esta persona puede servir de árbitro y facilitar el llegar a un acuerdo.

Ejemplo del segundo y tercer paso

Lista de posibles soluciones y evaluaciones	MADRE	PADRE	JUAN
1. Cambiarse de escuela	–	–	+
2. Ir de interno a una escuela en otro país	–	+	–
3. Vivir con la abuela	–	–	+
4. Estudiar tan pronto se le diga	+	+	–
5. No salir con los amigos en todo el semestre, si no estudia	–	+	–
6. Estudiar de 6:00 a 8:00 P.M.	+	+	+
7. Estudiar tan pronto llegue de la escuela	+	+	–
8. Estudiar matemáticas con el padre	–	+	–
9. Tutoría de matemáticas con la vecina, dos veces por semana, de 4:00 a 5.00 P.M.	+	+	+
10. Recordárselo una sola vez	+	+	+
11. Aclarar dudas y repasar para exámenes con la madre	+	+	+
Acuerdos: Número 6, 9, 10 y 11			

4. Finalmente, los participantes **deciden cómo implantar la solución acordada** y las consecuencias positivas o negativas por cumplir o no con lo acordado. Para que el acuerdo sea efectivo, es necesario establecer por escrito quién hará qué, cuándo lo hará y dónde. Como los jóvenes que presentan el DA tienden a ser distraídos, olvidadizos, desorganizados e impulsivos, conviene acordar la forma en que se ofrecerán los recor-

datorios que sean necesarios. Cuando la solución propuesta implica la aplicación de consecuencias positivas o negativas, puede ser de ayuda usar un sistema de puntos. En otros momentos, es muy valioso poner por escrito estos acuerdos por medio de un contrato. En el próximo capítulo discutiré esos dos procedimientos.

Ejemplo del cuarto paso

Plan

- Juan recibirá un dólar adicional para sus gastos si cumple los acuerdos sin recordatorios o con un solo recordatorio.
- Podrá salir en el fin de semana con su grupo de amigos al cine u otra actividad previamente acordada.
- No podrá salir de su casa al día siguiente (excepto para la tutoría de matemáticas) si no cumple. El padre dará seguimiento al estudio de 6:00 a 8:00 P.M.
- La madre dará seguimiento a tutorías, aclaración de dudas y repaso para exámenes.

La búsqueda de la comunicación efectiva es un proceso continuo. No se dé por vencido, no importa lo difícil que sea. Evite malos entendidos y momentos embarazosos como en la siguiente anécdota. Un día Juanito le dice fea a su tía. El papá le señala que no le debe decir así a los mayores, y mucho menos a su tía: "Ve, hijo, y dile a tu tía que lo sientes." Juanito, muy obediente, va y le dice a su tía: "Tía, siento mucho que seas tan fea." ¿Ve usted la importancia de comunicarnos de forma efectiva?

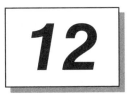

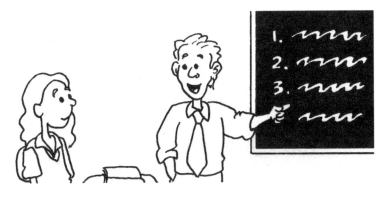

FACILITAR COMPORTAMIENTOS APROPIADOS

Es necesario aprender a trabajar con el comportamiento del niño que presenta el DA y a manejar éste poniendo en práctica las estrategias adecuadas. Estas facilitan que el niño entienda las consecuencias de su comportamiento y aprenda poco a poco la necesidad de asumir responsabilidad por éste. El diagnóstico del DA ayuda a entender y a explicar la conducta. Sin embargo, este diagnóstico no debe ser utilizado para justificarla y mucho menos como excusa para cruzarnos de brazos.

Las personas con el DA tienen dificultad para autorregularse, adaptarse eficazmente a su entorno y dirigir el comportamiento hacia el futuro.[10,14,66] Una posible analogía es la persona con dificultades visuales serias. Su condición interfiere con o no facilita la capacidad para dirigir sus movimientos y para caminar de un lugar a otro. Es necesario ser proactivo y tomar medidas relacionadas con su ambiente para que pueda moverse hacia el lugar deseado sin tropezones que puedan lastimarlo. La persona con el DA también tiene dificultad para dirigir su conducta a lo largo del día. Ante esta dificultad, son propensos a actuar incorrectamente y cometer errores. Por tal razón necesitan guías externas para orientar y dirigir la conducta en la dirección deseada y adaptarse eficazmente a las demandas de la familia, la escuela, los amigos y el trabajo.

En este capítulo discutiré algunas guías externas que pueden facilitar el que ocurra la conducta deseada. Estas estrategias proactivas son: dar instrucciones claras, estructurar y organizar, establecer prioridades, planificar y canalizar energías. En la medida en que ocurra una mayor cantidad de conductas deseadas, habrá más oportunidades para reconocimiento y menos ocasión para castigos.

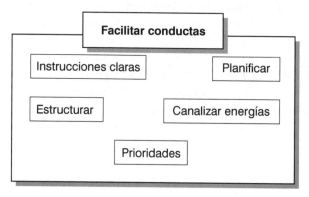

Las técnicas que explicaré aquí y en los próximos capítulos pueden ser utilizadas para ayudar a todos los niños a cambiar los aspectos importantes de su comportamiento, no solamente a los niños con el DA. Esto significa que pueden y deben utilizarse para los demás niños o adolescentes en la familia o en la escuela.

Aunque estas estrategias son relativamente fáciles de entender, son difíciles de implantar día tras día. Es muy natural que uno se olvide de implantarlas en momentos dados o que se desanime al ver que no tienen un resultado inmediato y duradero. Esto puede ocurrir porque en ocasiones adoptamos la creencia errónea de que los profesionales a cargo del tratamiento transformarán al niño y resolverán todas nuestras dificultades. No olvide, sin embargo, que no existe tratamiento alguno que cambie de manera permanente las conductas de hiperactividad–impulsividad o inatención de las personas con el DA.

Aún la medicación, que ha demostrado ser el tratamiento más eficaz para controlar estas conductas (capítulo 15), tiene efecto solamente mientras la persona toma los medicamentos.

> Como señala el Dr. Brooks, el reto especial al criar y educar un niño con el DA, es decidir qué cosas puedo hacer de manera diferente, en vez de exigir que él y los demás sean diferentes.

Una querida y respetada colega que entiende muy bien las dificultades atencionales de su hijo adolescente, otro de mis amigos especiales, me comentaba lo difícil que es implantar estrategias saludables para ayudar a su hijo de día a día.

"Ayer estuvo trabajando tres horas para completar un proyecto que debía entregar en la escuela al día siguiente. En realidad, pudo haberlo terminado en menos de una hora, pero él se distrae demasiado; es muy desorganizado. Esta mañana, al recoger la mesa de la cocina, encontré el trabajo. ¡Olvidó llevarlo a la escuela! No tiene memoria para nada. Y yo no tengo memoria para recordar que esa es precisamente una de sus dificultades. Cuando me doy cuenta, ha salido el pequeño monstruo que hay en mí y estoy gritándole y criticándole por sus descuidos. Tan pronto me doy cuenta, me controlo y le pido perdón."

Las reacciones antes descritas son naturales dado el patrón de dificultades de los niños con el DA. Se dan en nosotros los padres o maestros, independientemente de la profesión que tengamos. Al que escribe este libro también se le ha salido, y se le sale, ese pequeño monstruo de la ira e impaciencia que habita en nosotros.

SER CLARO Y PRECISO

Antes de comunicar pedidos, debemos asegurarnos de que el niño esté prestando atención. Haga uno o dos pedidos a la vez, no una secuencia de pedidos. Es necesario dar instrucciones importantes estando parados a su lado, poniéndole la mano sobre el hombro y mirándolo fijamente a los ojos. Si fuera necesario, pídale que le mire a los ojos antes de explicarle lo que debe hacer y que repita la instrucción una vez usted la haya dado.

Al hacer un pedido, no es prudente requerir que haga muchas cosas diferentes en un momento. Se debe dar una instrucción que explique una sola cosa para hacer de una vez. Cuando el niño empiece a responder mejor se puede aumentar el número de cosas que se le pida hacer. Estos pedidos o tareas deben ser estructurados y explicados por pasos. Por ejemplo, si se le dice "recoge tu cuarto," es posible que el niño no pueda apreciar los diferentes pasos que son necesarios para recoger el cuarto. Es mejor decirle: "Ve a tu cuarto, pon los juguetes en el estante y regresa a verme cuando termines." Si queremos que haga la tarea de matemáticas, es mejor decir: "Haz los ejercicios del 1 al 10 de esta página de la libreta." De esta forma, se le pueden enseñar los componentes de la tarea que se le pide y facilitar el que la cumpla.

Finalmente, evite hacer pedidos en forma irónica. Por ejemplo, decir "se va a caer la ventana" al niño que está abriendo y cerrando una ventana a manera de juego, no necesariamente explica o afirma el pedido que se está haciendo.

ESTRUCTURAR Y ORGANIZAR

El niño que presenta el DA tiene una dificultad muy grande para organizarse y para organizar las cosas a su alrededor. Es por ello que es necesario que pueda estar en un ambiente familiar o escolar relativamente estructurado. Para los niños pequeños, por ejemplo, es necesario colocar los objetos que puedan representar algún peligro (p. ej., cuchillos, tijeras, medicamentos, etc.) fuera de su alcance, en lo que desarrollan más control propio. Al hacer esto, se reducen los posibles peligros y los regaños que pudieran recibir por tocar o tomar estos objetos. El ambiente estructurado le facilita al niño apreciar cuáles comportamientos son o no son adecuados para una situación dada y anticipar las consecuencias que tendrían estos comportamientos.

En términos generales, mientras más estable sea la rutina en la casa o en la escuela, más control se podrá tener sobre su comportamiento. Las comidas, el período de ver la televisión, el tiempo de juego y otros eventos necesitan mantenerse en un horario estructurado, aunque con cierta flexibilidad. Mientras más estable sea la rutina, más controlado será su comportamiento.

Involucre al niño o adolescente en el proceso de establecer las reglas del hogar y de la escuela. Esta participación le ayudará a entender el propósito de las mismas y a sentir que tiene cierto grado de control sobre lo que ocurre en su vida. Para los adolescentes, siempre hay unas reglas básicas que deben hacerse cumplir rigurosamente, dentro y fuera del hogar. Algunos ejemplos de estas reglas básicas son: no visitar a amigos o amigas cuando no hay un padre presente, no consumir alcohol o usar drogas ilícitas, asistir a la escuela regularmente en los horarios establecidos, pedir permiso para salir e indicar a dónde y con quién, y regresar a la casa a la hora previamente establecida.[6] Sean las que sean, repase periódicamente las reglas y no deje espacio para ambigüedades. Mientras más claras y precisas sean, menos lugar habrá para las confusiones, las discusiones y los desacuerdos. Para esto es necesario mantener un frente unido en el hogar, trabajar en equipo y apoyarse mutuamente.

ESTABLECER PRIORIDADES

Hay que seleccionar bien las conductas que queremos facilitar. Si se intenta manejar de inmediato todas y cada una de las conductas inadecuadas del niño, estamos destinados a sentirnos desesperados y enfrentarnos a un rotundo fracaso. Los padres deben dialogar entre sí y decidir las conductas que tienen prioridad. Los maestros deben hacer lo mismo. Las conductas con prioridad son aquellas que tienen importancia para el bienestar del niño y los demás miembros de la familia o para su progreso académico. Por ejemplo, la conducta de moverse o arrodillarse en el asiento o salir brevemente de éste, no necesariamente interfiere con aprender en la escuela, alimentarse bien o hacer asignaciones escolares. Por tal razón, esta conducta puede no tener una prioridad muy alta. De hecho, en momentos dados es mejor permitirle al niño que se mueva alrededor del asiento o estudie de pie por ratos. Puede ser que la conducta de esforzarse para aprender o hacer el trabajo escolar tenga mayor importancia.

PLANIFICAR PARA SITUACIONES PROBLEMÁTICAS E INTERVENIR A TIEMPO

Es necesario planificar para aquellas situaciones en las cuales el comportamiento del niño o adolescente tiende a ser más desadaptado o difícil de manejar. Esto lo logramos de la siguiente forma:[5]

1. Identificando las situaciones.
2. Repasando con el niño o adolescente las reglas que tiene que cumplir y las conductas que debe llevar a cabo, momentos antes de enfrentarse a estas situaciones que provocan conductas desadaptadas.
3. Pidiéndole que explique en sus propias palabras estas reglas y conductas.
4. Explicando las consecuencias positivas (privilegios) o negativas (castigos) que recibirá si obedece o no las reglas y si se comporta o no en la forma esperada.

Por ejemplo, si la conducta del niño tiende a ser muy difícil de manejar al ir al supermercado, es necesario recordarle, al salir de casa, las reglas que debe cumplir. ("Te quedas a mi lado; solamente toma los objetos que te diga; mueve con cuidado el carro en que se colocan los productos ... "). También debe recordarle los privilegios (p. ej., comprar galletas) y castigos que recibirá si cumple o no con las reglas. Antes de entrar al supermercado, en un aparte, es necesario pedirle que repita las reglas que tiene que cumplir y el privilegio o castigo que ganará. Yo le daría a usted una recomendación adicional: respire profundo y ármese de valor.

En otros momentos, es muy saludable actuar a tiempo para así prevenir problemas de conducta más serios. Por ejemplo, si su hijo o estudiante está jugando de manos con otro niño o está actuando consistentemente de manera inadecuada, es recomendable intervenir, dirigir su juego a otra actividad o pedirle que se siente a su lado por varios minutos. De esta forma, puede impedir que estas conductas se salgan de control.

CANALIZAR ENERGIAS

En la medida que sea posible, es recomendable facilitar la participación del niño en actividades que tengan consecuencias positivas y a través de las cuales pueda sentirse bien en relación a sus habilidades, es decir, que pueda sentirse competente. Estas actividades deben ser seleccionadas con cuidado. Ejemplos de éstas podrían ser aquellas que él disfruta haciendo con uno u otro padre o las que son parte de un programa, como los deportes, los niños escuchas, las artes manuales, el canto, el baile y la actuación.

Los deportes no deben limitarse a los tradicionales (béisbol, voleibol, balompié y baloncesto). Deben considerarse pista y campo, gimnasia, artes marciales y natación, entre otros. De hecho, mi experiencia es que el niño logra desenvolverse mejor en los deportes en los que el énfasis es mejorar el desempeño propio como lo son la natación o el boliche.

Aceptar que su niño o estudiante tiene el DA quiere decir aceptar que va a necesitar mucho esfuerzo de su parte, como padre o maestro, para mejorar la conducta por medio de estas estrategias. Si usted tiene el DA, el esfuerzo tendrá que ser mayor y quizás necesite beneficiarse del uso de medicación. Es necesario, además, usar las ideas que he discutido y que discutiré en los próximos capítulos, como guías y no como recetas que hay que aplicar rígidamente. Use el sentido común y la creatividad para adaptar las estrategias a las características de personalidad, la etapa de desarrollo y las necesidades particulares de su hijo o estudiante. Si, después de usarlas por un período de tiempo considerable, las mismas no funcionan o parecen ser ineficaces, revíselas o modifíquelas en la medida que sea necesario.

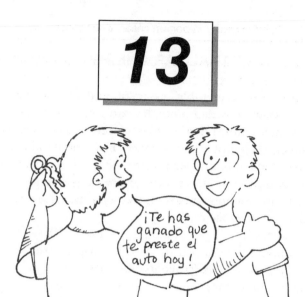

ESTRATEGIAS DE MANEJO
APLICACIÓN DE CONSECUENCIAS POSITIVAS

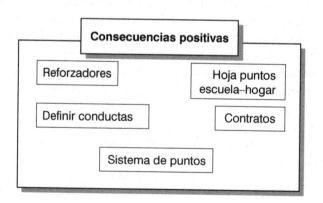

En este capítulo explicaré estrategias de manejo reactivas, es decir, acciones que debemos tomar para manejar las conductas que caracterizan al DA. Nuestro comportamiento está influenciado grandemente por las consecuencias inmediatas que tiene. Es por eso que tendemos a aprender a llevar a cabo aquellas conductas que tienen consecuencias favorables. Cuando el comportamiento no tiene consecuencias positivas, tendemos a dejar de llevarlo a cabo. Si una y otra vez usted se ofrece a ayudar a su vecino y éste no lo acepta ni se lo agradece, es muy natural que eventualmente deje de ofrecerle ayuda. Al igual que en el ejemplo de su vecino, si la conducta inapropiada de su hijo o estudiante es ignorada, esta conducta ocurrirá con menos frecuencia. Si por el contrario, el comportamiento apropiado está seguido de consecuencias positivas para él, éste ocurrirá más frecuentemente.

REFORZADORES

Con frecuencia llamamos recompensas a las consecuencias positivas que tiene el comportamiento. Sin embargo, el término más adecuado es refuerzo o reforzador, ya que éste tiende a afianzar la conducta que lo produjo. Los reforzadores no solamente tienen el efecto de motivar, sino también de proveer la información de que el comportamiento llevado a cabo es el deseado para la situación.

Los reforzadores pueden ser sociales (p. ej., una expresión de reconocimiento, una mirada de apoyo), tangibles (p. ej., un dulce, una estrellita, un regalo) o de actividad (p. ej., acostarse un poco más tarde, oportunidad para ir a una fiesta, permiso para usar el automóvil). Los reforzadores no tienen que ser muy elaborados ni costosos; todo lo contrario, mientras más naturales o propios de las actividades diarias, mejor.[80]

No sé por qué, pero nos concentramos más en señalar o criticar lo que se hace mal, que en reconocer y expresar aprobación de lo que se hace bien. Como resultado, los niños con el DA terminan con un "déficit de reconocimiento." Esta práctica no solamente es inefectiva, sino que puede obstaculizar la comunicación y lastimar la autoestima. Al usar el sistema de consecuencias positivas, cambiamos este enfoque y enfatizamos más el reconocimiento cuando se dan las conductas esperadas. Además, procedemos a no prestar atención a las conductas que son inadecuadas.

Al seleccionar las consecuencias positivas o reforzadores que obtendrá el niño por su comportamiento, es importante identificar aquellos que lo motivan a él en particular. Lo que es un reforzador para un niño (p. ej., helado de vainilla con salsa de tomate) puede ser algo neutral para otro y algo desagradable para un tercero. Los reforzadores no hay que comprarlos necesariamente, están ahí en medio de nosotros, en la casa y en el salón de clases.

Piense bien en las consecuencias que tendría el que el niño o adolescente no pudiera ganar el reforzador prometido. En ocasiones, se ofrece como reforzador un viaje de vacaciones con el resto de la familia. Si no logra llevar a cabo la conducta acordada (p. ej., mejorar sus calificaciones escolares), de pronto usted se encontrará ante el dilema de cancelar el viaje de toda la familia, hacer el viaje sin él o dejar sin efecto el acuerdo y debilitar de esta forma su credibilidad como figura de autoridad. Igualmente, los regalos de cumpleaños y de Navidad no deben usarse como reforzadores. Estos regalos le corresponden por motivo de la ocasión que se celebra.

> Una madre me confesó, con lágrimas en sus ojos, que no le había celebrado el cumpleaños a su hija en los últimos tres años por no haber obtenido buenas calificaciones escolares. Estas calificaciones se entregaban la misma semana de su cumpleaños. El acuerdo era que la celebración del cumpleaños dependía de si obtenía calificaciones altas. Los padres desconocían que su hija tenía el DA y problemas serios de lectura.

Como explicara en el capítulo 9, es necesario involucrar al niño en actividades que fortalezcan su autoestima. Estas actividades no deben utilizarse para reforzar las conductas que se desean mejorar. Por ejemplo, practicar un deporte con el padre tiene la función de afianzar una relación o ayudarlo a sentirse competente en un área a pesar de sus dificultades en otras. Por tal razón, la oportunidad de jugar un deporte con el padre no debe ser utilizada, en este caso, como un reforzador.

Al empezar a manejar y desarrollar algunos de los comportamientos deseados en el niño que presenta el DA, es necesario reforzar esta conducta tan pronto ocurre y siempre que ocurre. El reconocimiento debe ser específico y comunicado inmediatamente después de que él ha llevado a cabo la conducta que se ha determinado que es deseada.

DEFINIR CONDUCTAS

La conducta deseada deben ser definida en forma específica e indicando lo que queremos que el niño haga. Hay que describir estas conductas, de modo que el niño pueda entenderlas y, a su vez, uno pueda ser consecuente en el seguimiento.[80] Vamos a suponer que la conducta deseada es estar listo para salir de la casa a la hora establecida. Este comportamiento debe definirse describiendo lo que el niño tiene que hacer: levantarse de la cama cuando se le despierta, lavarse la cara y cepillarse los dientes, vestirse, desayunar y estar listo con sus libros u otros objetos a la hora indicada.

Además de expresar positivamente lo que se espera que haga, es muy importante ofrecer alternativas de las conductas que sí son adecuadas. A continuación presento algunos ejemplos.

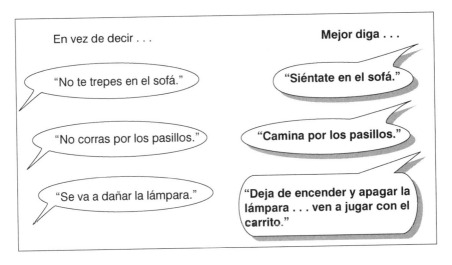

Es necesario reforzar a los niños y adolescentes con el diagnóstico del DA con mayor frecuencia que a otros. Así que no solamente es importante responder inmediatamente al comportamiento tan pronto ocurra, sino dejarle saber con frecuencia que su comportamiento es percibido positivamente. Puede ser tan sencillo como identificar algún atributo positivo de la conducta. Algunos ejemplos de la conducta que podrían reconocerse son: esperar su turno, escuchar, vestirse de una manera adecuada, jugar con los hermanos, ayudar en la casa, etc.

Es muy útil usar el procedimiento de requerir que lleve a cabo lo que le da trabajo hacer para así tener acceso a un reforzador. Por ejemplo: "Tan pronto recojas el cuarto, puedes jugar con tus amigos." o "Tan pronto termines la tarea de matemáticas, puedes ver la televisión."

En la medida que sea posible, es también muy útil dar al niño o adolescente la oportunidad de escoger entre dos o más conductas aceptables, y reforzarlo cuando lleve a cabo la conducta seleccionada. Por ejemplo: "Puedes escoger entre estos zapatos o los otros para ir a la escuela." o "Puedes escoger entre estudiar el sábado a las 9:00 de la mañana o a las 4:00 de la tarde." Esta oportunidad de escoger reduce conflictos y ayuda al niño a aprender a tomar decisiones que están bajo su control.

Por las razones explicadas también en el capítulo 4, es esencial el uso de consecuencias positivas de forma inmediata y continua, en pequeños pasos.[80] El niño o adolescente que presenta el DA no responde a refuerzos a largo plazo. Necesita ser reforzado en cada uno de los componentes de la conducta que queremos que lleve a cabo y no al final o después de que ese comportamiento haya finalizado. Si no, corremos el riesgo de que el comportamiento no se lleve a cabo y, por lo tanto, de que el niño no pueda ser reforzado a pesar de nuestra intención de hacerlo. Por ejemplo, para facilitar el proceso de estudio, el refuerzo debe ofrecerse por traer la lista de tareas escolares, por traer los libros adecuados, por sentarse a trabajar a la hora indicada, por trabajar con cuidado y por terminar cada una de las tareas asignadas.

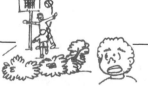

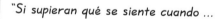

"Si supieran qué se siente cuando ...

... me dicen que sólo si mejoro la conducta en la escuela podré ir de vacaciones con mi familia."

... no se reconocen los esfuerzos que hago por controlar mi conducta."

... papi juega baloncesto con mi hermano, pero no conmigo porque no me he portado bien en la escuela."

... dicen que nada funciona conmigo."

Hay que comentarle al niño que se está comportando adecuadamente. Como dice una mamá muy especial: "Hay que reconocer estas pequeñas victorias." Al así hacerlo, puede apreciar la consecuencia positiva del comportamiento en particular que está llevando a cabo. Por ejemplo, debe ser reconocido cada vez que sigue instrucciones o responde a un mandato o petición. No esperemos que haga algo dramático para reforzarlo por su comportamiento.

Ejemplos de posibles reforzadores

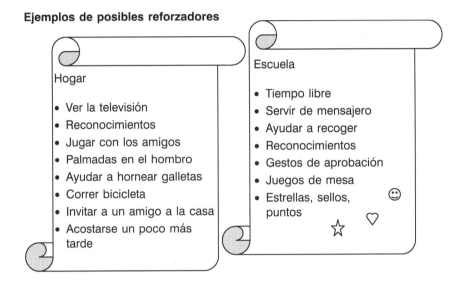

Hogar

- Ver la televisión
- Reconocimientos
- Jugar con los amigos
- Palmadas en el hombro
- Ayudar a hornear galletas
- Correr bicicleta
- Invitar a un amigo a la casa
- Acostarse un poco más tarde

Escuela

- Tiempo libre
- Servir de mensajero
- Ayudar a recoger
- Reconocimientos
- Gestos de aprobación
- Juegos de mesa
- Estrellas, sellos, puntos

Es importante recordar que las estrategias que explicaré a continuación deben discutirse con un psicólogo, un psiquiatra de niños u otro personal de ayuda especializado, antes de ser aplicadas a su hijo o estudiante. En la mayoría de los casos, el uso de medicación (capítulo 15) puede aumentar la efectividad de estas ayudas cuando son implantadas en el hogar, en el salón de clases, o en ambos. De igual forma, estas estrategias pueden aumentar la efectividad de la medicación.

¿POR QUÉ USAR LAS CONSECUENCIAS POSITIVAS?

A menudo los padres y maestros se hacen esta pregunta. Piensan que no se supone que los niños o adolescentes necesiten recibir consecuencias positivas por comportarse en la forma esperada. Si reflexiona un poco, se dará cuenta de que gran parte de nuestro comportamiento está motivado por las consecuencias que le acompañan. Algunas de estas consecuencias son externas e inmediatas (p. ej., recibir un pago por el trabajo realizado, ponerse un vestido bonito para ser reconocida), mientras que otras son internas (p. ej., sentirse bien cuando actúa correctamente, estar satisfecho con las metas alcanzadas).

Los niños con el DA, como explicara (capítulo 4), tienen dificultad para autorregular la conducta, adaptarse eficazmente a su entorno, y dirigir el comportamiento hacia el futuro. Para ellos es más necesario un manejo externo de su conducta dado que no pueden responder tan bien como otros al manejo interno. Además, tienden a presentar dificultad para organizarse y motivarse, así como para planificar, guiar, evaluar y revisar el comportamiento necesario para cumplir con las reglas y alcanzar las metas. Necesitan, pues, el reforzamiento externo frecuente para compensar por estas dificultades. **No es que nos guste que ellos sean así. Es que son así. Debemos aceptarlos como son, en lo que continúan madurando y mejorando su autocontrol.**

A continuación describo estrategias específicas de consecuencias positivas usadas con mayor frecuencia en el hogar. Existen otras (p. ej., refuerzo diferencial de una tasa baja de respuestas) que son especializadas y requieren aún mas la orientación de un especialista.

SISTEMA DE FICHAS O PUNTOS

A menudo podemos manejar mejor el comportamiento de los niños o adolescentes mediante el sistema de fichas o puntos. En este sistema, se escribe en un cartel una lista de dos o tres conductas identificadas previamente como importantes para el niño o estudiante. En el cartel también se escribe lo que tiene que hacer para ganar las fichas, las estrellitas o los puntos. Este cartel podría ser colocado en la puerta del refrigerador o de su cuarto. Las fichas, las estrellitas o los puntos obtenidos pueden usarse para ganar privilegios o refuerzos adicionales.

Los requisitos para ganar un refuerzo pequeño (p. ej., ver la televisión) deben ser fáciles; para ganar un refuerzo más grande (p. ej., comprar revistas), los requisitos deben ser mayores. Los refuerzos deben ser pertinentes a los intereses del niño o adolescente y deben ser acordados con anterioridad. Es decir, no decida usted los reforzadores; permita que, dentro de ciertos límites, él los escoja.

Los sistemas de fichas o puntos pueden utilizarse en el hogar, así como en colaboración con los maestros del niño o adolescente. Dicha estrategia puede ser muy útil. Sin embargo, mi experiencia es que a menudo los padres empiezan este sistema y, al darle tan buenos resultados inicialmente, dejan de utilizarlo regularmente o no continúan implantándolo porque puede tomar mucho tiempo. Para evitar esto, le recomiendo que use el sistema para una o dos conductas específicas y que lo simplifique lo más posible.

No olvide que debe usar este sistema para sus otros hijos y que las fichas o puntos que gane el niño con el DA pueden ganar consecuencias positivas para los hermanos también. Como dice el refrán: "no queremos desvestir un santo para vestir otro." Tenemos que velar por el bienestar de todos en la familia.

Sistema de fichas para niños de 4 a 7 años

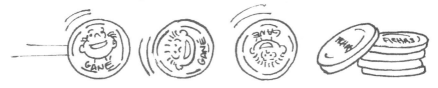

Las guías que presento a continuación ilustran cómo implantar el sistema de fichas para niños de 4 a 7 años.[7] Para ello es necesario:

1. Describir claramente las conductas importantes que se desea desarrollar en el niño, por ejemplo, prepararse para ir a dormir, bañarse y recoger los juguetes.
2. Darle de una a tres fichas cada vez que las lleve a cabo, dependiendo del grado de dificultad de la tarea o conducta. Si la llevó a cabo en el momento adecuado, sin que usted lo pidiera, podría recibir un bono de una ficha adicional.
3. Colocar estas fichas en un envase plástico. Este envase debe haber sido decorado previamente por el niño, con su ayuda. De ser necesario, puede tener una o más láminas que ilustren el privilegio que el niño podría ganarse. El envase debe ser del tamaño necesario para que pueda llenarse con las fichas

ganadas con relativa prontitud, por ejemplo, al cabo de uno o dos días.

4. Al dar la ficha, elogie al niño por haber llevado a cabo la conducta de interés.

5. Cuando el envase plástico esté lleno de fichas, el niño puede ser reforzado de forma especial, con algo previamente acordado con él. Este refuerzo puede ser un juguete especial guardado en el hogar para esta ocasión (después se vuelve a guardar y puede volverlo a usar con otras fichas), dar un paseo, almorzar en un restaurante de comida rápida, ir a comprar helado, invitar a su primo a la casa para jugar, ver una película de su interés o una salida especial, entre otros.

Sistema de puntos para niños de 8 o 9 años en adelante

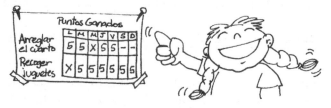

Para niños de estas edades, en vez de fichas se recomienda el uso de puntos que son anotados en una hoja.[7,80] Para asegurar su efectividad es necesario consultar a un profesional conocedor de este enfoque. Queremos que este sistema tenga un grado apreciable de éxito y resulte en logros para el niño. Este sistema se puede adaptar para los adolescentes.

El siguiente ejemplo ilustra un sistema de puntos diseñado por una familia para mejorar la conducta de estar listo para salir a la hora indicada y los pasos que deben seguirse para desarrollar este comportamiento. **Antes de implantarlo, los padres descartaron que el niño tuviera problemas para dormir o que estuviera tratando de evitar ir a la escuela por ser una experiencia muy frustrante.** De haber existido estas dificultades, el sistema de puntos hubiera sido totalmente desacertado, ya que había otras razones poderosas para explicar su dificultad para estar listo. En este caso, las estrategias de ayuda deberían ser otras.

Puntos ganados por estar preparado para salir a la hora indicada						
Conductas a mejorar	V A L O R	lunes	martes	miércoles	jueves	viernes
• Se levanta al despertarle	1	0	1	1	1	0
• Se lava la cara y los dientes	1	1	0	1	1	1
• Se viste	1	1	1	1	1	1
• Desayuna	1	1	1	1	1	1
• Está listo para salir a tiempo	1	1	0	1	0	1
TOTAL DE PUNTOS	5	4	3	5	4	4

Pasos a seguir para establecer un sistema de puntos

1. Establecer prioridades e identificar las conductas más importantes que se desean desarrollar en el niño. Si usted selecciona muchas conductas, el sistema va a ser muy difícil de implantar. Como resultado, estaríamos violando el principio de ser consecuentes y le comunicaríamos al niño el mensaje de que "nada funciona con él."

2. Estas conductas deben definirse claramente en términos de lo que queremos que el niño haga, es decir, de las conductas deseadas. No caiga en la trampa de pensar en las conductas negativas, indeseadas o inapropiadas. Enfatice lo positivo.

En vez de decir . . . ➡	Diga lo siguiente . . .
No interrumpas.	Espera tu turno.
Deja de pelear con tus hermanos.	Juega y ayuda a tus hermanos.
Eres un desobediente.	Haz lo que mami y papi te piden.
Pon tu cabeza en lo que haces.	Empieza ya.
Eres un desorganizado.	Recoge y guarda tus . . .

3. Consulte a un especialista antes de seleccionar algunas de estas conductas. Por ejemplo, si el niño tiene dificultades para copiar, escribir o leer, no es razonable incluir en este plan que estudie solo o que mejore sus calificaciones escolares. Lo peor que podemos hacer es programar un fracaso y una frustración más. Esto lastima la autoestima del niño.

4. Explique el sistema al niño, obtenga su colaboración y discuta con él las conductas que se desean desarrollar o mejorar. Permita que él participe en la selección y definición de estas conductas. Es bueno explicar, por ejemplo, que usted siente que él no ha sido reconocido lo suficiente por realizar ciertas conductas y que este plan puede ayudarle a tener logros y ganar cosas agradables. En el ejemplo, el acuerdo entre madre e hijo fue mejorar las conductas de levantarse en la mañana y estar listo para salir a la hora indicada.

5. Establezca con el niño los privilegios que podrá "comprar" con los puntos ganados. En este ejemplo, los privilegios pueden ser para él y sus hermanos. Así se involucran los demás miembros de la familia, quienes también pueden sentirse motivados a ayudar al niño a estar listo a tiempo. No caiga en la trampa de pensar únicamente en reforzadores materiales, como juguetes o actividades costosas.

6. Estudie con cuidado cada conducta y decida, conjuntamente con el niño, cuál será el valor en puntos. En el ejemplo, cada uno de los componentes de la conducta tiene un valor de uno.

7. Estime cuántos puntos cree que su hijo puede ganar en un día típico, si lleva a cabo la mayoría de las conductas deseadas. ¡Éste es el paso más importante! Entonces decida cuántos puntos él debe pagar por cada privilegio que escogió. Los privilegios especiales deben costar más que los demás privilegios. En el ejemplo a continuación, los privilegios de poder comprar una revista de interés o de poder ver la televisión por un periodo adicional de 30 minutos tienen un costo de 5 puntos. Los privilegios especiales, tales como ir a la playa o alquilar un juego electrónico por el fin de semana, tienen un valor de 15 y 20 puntos, respectivamente.

Privilegios que puede comprar con los puntos ganados	Costo en puntos
Hacer rosetas de maíz ("popcorn")	3
Comprar paquetes de goma de mascar	3
Media hora adicional de ver la televisión antes de acostarse	5
Oportunidad de jugar con su juego electrónico por una hora	5
Comprar un paquete de tarjetas de peloteros	5
Disfrutar de un postre preparado por mamá	5
Comprar una revista de interés	5
Ir a comprar mantecado	5
Alquilar una película para ver en el hogar	10
Quedarse a dormir en casa de los primos	10
Ir a la playa en el fin de semana	15
Alquilar un juego electrónico por el fin de semana	20

8. Asegúrese de explicarle que los puntos sólo se asignarán al llevar a cabo la conducta deseada y, como máximo, después de un solo recordatorio. Si tiene que repetir el recordatorio o pedido, no recibirá ningún punto al realizar la conducta.

9. Lleve una contabilidad clara en la hoja de puntos. Al terminar el día o la semana, el niño puede "comprar" privilegios con los puntos que haya ganado. Cuando gaste un punto, hágale un círculo alrededor de ese punto.

10. Haga bien sus estimados. No queremos que el niño gane tan pocos puntos que no pueda alcanzar su privilegio diario. Tampoco queremos que gane tantos que pierda la motivación por seguir esforzándose para mejorar su conducta durante el día. Consulte al terapeuta del niño o a una persona con experiencia diseñando este sistema de puntos.

11. Revise la lista de conductas y privilegios aproximadamente una vez al mes. Este es el momento de sustituir o añadir conductas, según sea necesario.

12. Retire el sistema de puntos una vez la conducta del niño haya mejorado y se haya mantenido por un tiempo razonable, pero asegúrese de continuar reforzándolo por sus logros.

SISTEMA DE PUNTOS: COLABORACIÓN ENTRE EL HOGAR Y LA ESCUELA

El sistema de puntos puede extenderse para comportamientos que desean mejorarse en la escuela.[7,80] Los puntos que el niño gana en la escuela pueden utilizarse para comprar reforzadores o privilegios en el hogar. Nuevamente, **es necesario consultarle a la persona que está a cargo del tratamiento del niño si este procedimiento puede ser de beneficio y obtener su asesoramiento en cuanto a cómo implantarlo.** Es más importante aún la disposición de las maestras a colaborar en el tratamiento del niño, identificando las conductas que deben ser incluidas en el sistema de puntos y comprometiéndose a evaluar las conductas en cuestión.

Los pasos a seguir para implantar el sistema de puntos son los siguientes:

1. Reunirse con los maestros del niño y gestionar su colaboración. En esta reunión, se deben identificar y describir en detalle las conductas que el niño debe desarrollar o mejorar. Escoja conductas que sean importantes para el aprendizaje. Es conveniente que el terapeuta del niño u otro personal especializado de la escuela (p. ej., psicólogo, orientador, trabajadora social, etc.) esté presente en la reunión y pueda servir de facilitador o asesor.
2. Asegúrese de que el maestro entienda completamente y use adecuadamente el sistema de puntos. Exhórtele a ser consecuente en la otorgación de puntos, para que de esta forma el niño no pierda el entusiasmo y la motivación.
3. Prepare una hoja de informe diario para las conductas del niño y obtenga la cantidad de copias que sean necesarias. El modelo incluido más adelante puede ser de utilidad al momento de

diseñar esta hoja. Ésta debe incluir los comportamientos de interés y los espacios para anotar la evaluación de las conductas al terminar la clase de cada una de las maestras participantes. El niño debe llevar a la escuela esta hoja de informe diario. Cada maestra participante debe evaluar al niño y explicarle brevemente qué aspectos de su comportamiento fueron adecuados y cuáles no, anotar el número que corresponde a la evaluación en el espacio provisto en la hoja y firmar sus iniciales. El sistema de evaluación es como sigue:

Pobre	Regular	Bien	No aplica
0	1	2	N/A

Por ejemplo, si en la clase de ciencias el estudiante entregó los trabajos previamente asignados, completó las tareas y copió bien las asignaciones para hacer en el hogar, el maestro debe anotar 2 puntos en cada uno de los espacios (ver modelo en la proxima página). Esto corresponde a un total de 6 puntos para el estudiante en la clase de ciencias.

4. Al terminar el día, el niño debe traer la tarjeta al hogar. En el momento apropiado, las evaluaciones recibidas deben ser discutidas con el niño. Hágalo de forma calmada y consistente. Si lo cree prudente, pídale al niño que formule un plan de cómo mejorar su comportamiento al día siguiente. No olvide elogiar al niño por sus logros, no importa cuán pequeños puedan parecerle de momento.

5. Sume los puntos anotados por el maestro en la hoja de informe diario. Estos puntos pueden ser utilizados para comprar los privilegios establecidos para el día o ahorrados para comprar los reforzadores planificados para el fin de semana.

6. Puede adaptar la hoja de informe diario para trabajar con las conductas del niño durante los períodos de recreo o tiempo libre (p. ej., sigue las reglas del recreo; mantiene las manos para sí, es decir, no empuja; juega en armonía con otros, etc.).

7. Mantenga una comunicación efectiva con los maestros.

Modelo de una hoja de informe diario para implantar el sistema de puntos en la escuela y en el hogar

Evaluación de mi esfuerzo

Nombre _____ Fecha _____

Favor de evaluar cuán bien _____ llevó a cabo durante su clase las tres conductas de interés, escogiendo una de estas alternativas:

Pobre	Regular	Bien	No aplica
0	1	2	N/A

Anote la puntuación asignada para cada conducta
en el espacio correspondiente

Conducta	Ciencias	Inglés	Español	Matem.
Completar tareas durante la clase				
Copiar tareas para el hogar				
Entregar los trabajos o tareas asignadas				
Iniciales del maestro				

Comentarios

_____

_____

_____

Descripción de las conductas

- **Completar tareas asignadas durante la clase**: Por ejemplo: ejercicios de matemáticas, ciencias, español, etc.
- **Copiar las asignaciones** para el día o días siguientes en su libreta
- **Entregar los trabajos** o tareas asignadas para hacer en el hogar

CONTRATOS PARA NIÑOS Y ADOLESCENTES

Un contrato es un documento escrito que establece en forma detallada, clara y precisa los comportamientos que deben llevar a cabo una o más personas, las consecuencias favorables o desfavorables que tendrán estos comportamientos y el nombre de las personas que estarán a cargo de administrar dichas consecuencias.

Para que el contrato pueda ser útil, usted y su hijo deben estar de acuerdo con los compromisos contraídos y los privilegios o castigos acordados. Éste debe ser justo y estar dirigido a alcanzar un sentido de logro o de mejoramiento personal en el niño.

A tono con lo que sabemos de las dificultades motivacionales de aquellos con el DA, el contrato debe proveer para que el participante sea reforzado frecuentemente y de forma consecuente por llevar a cabo aquellas conductas que se acercan gradualmente y de manera progresiva al comportamiento deseado. De incluir una penalidad o castigo, éste no debe ser excesivamente penalizante. Finalmente, el contrato debe establecer las fechas en que será revisado.[80]

A continuación se presenta un ejemplo para ilustrar cómo preparar un contrato cuyo propósito es ayudar a dos hermanos de 8 y 10 años de edad a llevarse mejor entre sí, y otro para ayudar a un adolescente a cumplir con las reglas acordadas.

CONTRATO

Nosotros, **Luis** y **Mario**, nos comprometemos a esforzarnos para llevarnos mejor en casa. Esto quiere decir:

(1) **compartir** juguetes
(2) **tomar turnos** para usar el asiento delantero del automóvil cuando salgamos de paseo o a la escuela
(3) **llamarnos** por nuestros nombres y no ponernos sobrenombres

Nosotros, **papi** y **mami**, nos comprometemos a permitirle a Luis y a Mario el privilegio de ver la televisión después de hacer las tareas escolares.

Este contrato **empieza el 18 de agosto**. Podrá revisarse cada dos semanas.

Acordado hoy 17 de agosto por:

| _____ | _____ | _____ | _____ |
| Luis | Papi | Mario | Mami |

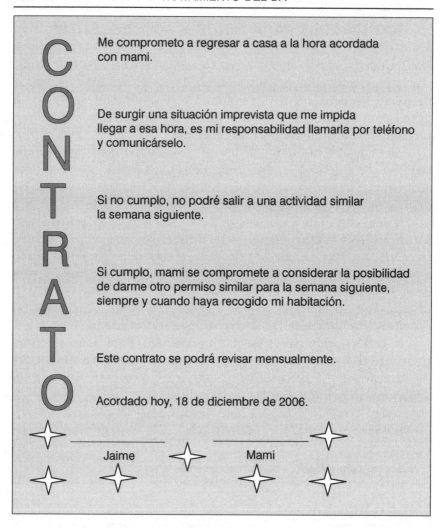

CONTRATO

Me comprometo a regresar a casa a la hora acordada con mami.

De surgir una situación imprevista que me impida llegar a esa hora, es mi responsabilidad llamarla por teléfono y comunicárselo.

Si no cumplo, no podré salir a una actividad similar la semana siguiente.

Si cumplo, mami se compromete a considerar la posibilidad de darme otro permiso similar para la semana siguiente, siempre y cuando haya recogido mi habitación.

Este contrato se podrá revisar mensualmente.

Acordado hoy, 18 de diciembre de 2006.

_____   _____
Jaime   Mami

Se incluye también una copia de un contrato para un joven que se atrasó considerablemente en la entrega de los informes escritos asignados por su maestra, la Sra. Ortiz, en el curso de historia. Este contrato facilitó que se estableciera un trabajo en equipo entre los padres y la maestra, en beneficio del joven.

CONTRATO

Yo, Luis Santiago, me comprometo hoy, 12 de marzo de 2007, a completar y entregar los informes asignados por la Sra. Ortiz, en las fechas establecidas por ella.

- Si alcanzo las metas acordadas, la Sra. Ortiz se compromete a comunicárselo a mis padres.
- Si alcanzo las metas acordadas, mami se compromete a permitirme ver la televisión de 6:00 a 8:00 P.M.

Las metas serán las siguientes:

Meta #1: Entregar los informes asignados cada día.

Meta #2: Entregar los informes asignados para la semana del 24 al 31 de marzo y cuatro de los trabajos asignados previamente que aún no he terminado.

Meta #3: Entregar los trabajos asignados para la semana del 1 al 8 de abril y los otros tres trabajos que me quedan por hacer.

- Al alcanzar la meta #3, papi me dará la oportunidad de pasar el fin de semana en la casa de mis primos.

El contrato podrá revisarse cada dos miércoles, tomando en consideración las recomendaciones de la Sra. Ortiz y las mías.

Firmas: _____   _____
              Luis Santiago   Sra. Ortiz

              _____   _____
              Sr. Santiago   Sra. Santiago

Fecha: 12 de marzo de 2007

Puntos a recordar al usar refuerzos

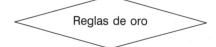

✓ Consultar con un especialista
✓ Reforzar las conductas deseadas y no prestar atención a las conductas indeseadas
✓ Los reforzadores se otorgan sólo cuando se ha llevado a cabo la conducta deseada
✓ Reforzar con mayor frecuencia a las personas con el DA
✓ Reforzar al llevar a cabo cada uno de los componentes de la conducta deseada y no sólo cuando ésta se haya llevado a cabo finalmente

Acerca de los reforzadores

✓ No tienen que ser juguetes u objetos costosos
✓ Pueden ser expresiones de reconocimiento, tiempo adicional para jugar, permiso para usar el automóvil, etc.

Al seleccionar los reforzadores

✓ Escoja aquéllos que motivan a la persona. Lo que es un reforzador para uno, no lo es necesariamente para otro

No deben utilizarse como reforzadores

✓ Regalos de cumpleaños, Navidad u ocasiones especiales
✓ Actividades de recreación y descanso de la familia
✓ Actividades que fortalecen la autoestima

Al implantar el reforzamiento

✓ Describa claramente las conductas a modificar
✓ Asegúrese de que no hay razones poderosas que impiden que la persona pueda llevar a cabo las conductas deseadas
✓ Permita que la persona participe en la selección y definición de estas conductas y en la selección de los reforzadores
✓ Refuerce la conducta tan pronto ocurre

14

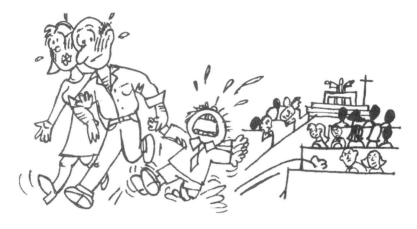

ESTRATEGIAS DE MANEJO
APLICACIÓN DE CONSECUENCIAS NEGATIVAS

Cuando el comportamiento está acompañado de consecuencias negativas (castigo) para el niño, este comportamiento tiende a no repetirse. Sin embargo, si se usa de manera incorrecta, el castigo podría ser una estrategia ineficaz para manejar el comportamiento. Esto es así, ya que el castigo no provee información correcta en cuanto a la conducta deseada. No obstante, el castigo puede ser una estrategia de manejo reactiva acertada si se utiliza para complementar la estrategia de reforzar las conductas deseadas o el uso de medicación, o ambas. Si facilitamos que el niño entienda las consecuencias de su comportamiento, le enseñamos poco a poco a asumir responsabilidad por éste. Para que lo logre, nosotros también tenemos que asumir la responsabilidad que nos toca.

EL CASTIGO DE TIEMPO
FUERA DE REFUERZO POSITIVO

No es conveniente ni recomendable el uso del castigo corporal. Los mejores castigos son los de pérdida de privilegios y los de requerir que el niño permanezca sentado en un lugar de la casa en donde no reciba atención o entretenimiento alguno. Este tipo de castigo se conoce como "tiempo fuera," es decir, un período de suspensión temporal de las actividades agradables o de la compañía o atención de otros. La pérdida de privilegios puede incluir privar o restringir el tiempo de ver la televisión o de jugar, si es que estas actividades son agradables para el niño. Puede incluir también acostarse más temprano.[80]

Para que el castigo de tiempo fuera sea efectivo, el niño debe saber de antemano el castigo que recibirá por su comportamiento inadecuado. El castigo debe ser en proporción a la transgresión. Se debe castigar la conducta llevada a cabo y no al niño o adolescente como persona. Debe darse tan pronto ocurra la conducta indeseada, de manera que el niño pueda recibir la información de que esta conducta no es apropiada para la situación.

Los castigos deben ser de corta duración. Usualmente, se estima un minuto de tiempo fuera por cada año del niño o dos minutos por año, si la conducta es más seria. Es muy útil utilizar un reloj portátil que tenga el mecanismo para hacer sonar un timbre que indique que ha terminado el tiempo de castigo. El uso del reloj es necesario porque establece el tiempo que el niño estará castigado e indica cuándo termina el mismo.

Aplicar el tiempo fuera durante horas y la pérdida de privilegios durante semanas o meses, como sería la decisión de prohibirle salir de la casa o usar la bicicleta por varios días o semanas, no es una estrategia efectiva y fomenta el malestar y la rebeldía. Además, muy pronto usted sería la primera persona en desear acortar el castigo o no velar porque se cumpla, ya que no es fácil tener un niño hiperactivo en la casa por tanto tiempo.

Es necesario administrar las consecuencias negativas de forma consecuente. En este proceso no podemos actuar como algunos políticos que prometen mucho y cumplen muy poco. Hay que actuar. Se deben eliminar por completo las advertencias repetidas, los regaños y las "cantaletas." Lo que hay que hacer es aplicar el castigo previamente acordado de forma inmediata y consecuente. Para lograr esto, es necesario que escoja castigos que usted pueda hacer cumplir. Por ejemplo, si está en una sala de cine viendo una película con el resto de la familia, no es correcto advertirle al niño que si sigue interrumpiendo lo va a regresar a casa. Probablemente, usted no podrá cumplir con esto. Si él está interesado en la película, una mejor alternativa es señalarle que si sigue interrumpiendo lo va a sacar de la sala de cine por un rato.

Acuérdese, además, de no aplicar consecuencias negativas para aquellas conductas que están fuera del control del niño. Por ejemplo, es injusto castigar al niño por obtener calificaciones bajas sin conocer la razón para ello o si el niño tiene dificultades significativas para prestar atención en el salón de clases, para leer o para escribir al nivel esperado para el grado.

Es bueno recordar que lo que es un castigo para un niño puede ser una recompensa para otro. Una de mis amigas solía contarme lo fascinante que era que la maestra la castigara sentándola al lado de su escritorio cuando se comportaba mal. Me explicaba emocionada que cuando esto ocurría era como haberse convertido en la maestra del grupo. Lejos de un castigo, esta acción de la maestra de sentarla junto a ella era un refuerzo para mi amiga. Naturalmente, su conducta en la escuela no mejoraba.

Aplicación del tiempo fuera

Un niño pequeño continuaba comportándose mal durante un servicio religioso, a pesar de los esfuerzos de los padres. Finalmente, el padre lo tomó de la mano con firmeza y, ya enojado, decidió sacarlo del templo. Justo antes de salir, el niño gritó a todos los allí reunidos: "¡Recen por mí, recen por mí!"

Las siguientes guías pueden ser útiles, sobre todo para niños de 3 a 11 años de edad.[7]

1. Identificar y describir claramente las conductas que no se van a permitir. Por ejemplo: brincar en la cama, escribir en las paredes, agredir a otros, tener rabietas, romper objetos, dañar la propiedad, etc.

2. Escoger el área de tiempo fuera. Ésta puede ser una silla localizada de frente a una esquina, pero alejada de las paredes para que el niño no pueda patearlas mientras esté sentado, o una habitación en la que no tenga nada con qué entretenerse, ya sean los juguetes, la televisión o la presencia cercana de otras personas. De sentarlo en una silla, la colocación debe ser una en la que pueda observar el comportamiento del niño mientras usted continúa con sus actividades. Ésta puede estar en una esquina de la cocina o de la sala, en la entrada de un pasillo, etc. Es esencial que en el área escogida no hayan cosas que sirvan de reforzadores para el niño.

3. Al explicarle al niño estas conductas, debe asegurarse de que las entienda e informarle que tan pronto ocurran será castigado con tiempo fuera.

4. Tan pronto ocurra la conducta inapropiada, pídale con firmeza que vaya al área seleccionada de tiempo fuera. Manténgase calmado. No grite. Si se resiste, debe llevarlo de la mano o cargarlo teniendo cuidado de no lastimarlo. No dé segundas oportunidades.

5. Prepárese mentalmente para lidiar con el llanto, las protestas o las rabietas del niño al ser castigado. Estas reacciones irán disminuyendo en intensidad con el transcurso del tiempo.

6. Coloque al niño en la silla y dígale con firmeza que se quede en ella hasta que usted le dé permiso para levantarse.

7. Programe el reloj por la cantidad de minutos de tiempo fuera que le correspondan (usualmente, un minuto por cada año de edad), a menos que la conducta inadecuada que haya llevado a cabo amerite un castigo más prolongado. Si su hijo tiene 5 años, debe estar en la silla 5 minutos.

8. No conteste preguntas ("¿Cuánto falta?"). Tampoco responda a cuestionamientos ("Tú no castigas a mi hermana cuando hace eso."), acusaciones ("¡Tú eres mala; no te quiero!") o amenazas ("Se lo voy a decir a abuela."). Ignore las rabietas (llanto prolongado, gritos, etc.).

9. No se preocupe por lo que puedan pensar otros familiares o los vecinos al escuchar el llanto del niño. Si es necesario,

explíqueles por qué hay momentos en que su hijo tiene rabietas fuertes. No intervenga con el niño a menos que se haya salido de la silla.

10. El castigo terminará con la señal que dé el reloj al concluir el tiempo de castigo. Sin embargo, si en ese momento el niño está protestando o llorando, no le levante el castigo hasta que haya estado tranquilo por un rato (30 segundos).

11. Es de esperarse que el niño trate de salirse de la silla antes de tiempo. La primera vez que lo haga dígale con firmeza que, si lo vuelve a hacer, se le llevará a una habitación. Si abandona la silla nuevamente, llévelo a la habitación seleccionada (no debe tener juguetes con que entretenerse, debe estar bien iluminada y con ventilación adecuada) y dígale que se siente en la cama. Deje la puerta de la habitación abierta. Si el niño se sale o se torna agresivo, consulte a un profesional para obtener recomendaciones especiales.

12. Al levantar el castigo, pídale que explique la razón por la cual fue castigado.

13. No olvide elogiar frecuentemente al niño cuando está comportándose adecuadamente.

Otro niño recibió el castigo de tiempo fuera. Al terminar al castigo la informó a su madre que había pensado mucho y que había orado. La madre, muy contenta, le dijo: "Te felicito. Si le pides a Dios que te ayude, Dios te ayudará." Un tanto sorprendido, contestó: "No le pedí que me ayudara a comportarme mejor. Le pedí que te ayudara a tolerarme mejor."

Además del tiempo fuera, las consecuencias negativas pueden incluir limitar el tiempo de ver la televisión, de jugar con un juguete preferido o de jugar fuera de la casa. Recuerde que los castigos deben ser breves y aplicarse tan pronto la conducta ocurra.

DECIDIR DE QUIÉN ES EL PROBLEMA
Y PERMITIR ESCOGER

Es muy útil que todos los niños, y en particular los que presentan el DA, tengan la oportunidad de tomar decisiones sencillas y entender las consecuencias de esas decisiones. Podemos entender este enfoque al momento de manejar el comportamiento inadecuado del niño. Esto requiere, como un primer paso, que el padre o maestro pueda decidir si la conducta demostrada constituye un problema para él o para el niño. ¿A quién le corresponde resolver la situación o el problema que surge? Por ejemplo, vamos a suponer que el niño rehúsa obedecer el mandato de irse a bañar. Pensamos equivocadamente que el problema que surge de esta situación es uno que nos corresponde a nosotros resolver, es decir, que es un problema nuestro. Sin embargo, es un problema que le corresponde al niño resolver. Él es quien tiene que bañarse, no usted. Por lo tanto, es necesario "devolver este problema al niño" para que lo resuelva.[68]

Lo anterior se puede lograr cuando le permitimos al niño escoger o decidir cómo resolver la situación. Por ejemplo, se le puede indicar en forma calmada y firme, mirando a sus ojos: "Puedes escoger entre bañarte ahora o ir castigado a la silla" (u otra pérdida de privilegio). Ahora, el problema le pertenece al niño y él debe decidir entre acceder a bañarse o sufrir las consecuencias de su decisión. Si el niño decide no obedecer, le corresponderá al padre aplicar el castigo o la consecuencia negativa previamente acordada. Si el niño decide responder de una forma adecuada, tendrá como consecuencia positiva el reconocimiento o elogio.

En otras situaciones, el niño puede decidir llevar a cabo comportamientos inadecuados y enfrentar las consecuencias naturales que tienen estos comportamientos. Por ejemplo, si el niño no empieza a estudiar en el momento indicado y pierde tiempo, posteriormente esta decisión tendrá como consecuencia natural una reducción en el tiempo de ver la televisión o de jugar.

Los siguientes pasos pueden facilitar la implantación de las ideas discutidas anteriormente.[7]

1. En la medida en que sea posible, al darle al niño un mandato, asegúrese de que es el momento oportuno para que lo lleve a cabo. Por ejemplo, no le pida que se bañe cuando está viendo su programa favorito de televisión.
2. Dé el mandato cuando usted u otra persona esté desocupada y pueda dar seguimiento inmediato al niño.

3. Sea claro en su mandato. Comuníquelo en un tono de voz adecuado, pero con firmeza.

4. Luego de que haya dado el mandato, cuente en voz alta del 1 al 5. Posteriormente, es recomendable que lo haga mentalmente para que el niño no aprenda a responder cuando llegue el conteo del número cinco.

5. Si no ha comenzado a obedecer, mírele fijamente y diga con firmeza: "Fíjate bien y decide. Puedes escoger entre hacer lo que te pedí o ir a la silla."

6. Cuente nuevamente del 1 al 5. Si el niño obedece, elógielo. Si no ha comenzado a obedecer durante este conteo, dígale: "Veo que escogiste el castigo. Siéntate en la silla hasta que te diga que te puedes levantar." Aplique el procedimiento de tiempo fuera como se explicó en la sección anterior.

7. Cuando haya terminado el tiempo de castigo, regrese a donde está y dígale: "¿Puedes hacer ahora lo que te pedí?" Si el niño decide no hacerlo, se repite el tiempo fuera en la silla. Si accede, elógielo. Repita este procedimiento, lo más calmadamente posible, hasta que él obedezca.

8. Si esta estrategia no está siendo efectiva, consulte a un profesional.

9. Asegúrese de elogiar al niño todas las veces que obedezca sus mandatos. Es la combinación de estrategias de consecuencias positivas y negativas lo que va a ayudarle a manejar en forma efectiva el comportamiento de su niño.

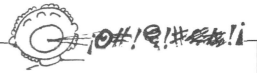

Uno de mis amigos tenía una costumbre muy particular: decir "malas palabras" en presencia de su mamá. Entre otras ayudas decidimos usar el tiempo fuera en su habitación, por seis minutos, cada vez que lo hiciera. Una noche, al momento de acostarlo y compartir con él en su habitación, mi amigo le comentó a su mamá con picardía: "Como ya estoy en mi cuarto, si digo malas palabras no me puedes castigar, ¿verdad?" Antes de que su mamá pudiera pensar en una contestación, mi amigo comenzó a decir la consabida letanía de palabras. Al terminar, abrazó a su mamá y le dijo: "Te quiero mucho y no lo voy a hacer más." Este fue el final de esta conducta tan peculiar de mi amigo.

OTROS CASTIGOS:
SOBRECORRECCIÓN Y COSTO DE RESPUESTA

El castigo de sobrecorrección consiste en pedir al niño que corrija la acción inapropiada o restituya el daño hecho y después que practique varias veces un comportamiento apropiado alterno.[80] Por ejemplo, se ha establecido la regla de no correr en la casa. El niño corre por el pasillo y tumba a la hermanita y sus muñecas al piso. El castigo consistiría en ayudar a la hermana a levantarse, recoger las muñecas y pedir perdón. Posteriormente debe caminar, no correr, por el pasillo 5 veces.

El castigo de costo de respuesta (capítulo 13), que tiene que haberse establecido previamente, consiste en quitar reforzadores ganados como consecuencia de una conducta inapropiada. Por ejemplo, el niño podría perder algunos de los puntos o fichas ganadas con anterioridad por su conducta apropiada. Hay que tener cuidado al utilizar esta estrategia y evitar que el niño sea penalizado excesivamente, pues puede quedarse sin puntos que puedan continuar motivando la conducta deseada.[80]

CONSECUENCIAS NEGATIVAS
CON ADOLESCENTES

Las estrategias discutidas en la sección anterior necesitan modificarse y adaptarse para los adolescentes. Esta adaptación debe comenzar entendiendo el sentir de ellos y manteniendo expectativas realistas.

Todos quisiéramos que nuestros adolescentes fueran razonables, dóciles, disciplinados y dedicados a los estudios. También nos gustaría que apreciaran nuestros esfuerzos, fueran receptivos a tomarse los medicamentos y estuvieran ávidos de beneficiarse de ayuda profesional. ¡Ah, se me olvidaba! También nos gustaría que fuesen menos enamorados y más eficientes en el uso del teléfono. Pues, si no lo sabe ya, la realidad es otra. Y qué bien que es otra porque esto quiere decir que están demostrando los comportamientos propios de la edad. Por lo tanto, es necesario revisar nuestras expectativas, aceptar estas conductas como normales y dar espacio a las mismas para que puedan manifestarse sin crear conflictos innecesarios. Como señala el Dr. Wender, el adolescente no cree que su comportamiento esté ocasionando problemas en el hogar o en la escuela. Sencillamente, entiende que tiene gustos, valores y metas diferentes y que sus padres o maestros no lo aceptan así y quieren cambiarlo.[86]

Al usar la estrategia de consecuencias negativas, el procedimiento de tiempo fuera debe adaptarse de forma tal que el joven pierda privilegios propios de la edad como ver la televisión, usar la computadora, participar en actividades sociales, compartir con los compañeros o usar el teléfono para hablar con amigos, entre otros. Sin embargo, recuerde que la pérdida de privilegios debe ser por períodos cortos (p.ej., minutos, horas o días). No hay nada más contraproducente que castigar por períodos muy largos. Con los adolescentes, los castigos de duración excesiva provocarán sentimientos de hostilidad y rebeldía. Además, es por medio de la comunicación efectiva y del uso de consecuencias positivas para las conductas deseadas que mejor se logra el cumplimiento de las reglas establecidas.

Como se explicara en el capítulo 11, al aplicar los castigos haga uso de su autoridad como padre, pero asegúrese de no utilizar una comunicación agresiva. La meta no es imponernos "a las malas," sino hacer cumplir las reglas y los acuerdos.

Recuerde . . .

✓ Destacar lo bueno o positivo en sus conversaciones.
✓ No llegar a conclusiones precipitadamente.
✓ Esperar su turno para hablar.
✓ Mantenerse en el tópico de la conversación.
✓ Ser breve e ir al grano.
✓ Hablar en un tono de voz bajo.
✓ No traer experiencias pasadas irrelevantes.
✓ Aceptar sus errores.
✓ Pedir perdón.
✓ Permitir la expresión de los sentimientos del joven.
✓ Aprender a controlar sus propias emociones.

Finalmente, no olvide revisar periódicamente aquellas creencias que tienen como base pensamientos erróneos o distorsionados. Recuerde, el adolescente no disfruta de oír música en un volumen alto para retarlo, ni se olvida de apagar las luces de su habitación para arruinarlo. Parafraseando a los doctores Barkley y Robin, el hecho de que su hijo no haga las tareas del hogar ni recoja la habitación no quiere decir que de adulto va a ser un deambulante que viva de la beneficencia social.[6,75] Mantenga todas estas ideas en mente para así usar acertadamente las estrategias de castigo con su hijo o estudiante.

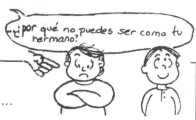

"Si supieran qué se siente cuando ...

... me gritan porque no terminé de copiar las tareas."

... me castigan quitándome la oportunidad de compartir con mis abuelos."

... la relación con mis padres gira en torno a gritos, amenazas y castigos."

... me comparan con mi hermano, que sí se portaba bien."

... me dicen que no iré de viaje con mi familia hasta que mejore las calificaciones."

... yo trato y trato pero no lo logro."

GRITAR Y PEGAR
COMO CONSECUENCIA NEGATIVA

En nuestra cultura, es común el regañar en un volumen de voz alto y en ocasiones con gritos. Esta práctica está muy arraigada en nosotros. Se nos hace difícil dejar de hacerlo. Es recomendable tomar medidas para reducir el uso del grito como castigo. Este no solamente es ineficaz, sino que tiende a crear un ambiente de malestar e incomodidad. Se asombrará de la reacción de su hijo o estudiante si usted lo sorprende y lo corrige en un tono de voz bajo. Pruébelo.

De igual forma, el castigo corporal tiene una serie de efectos negativos. Pegarle al niño crea situaciones de conflicto y fácilmente provoca sentimientos de hostilidad, agresividad y rebeldía. Peor aún, dado que los niños hiperactivos tienen una dificultad significativa para autorregular la conducta, el uso del castigo corporal con ellos puede ser muy frecuente y llegar al abuso físico. Además, el castigo físico enseña a resolver conflictos personales pegando o agrediendo a otros.

MANTENER UN FRENTE UNIDO

Es necesario que los padres, u otros familiares que vivan en el hogar, sepan qué hacer en los momentos en que es necesario aplicar las consecuencias positivas (refuerzos) o negativas (castigo) al comportamiento del niño, y que puedan apoyarse mutuamente. Esto es muy importante. Como explicara en el capítulo 10, puede suceder que el padre o el familiar que no interviene, o que de alguna forma quita el castigo dado por el otro padre, sea percibido por el niño como su "defensor." En estas situaciones, el niño puede percibirse como la "víctima." Además, el padre que aplicó el castigo puede ser percibido como el "acusador." Esta dinámica es nociva y fomenta unas alianzas que lastiman al niño y afectan el bienestar de la vida familiar.[86]

> Me comentaba una madre: "Todos los miembros de mi familia tenían una teoría distinta de cuál era el problema de mi hijo y lo disciplinaban en forma diferente. Estas teorías coincidían en que mi esposo y yo teníamos la culpa. Tuvimos que tomar el control de esta situación. Escribimos las reglas que mi hijo tenía que cumplir y cómo manejar su conducta. Éstas fueron puestas en un lugar visible de la casa. Algunos familiares aceptaron las reglas y otros se sintieron ofendidos, pero esto fue esencial para que mi hijo tuviera un frente unido."

SER CONSECUENTE

Ser consecuente quiere decir que tanto los padres como los maestros necesitan ser firmes e implantar las estrategias de manejo consistentemente a través del tiempo. La inconsistencia es uno de los factores que más contribuye a que las estrategias discutidas se tornen ineficaces. A veces queremos soluciones mágicas. No olvidemos que la dificultad principal del niño es para autorregular la conducta de acuerdo a las normas. Además, a él le ha tomado meses o años desarrollar las conductas inadecuadas que queremos modificar o manejar mejor. Como señala el Dr. Barkley, no vamos a lograr nuestro objetivo de un día para otro, ni de un mes para otro, ni siquiera de un año para otro.[5] No se dé por vencido ni pierda las esperanzas porque alguna estrategia en particular no produzca los resultados dramáticos e inmediatos que tanto quisiéramos. Es necesario tener expectativas realistas, entender que el DA no puede ser erradicado y reconocer que ninguno de los métodos de tratamiento que han sido demostrados como útiles son totalmente eficaces.

¡CUÁN DIFÍCIL PUEDE SER!

La mamá de una amiga me contó adolorida la siguiente experiencia. La niña había recibido un castigo de tiempo fuera en su habitación como consecuencia de su comportamiento inadecuado. Sus padres habían manejado muy bien la situación. Al terminar el castigo, su madre habló con ella y le pidió que le explicara por qué había sido castigada. Eugenia le contestó: "Mami, ustedes estarían mejor sin mí ... " "?Claro que no!", contestó su mamá. "No queremos que te sientas así ... eres lo más importante para tu papá y para mí." Eugenia no perdió tiempo en comentar: "Una niña me dijo que ayer lo pasaron mejor sin mí ... que yo les molesto mucho." (Eugenia había faltado a la escuela el día anterior.)

Este ejemplo ilustra la complejidad de experiencias que vive un niño con el diagnóstico del DA *con hiperactividad*, así como la importancia de mantener una comunicación efectiva con él y de fortalecer continuamente su autoestima, sin dejar de usar en forma consistente el procedimiento de tiempo fuera. Ilustra, además, por qué el uso de medicamentos que ayuden a autorregular la conducta durante el día escolar puede proteger al niño de experiencias de frustración y rechazo.

Puntos a recordar al usar castigos

Reglas de oro

✓ Consultar con un especialista
✓ Informar a la persona el castigo que recibirá por su conducta
✓ Castigar la conducta indeseada y reforzar la deseada
✓ Usar la estrategia de tiempo fuera o pérdida de privilegios
✓ Castigar la conducta y no a la persona
✓ No castigar las conductas que están fuera del control de la persona
✓ Mantener una comunicación efectiva y un frente unido

Al seleccionar los castigos

✓ Escoja aquellos que pueda hacer cumplir
✓ Asegúrese de que el castigo escogido no es un reforzador

No deben usarse como castigo

✓ Castigo físico o corporal
✓ Gritos y "cantaleteos"
✓ Privación de regalos de cumpleaños u ocasiones especiales
✓ Privación de actividades de recreación y descanso de la familia
✓ Privación de actividades que fortalezcan la autoestima

El castigo debe

✓ Ser en proporción a la transgresión
✓ Aplicarse tan pronto ocurra la conducta indeseada
✓ Ser de duración corta
✓ Ser consecuente

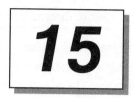

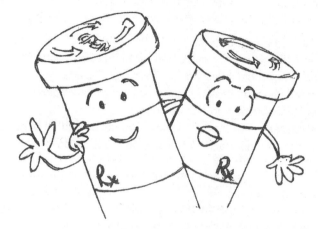

MEDICAMENTOS

Los medicamentos que se usan para el tratamiento de los síntomas de las personas con el DA han demostrado ser seguros y eficaces en cientos de investigaciones científicas.[41] Por tal razón, esta forma de tratamiento debe ser considerada y discutida con un profesional especializado en el tratamiento de la condición y que esté legalmente autorizado para ello. Estos profesionales son médicos especializados tales como el neurólogo pediátrico, el psiquiatra de niños y el pediatra.

Como ocurre con cualquier medicina, los medicamentos que discutiré en este capítulo producen efectos deseados y otros no deseados. Los efectos deseados son la modificación de aquellos síntomas o conductas que queremos mejorar, mientras que los efectos no deseados son alteraciones o nuevos síntomas que interfieren con el funcionamiento normal. La decisión de usar medicación como parte del tratamiento del DA debe tomarla el médico especializado, una vez ha analizado la salud integral de cada persona y ha evaluado si los posibles beneficios son mayores que los riesgos. En la mayoría de los casos hay más beneficios que riesgos. La información presentada en este capítulo no puede utilizarse, en forma alguna, para medicar a un niño, adolescente o adulto sin haber consultado previamente a alguno de los médicos identificados anteriormente.

La American Academy of Child and Adolescent Psychiatry (AACAP) preparó unas guías para el tratamiento del DA.[1] Esta organización clasifica los medicamentos en aquellos que han sido aprobados por la Administración Federal de Drogas y Alimentos (FDA, por sus siglas en inglés) para el tratamiento del DA y aquellos que han sido aprobados para otros propósitos. Para facilitar la lectura llamo al primer grupo medicamentos primarios y al segundo grupo medicamentos alternativos o de segunda línea, es decir, que, de ser eficaces, podrían sustituir a los primarios.

MEDICAMENTOS PRIMARIOS

Los medicamentos aprobados por la FDA para el tratamiento del DA en niños mayores de 6 años se clasifican en estimulantes y no estimulantes. Los estimulantes se derivan de anfetaminas y metil-fenidato y, gracias a la maravilla de los adelantos tecnológicos, estos medicamentos pueden tener efectos de duración corta, intermedia o prolongada. El único medicamento no-estimulante se deriva de atomoxetina y tiene una duración continuada.

Los medicamentos primarios parecen incrementar la disponi-bilidad de los neurotransmisores dopamina y norepinefrina que son necesarios para aumentar la actividad de las regiones cerebrales a cargo de la autorregulación del comportamiento. Esta acción estimula las funciones ejecutivas de inhibir, controlar y planificar la conducta y de mantener la atención o el esfuerzo sostenido. No es de extrañar, pues, que 70% o más de los niños que son tratados con medicamentos primarios mejore su conducta en forma significativa mientras está en tratamiento.[41,88]

Medicamentos primarios

Estimulantes
Preparaciones a base de *anfetaminas*

De actuación corta (4 a 5 horas)
- Adderall
- Dexedrina
- Dextrostat

De actuación intermedia (6 a 8 horas)
- Dexedrina "Spansule"

De actuación prolongada (10 a 12 horas)
- Adderall XR
- Vyvanse

Preparaciones a base de *metilfenidato*

De actuación corta (3 a 4 horas)
- Focalin
- Metadate
- Methylin
- Ritalin (Rubifén)

De actuación intermedia (6 a 8 horas)
- Metadate ER o CD
- Methylin ER
- Ritalin SR o LA

De actuación prolongada (10 a 12 horas)
- Concerta
- Daytrana (parcho transdérmico)
- Focalin XR

No estimulantes
Preparación a base de *atomoxetina*
- Strattera (24 horas)

Estimulantes

Todos menos uno de los estimulantes (Daytrana) se toman oralmente y son absorbidos rápidamente en la corriente sanguínea. La dosis específica de los estimulantes debe determinarse para cada persona, ya que no hay una relación concordante entre el peso, la estatura o la edad y la respuesta deseada al medicamento. La práctica usual es empezar con una dosis baja. Esta dosis se regula de acuerdo a un plan, hasta que se observa un cambio favorable en el comportamiento del niño, a menos que aparezcan efectos secundarios no deseados. De no tener el efecto esperado, el médico puede probar con otros medicamentos. Las observaciones sistemáticas de los padres, los maestros y del propio niño son importantísimas para evaluar la efectividad y establecer la dosis adecuada de la medicación o si fuese necesario cambiar la medicación por otra.

De corta actuación

En términos generales, los efectos de los estimulantes de corta actuación se observan usualmente de 30 a 60 minutos luego de haberse administrado. Los efectos máximos se observan durante un período de 1 a 2 horas después de ingerir el estimulante y desaparecen en un período de 3 a 6 horas.[41] Es por esta razón que, de ser necesario, se acostumbra administrar una segunda dosis alrededor del mediodía. De ser éste el caso, es necesario coordinar los detalles de la administración del medicamento con la persona designada por la escuela para ello. En algunas escuelas esta responsabilidad la asume el maestro, en otras, la enfermera u otro adulto responsable designado por el director escolar.

Recientemente, salió al mercado un estimulante de corta duración en forma líquida o en tabletas para mascar (Methylin). Esta fórmula podría ser una alternativa para niños que no han aprendido a tragar pastillas. No se conoce cómo compara la efectividad de este medicamento con aquellos que son administrados en tableta o cápsula.

De actuación intermedia

Los efectos de los estimulantes de actuación intermedia se observan, en términos generales, de 1 a 2 horas luego de la ingesta y su efectividad puede durar de 4 a 8 horas. Al igual que con los medicamentos de actuación prolongada, la duración extendida se logra gracias a mecanismos desarrollados para que el medicamento se libere de forma sostenida. Algunas personas necesitan una segunda dosis del medicamento para funcionar adecuadamente en las últimas horas en la escuela o al momento de hacer las tareas escolares y estudiar en el hogar.

De actuación prolongada

Los efectos de los estimulantes de actuación prolongada generalmente se identifican de media a dos horas después de la ingesta y pueden tener una duración de 10 a 12 horas. La ventaja de estas fórmulas es que se elimina la necesidad de tener una segunda dosis al mediodía.

Para aquellas personas que no saben o no pueden tomar pastillas, las cápsulas de Adderall XR, Metadate CD y Ritalin LA pueden abrirse y espolvorearse en una comida suave (p. ej., puré de manzana). Muy recientemente salió al mercado un estimulante de actuación prolongada que se administra a través de un parche (Daytrana) en la cadera. Este medicamento tarda alrededor de dos horas en surtir efecto y su duración es de hasta 12 horas. Nuevamente, no existen investigaciones que comparen la eficacia de éste con los otros medicamentos discutidos en esta sección.

No estimulantes

El único medicamento primario para el TDAH que no es estimulante es Strattera, que se prepara a base de atomoxetina. Este medicamento se toma diariamente y tiene efectividad prolongada. Su eficiencia clínica no es inmediata sino que los efectos comienzan a verse aproximadamente después de la tercera semana de tratamiento.

Strattera es un medicamento con eficacia demostrada para reducir los síntomas medulares del DA y representa una alternativa para las personas que no responden favorablemente a estimulantes o cuando éstos no son tolerados. Además, puede ser útil para el tratamiento de los tics, la ansiedad o la depresión que podrían acompañar al DA.[88]

"¡Dios bendiga al señor que se inventó el medicamento! Ahora mi hermano y yo compartimos más y peleamos menos" (Comentario espontáneo que hizo a su madre el hermano mayor de uno de mis amigos).

"La medicación me ayuda a prestar atención en la escuela. Mis notas han mejorado."

"No podía creer el cambio de conducta que veía en Daniel al empezar a usar las pastillas. ¿Por qué no se las habré dado antes?"

"Mi relación con los demás, incluso con mi esposa, es mucho mejor cuando uso los medicamentos. Ella me apoya en que continúe tomándolos pues ve un cambio grande en mi conducta."

Efectos positivos demostrados

Numerosos estudios han demostrado el efecto favorable de los medicamentos primarios en los niños, adolescentes y adultos con el diagnóstico del DA. Es necesario enfatizar el hecho de que este tipo de tratamiento ha probado ser el más eficaz para reducir los síntomas de inatención, impulsividad e hiperactividad.[41,62,63] Aún así, el efecto positivo es más abarcador cuando se complementa el tratamiento médico con las estrategias discutidas en los capítulos anteriores.

La mayoría de las investigaciones para evaluar la eficacia de la medicación se ha llevado a cabo en niños de 7 años o más. Las investigaciones hechas con niños menores de 5 años son escasas. Recientemente se completó el estudio diseñado para evaluar la seguridad y efectividad del metilfenidato en niños de 3 a 5 años.[49] El estudio documentó el efecto significativo del medicamento para reducir síntomas, pero estos efectos no fueron tan robustos como los que se dan en niños mayores. Además, los efectos no deseados fueron relativamente mayores. No se considera que los medicamentos primarios sean la primera opción de tratamiento para niños de estas edades, sobre todo aquellos de 4 años o menos. La razón es que los efectos de este tipo de tratamiento a esas edades y a largo plazo no han sido estudiados.

La efectividad del tratamiento con medicamentos es más notable para el DA *con hiperactividad* que para el DA *sin hiperactividad*.[81] Los efectos favorables que se obtienen mientras la persona está medicada se resumen a continuación.

- Aumento en el lapso (duración) de atención sostenida o en las conductas dirigidas hacia una meta, como sería hacer las tareas escolares.
- Reducción en el nivel de impulsividad y actividad motriz gruesa (moverse, pararse, caminar).
- Mejores destrezas motrices finas (manuales), que se refleja en la calidad y organización del trabajo escrito.
- Aumento en la cantidad y, en algunos casos, en la calidad del trabajo escolar completado.
- Reducción de la conducta oposicional o desafiante, las rabietas, las explosiones de ira y la agresividad.
- Mejores relaciones interpersonales con los padres, familiares, maestros y compañeros. Este cambio parece ser producto de la disminución de la conducta impulsiva y perturbadora.

- Aumento en la capacidad para demostrar en el salón de clases lo que se ha aprendido. Sin embargo, es interesante el hecho de que estos medicamentos no parecen aumentar las puntuaciones en pruebas de aprovechamiento académico diseñadas para medir conocimiento general y destrezas académicas (p. ej., lectura, matemáticas, etc.).

Efectos negativos no demostrados y creencias erróneas

Algunos comentarios equivocados

"Esas pastillas son para gente que está loca."

"No quiero que mi hijo sea un adicto."

"Los medicamentos causan Alzheimer."

"No quiero que mi hijo sea infértil cuando sea adulto."

Los medicamentos estimulantes tienen un potencial de ser mal usados y abusados. Es por esta razón que la FDA ha establecido controles estrictos en la manufactura, distribución y prescripción de los mismos. Los medicamentos estimulantes son seguros cuando se usan bajo supervisión médica y son recetados correctamente. Sin embargo, algunas personas creen que estos medicamentos son adictivos y producen un estado de ánimo elevado, de euforia o de bienestar excesivo. Las investigaciones de la Dra. Nora Volkow, Directora del Instituto Nacional de Abuso de Drogas de los Estados Unidos, y otros investigadores demuestran que esta creencia es incorrecta.[41,84]

Es interesante que los niños y adolescentes con el diagnóstico del DA no informan una reacción de euforia o bienestar. De hecho, he escuchado a mis amigos adolescentes expresar resistencia a tomar los medicamentos porque se sienten diferentes o porque entienden que pueden desenvolverse adecuadamente sin ellos.

Más importante aún, las investigaciones demuestran que el tratamiento con medicamentos estimulantes desde la niñez no aumenta el riesgo para el abuso de drogas y alcohol y podría tener un efecto protector.[12,89] Aquellos que presentan un trastorno de conducta además del DA corren mayor riesgo de abusar sustancias ilícitas. En esos casos, este abuso está asociado a la presencia del trastorno de conducta en el adolescente y no al tratamiento con medicamentos en la niñez.[10]

Se ha informado sobre casos de adolescentes que han ingerido medicamentos de otros niños con el diagnóstico del DA y han abusado del mismo. Es por esta razón que los adultos o maestros responsables deben supervisar estrechamente la administración de la medicación estimulante para evitar que otras personas, dentro o fuera de la familia, hagan un uso incorrecto de la medicina. El uso de estimulantes debe ser estrictamente supervisado cuando hay usuarios de drogas en la familia inmediata.

Con frecuencia, se piensa que el uso de medicamentos constituye un tratamiento artificial que no va a la raíz del DA. Como explicara, las medicinas utilizadas para el tratamiento de esta condición tienen el efecto de activar las áreas del cerebro encargadas de facilitar la autorregulación del comportamiento.[10,84] Claro está, los medicamentos no van a ser un tratamiento efectivo para otras dificultades asociadas como lo son las inhabilidades específicas para el aprendizaje o la conducta negativista y desafiante. Estas dificultades requieren de tratamiento educativo y psicológico.

Otras creencias erróneas tienen que ver con el uso de medicamentos solamente durante la niñez y con su efecto especial sólo en las personas que presentan el DA. La medicación con estimulantes puede utilizarse en la adolescencia y en la adultez, y no únicamente en la niñez como se piensa en ocasiones. Es cada vez más frecuente el uso de este tipo de medicación en el tratamiento del DA en adultos. Antes se pensaba que los estimulantes tenían un efecto único o especial en los niños y adolescentes hiperactivos o inatentos. Hoy día sabemos que esta medicación tiene el potencial de aumentar la concentración y ayudar en la autorregulación del comportamiento en la mayoría de las personas, no solamente en las que presentan el diagnóstico del DA.[84] Esta es una de las razones por la cual el hecho de que el niño responda positivamente a la medicación no quiere decir que tenga el DA.

Efectos no deseados informados

Estimulantes

Cada persona puede responder de forma diferente a los medicamentos estimulantes, por lo que no es posible predecir los efectos secundarios

de alguno en particular. Sin embargo, la mayoría de los efectos
secundarios son leves y desaparecen una vez la medicación deja de
tomarse. A continuación se identifican los más importantes.[41]

- Disminución del apetito. Es necesario asegurarse de que
  el niño consuma una cantidad y un balance de nutrientes
  adecuado cada día para alimentarse y desarrollarse saludable-
  mente.
- Insomnio, es decir, la dificultad para quedarse dormido a la
  hora de acostarse. Por esta razón, se evita usar la medicina tarde
  en la tarde o en la noche.
- Aumento leve en el ritmo cardíaco y en la presión sanguínea.
  Estos cambios no son permanentes y no representan un riesgo
  para la mayoría de los niños que presentan el diagnóstico del
  DA. Este posible efecto secundario sería uno muy importante a
  considerar si la persona padece de presión sanguínea alta y debe
  comunicarse al médico.
- Dolor leve de estómago o de cabeza.
- Aparición o intensificación de movimientos involuntarios que se
  repiten (tics), tales como parpadear, juguetear con los dedos,
  encoger los hombros o hacer sonidos vocales abruptos. Estos
  tics tienden a desaparecer al retirar el medicamento. Es
  importante informar al médico si el niño o la familia tiene un
  historial de tics o del Síndrome de Tourette antes de probar la
  efectividad de los medicamentos estimulantes. De aparecer tics
  durante el tratamiento, se recomienda suspender éste de
  inmediato e informar al médico sobre el particular.
- Retraso en el crecimiento, que tiende a ser de pequeña
  magnitud durante los primeros dos años del uso del medicamento. No queda claro si este retraso continúa presente después
  de la adolescencia.[41]
- En menos del 1% de los casos, síntomas psiquiátricos, tales
  como desorganización del pensamiento, habla acelerada o sin
  sentido, manía, alucinaciones o ansiedad extrema, cuando la
  dosis del medicamento es muy elevada.
- Aumento en la actividad, o un estado de ánimo negativo o irritable, cuando el medicamento está perdiendo su efecto. Esta

reacción se conoce como el "efecto rebote." Puede reducirse o eliminarse cambiando la dosis o las horas en que se da el medicamento. También se puede reducir añadiendo una dosis menor un tiempo antes de que el efecto rebote tienda a ocurrir. El efecto rebote tiende a presentarse en mucho menor grado y en menor frecuencia con los medicamentos de actuación prolongada.

Existe preocupación acerca del medicamento Adderall XR en niños con complicaciones cardiacas subyacentes. Se han informado 12 casos de muerte súbita en niños que recibían este medicamento entre el 1999 y 2003 (de un total de 30 millones de prescripciones de dicho medicamento durante ese período) Estas muertes están asociadas en gran medida a defectos estructurales del corazón. El número de muertes súbitas no parece ser mayor al número de este tipo de muerte en personas que no recibían medicamento. Es importante informar al médico acerca de dificultades cardíacas que estén presentes en el paciente.[41]

No estimulantes

Algunos de los efectos secundarios más frecuentes de Strattera son similares a los de los estimulantes: disminución del apetito, aumento en el ritmo cardiaco y la presión sanguínea, y dolor de estómago o de cabeza. La pérdida de sueño, la exacerbación de tics y el efecto rebote no son efectos asociados al consumo de Strattera. Hasta ahora se desconoce su efecto sobre el crecimiento.

Se ha informado enfermedad del hígado en dos personas que tomaban Strattera (ambas se recuperaron). Aunque es un efecto raro, es importante estar atento a la aparición poco probable de síntomas de enfermedad del hígado (p. ej., orina oscura, ictericia).[1,41]

Finalmente, se ha informado un riesgo muy pequeño para la aparición de pensamientos suicidas, aproximadamente en 4 de cada 1000 pacientes. Por tal razón es importante que este riesgo se discuta con los pacientes y la familia para que estos estén alertas ante cualquier indicador de la presencia de este tipo de pensamiento y puedan notificar al médico a cargo del tratamiento.[1]

Guías de la FDA para pacientes

La FDA le ha requerido a las compañías farmacéuticas que preparen guías informativas para los pacientes acerca de los posibles riesgos o efectos cardiovasculares adversos y síntomas psiquiátricos que podrían presentarse y las precauciones que se deben tomar. Estos eventos son sumamente infrecuentes. Las guías se encuentran disponibles en *www.fda.gov*. A la luz de estas guías, el Dr. Richard Rubin de la Universidad de Vermont ofrece las siguientes recomendaciones:[76]
    Se recomienda que los médicos evalúen los riesgos cardiovasculares:

- Obteniendo un historial médico del paciente para identificar diagnósticos previos de daños estructurales o funcionamiento anormal del corazón.
- Obteniendo un historial familiar de desórdenes del corazón y muertes súbitas no esperadas en jóvenes adultos.
- Investigando acerca de síntomas presentes tales como desmayos o dolor en el pecho al ejercitarse.

    Se recomienda que los médicos evalúen los riesgos de síntomas psiquiátricos:

- Obteniendo un historial inicial de síntomas o trastornos en el pasado (p. ej., psicosis y trastorno bipolar).
- Obteniendo un historial familiar sobre estos trastornos del pensamiento y del estado de ánimo.
- Identificando la presencia de estos trastornos al presente.
- Monitoreando la aparición de estos síntomas.

MEDICAMENTOS ALTERNATIVOS O DE SEGUNDA LÍNEA

Los medicamentos alternativos son aquellos que han sido aprobados por la FDA para el tratamiento de otras condiciones. Sin embargo, pueden ayudar a las personas con el diagnóstico del DA que no han respondido bien al tratamiento con medicamentos primarios, que presentan efectos secundarios negativos a estos, o que tienen un cuadro clínico de depresión o ansiedad, además del DA. Al igual que con los medicamentos primarios, se piensa que pueden tener un efecto beneficioso en el tratamiento médico del DA al aumentar la disponibilidad de los neurotransmisores en el cerebro.[79]

El grupo principal de los medicamentos alternativos son los antidepresivos que, como sugiere el nombre, han sido desarrollados para el tratamiento de la depresión. Los medicamentos antidepresivos usados con mayor frecuencia para el tratamiento del DA son:

Nombre genérico		Nombre comercial
bupropion	$\rightarrow$	Wellbutrin
imipramine	$\rightarrow$	Tofranil
nortriptyline	$\rightarrow$	Pamelor, Aventil

Efectos positivos reportados

Los estudios científicos demuestran que la medicación antidepresiva tiene un efecto de leve a moderado en la habilidad de la persona con el diagnóstico del DA para sostener la atención, inhibir los impulsos y regular el nivel de actividad. Puede tener el efecto adicional de mejorar el estado de ánimo de la persona y reducir las reacciones de ansiedad, preocupación e irritabilidad, y la propensión a responder en forma agresiva.[1,79]

Efectos no deseados reportados

- Disminución en el ritmo cardíaco. La American Academy of Child and Adolescent Psychiatry recomienda que se obtenga un electrocardiograma antes de iniciar el tratamiento con Tofranil, Pamelor o Aventil.[1]
- Con el medicamento Wellbutrin, aumento en el riesgo de convulsiones, sobre todo si el niño tiene un historial de epilepsia u otros problemas neurológicos.[1,88]
- Sequedad en la boca, estreñimiento, visión borrosa y erupción en la piel. Estas posibles reacciones pueden ser manejadas por el médico.[88]

Otro medicamento que ha demostrado algún grado de beneficio para el tratamiento del DA *con hiperactividad* es la clonidina (Catapres). Esta medicación, que se usa para el tratamiento de la hipertensión en adultos y para los tics, puede reducir la hiperactividad e impulsividad, así como la agresividad y la conducta oposicional desafiante. También tiene efectos secundarios que deben ser discutidos con el médico.

La tendencia es a utilizarla cuando otros medicamentos no han sido efectivos en ayudar a la persona con el DA.[1,41] Los médicos especializados tienen una experiencia extensa en el uso de medicinas y pueden, cuando es necesario, combinar medicamentos (p. ej., estimulantes y antidepresivos). Existe, además, otra serie de medicamentos que se están utilizando en forma experimental con resultados favorables en aquellos niños que no han respondido a los medicamentos antes discutidos. Es aconsejable consultar con los médicos especializados sobre estas y otras alternativas de tratamiento.

¿CUÁNDO DEBE USARSE LA MEDICACIÓN?

En las secciones anteriores, he presentado un resumen de los efectos deseados y no deseados del tratamiento con medicamentos. La decisión final en cuanto a incorporar este tipo de tratamiento deben tomarla ustedes como los padres del niño, conjuntamente con el pediatra, el neurólogo pediátrico o el psiquiatra de niños que va a asumir la responsabilidad del tratamiento.

Con frecuencia se me consulta si una persona que presenta el DA debe ser tratada con medicamentos. Mi posición es que si las dificultades para autorregular el comportamiento son de moderadas a severas, y ponen en riesgo la seguridad física, la autoestima, las relaciones interpersonales, el desarrollo educativo y las relaciones familiares, el tratamiento médico debe iniciarse conjuntamente con los tratamientos psicológicos y educativos. Al tomar esta decisión, es necesario hacer una evaluación médica y psicológica abarcadora, como se discutió en el capítulo 8. La evaluación psicológica ayudará a tener un cuadro más completo de las fortalezas y dificultades del niño y a seleccionar los tratamientos que sean necesarios.

En ocasiones, el comportamiento del niño está tan descontrolado que es necesario empezar el uso de medicamentos de inmediato y completar la evaluación psicológica sobre la marcha. Viene a mi memoria un amigo de 5 años, muy dinámico, que fue necesario medicar con prontitud, ya que en las primeras semanas de clases tuvo acceso a la cocina de la escuela, abrió las llaves de la estufa de gas y fue encontrado con una caja de fósforos en la mano. Previamente había operado el motor eléctrico que abría el portón de entrada al estacionamiento de la escuela y se había salido con otros dos amigos. El efecto favorable del medicamento recetado por su médico fue muy eficaz en ayudarle a ganar un grado mayor de autocontrol.

Tengo serias reservas en cuanto a la práctica de algunos profesionales de empezar la medicación sin evaluación alguna, sobre todo cuando las dificultades del niño no son severas. La experiencia de María, resumida en el próximo cuadro, ilustra el peligro de diagnosticar a la ligera sin hacer una evaluación exhaustiva.

¿QUÉ COSAS NO SE LOGRAN CUANDO SE USA LA MEDICACIÓN SOLAMENTE?

La medicación debe estar acompañada de otras ayudas y tratamientos, según sea necesario. Como expliqué previamente, un enfoque adecuado de tratamiento debe incluir el fortalecimiento de la autoestima, el trabajar con uno mismo como padre, el desarrollo de una comunicación efectiva, la implantación de estrategias adecuadas para el manejo de la conducta, el trabajo conjunto con la escuela y la psicoterapia individual o familiar, cuando sea necesario. Lamentablemente, cuando los padres o maestros ven la mejoría del niño, muchos piensan que la medicación es lo único que se necesita y no se benefician de los otros aspectos del tratamiento que pueden ser necesarios y quizás hasta más importantes. Estos tratamientos deben estar debidamente coordinados por uno de los profesionales del equipo que ofrece ayuda al niño con el DA.

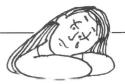

María

En una ocasión conocí a una joven adolescente que recibió el diagnóstico del DA sin hiperactividad y fue sometida a un tratamiento con estimulantes. María tenía dificultades para concentrarse, no estudiaba efectivamente y había bajado de forma significativa sus calificaciones. Su tristeza era evidente. Me percaté de la falta de pelo en un área pequeña de su cabeza. Al conversar con ella sobre las dificultades que estaba confrontando, me explicó que en momentos dados no podía controlar la urgencia de halarse el cabello, una condición que se conoce como tricotilomanía. María también me explicó con mucho dolor acerca de sus intentos de quitarse la vida y de la falta de armonía entre los miembros de su familia. Aunque ella estaba pasando por una depresión, había recibido el diagnóstico del DA por su falta de concentración y su único tratamiento había sido la prescripción de un estimulante.

La medicación sola **no logra:**

* Enseñar las destrezas de lectura, escritura o matemáticas que pudieran estar rezagadas o aminorar las inhabilidades específicas en el aprendizaje del niño.
* Enseñar destrezas sociales.
* Enseñar a ser reflexivo, es decir, a pensar antes de actuar o a controlar la ira.
* Enseñar al niño a mejorar su autocontrol.
* Enseñar a organizarse y a ser menos olvidadizo.
* Enseñar a entenderse y aceptarse mejor, y así fortalecer la autoestima.
* Enseñar a reconocer y expresar las emociones.

Es necesario enfatizar que las personas con un DA moderado o severo se benefician más de las estrategias diseñadas para enseñar las destrezas arriba mencionadas si utilizan medicación.

"Si supieran qué se siente cuando . . .

... la maestra dice que tengo que tomarme la pastilla y los demás se ríen de mí."

... oigo comentarios de que la medicina me puede hacer daño."

... te pones nerviosa al ver que me da trabajo tomarme la pastilla."

... me llaman loco porque me tomo una pastilla para mejorar mi atención."

... me ocultan información y no me hablan claramente acerca de la medicación."

COORDINACIÓN CON LA ESCUELA

Usualmente, los niños con el DA toman su medicación temprano en la mañana, en el hogar, antes de salir para la escuela. Si este medicamento es de actuación intermedia o prolongada, es muy probable que no sea necesario tomar una segunda dosis durante el día. Sin embargo, muchos padres no pueden costear este tipo de medicación y los niños necesitan tomar una segunda dosis del medicamento más tarde en la mañana. Es necesario explicarle a la maestra esta situación para que le recuerde al niño, **en privado,** tomar el medicamento o para que facilite el que pueda ir a tomarlo donde la persona designada por la escuela. No es correcto, bajo ningún concepto, que el niño lleve consigo a la escuela el frasco que contiene los medicamentos. Como explicara, es necesario evitar que el niño u otras personas hagan un uso incorrecto de las medicinas.

DÉ CRÉDITO AL NIÑO, NO AL MEDICAMENTO

Juan

Mientras hacía todo lo posible por controlar su actividad, este amigo de siete años me comentaba: "Estoy desesperado ... voy a llamar a mamá para que me dé la pastillita que me tranquiliza." Al comentarle que no entendía bien lo que me quería decir, me explicó: "Si me tomo la pastillita, me tranquilizo ... es lo único que me tranquiliza."

Es necesario entender que los cambios favorables en el comportamiento que pueden acompañar a la medicación no son totalmente causados por ésta. La medicación hace que estos cambios sean posibles, pero es el niño quien con su esfuerzo y sus habilidades consigue autorregular mejor el comportamiento. En ocasiones, este punto no se entiende y, por consiguiente, se le da el crédito a la medicación y no al niño. Como resultado, el niño puede sentirse incompetente y lastimado en su autoestima. Si se comporta mal, es él quien no pone de su parte; es su culpa. Si se comporta bien, es la medicina que lo logra, no él.

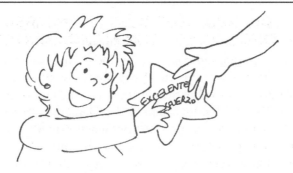

¿CÓMO EVALUAR LA EFECTIVIDAD DE LA MEDICACIÓN?

Las observaciones de los maestros son sumamente importantes para evaluar la efectividad del tratamiento médico. Con frecuencia, los profesionales enviamos cuestionarios para que los maestros evalúen el funcionamiento del niño o adolescente. Las observaciones recogidas en estos cuestionarios ayudan al médico a seleccionar el medicamento que más beneficia al niño o a revisar o establecer la dosis óptima. Los padres deben mantenerse en contacto con la escuela y así facilitar el que la facultad pueda comunicar cualquier observación pertinente.

El niño también puede ofrecer información valiosa. Sin embargo, no siempre tiene las herramientas para identificar y comunicar los efectos de la medicación. Conviene, por lo tanto, observar su comportamiento en el hogar y tratar de entender lo que quiere comunicar. Es necesario evitar que la preocupación que tengamos en cuanto a los efectos negativos de los medicamentos nos lleve a hacer preguntas cargadas al niño (p. ej.: "¿La medicina te está haciendo daño?"), a observarlo y seguirlo como una sombra por dondequiera que esté y a interpretar erróneamente sus reacciones o comentarios.

En un estudio llevado a cabo en el Centro Médico de la Universidad de Massachusetts, las madres de los niños con DA observaron efectos secundarios tales como ansiedad, irritabilidad, propensión a llorar, disminución del apetito e insomnio en más del 50% de sus hijos. Sin embargo, muchas de estas observaciones fueron hechas cuando los niños estaban tomando una pastilla que no contenía el medicamento. Estos resultados sugieren que algunos de los efectos secundarios que se identifican al medicar al niño pueden ser parte de las dificultades que acompañan al DA o estar influenciados por la preocupación genuina de los padres de que la medicina puede hacer daño.

¿CUÁNDO DEBE DESCONTINUARSE EL TRATAMIENTO CON MEDICAMENTOS?

Usualmente, los niños con un DA severo necesitan continuar con la medicación por tiempo indefinido. Esta posibilidad no debe sorprendernos toda vez que el DA tiende a persistir y continuar afectando la vida de las personas, aun en la adultez. En términos generales, según van creciendo, los niños con un DA de leve a moderado llegan a una etapa en donde ya no necesitan el tratamiento médico. Sin embargo, como las dificultades de autocontrol propias del DA están altamente influenciadas por las presiones del ambiente familiar y escolar, con cierta frecuencia es necesario reanudar el tratamiento médico.

> Luis, uno de mis amigos, estuvo tomando estimulantes del primer al tercer grado de escuela primaria. Su progreso fue tal que no se consideró necesario medicarlo durante el cuarto grado. Sin embargo, en el quinto grado las exigencias académicas aumentaron. Además, por primera vez Luis recibía las clases de español, matemáticas, ciencias e inglés en diferentes salones, por lo cual tenía que moverse a éstos y llevar consigo los libros y materiales necesarios. La distracción, la inquietud, el olvido y la desorganización de Luis reaparecieron de forma marcada, por lo que fue necesario medicarlo hasta que, con la ayuda de sus maestros, pudo aprender a lidiar mejor con estos cambios en la rutina escolar.

De igual forma, a menudo uno encuentra que los niños con dificultades de autocontrol leves a moderadas pueden descontinuar la medicación en uno de los grados escolares al tener un maestro que ha desarrollado un buen manejo del comportamiento de sus alumnos, especialmente de niños con el diagnóstico del DA.

No hay razón para sentirse desanimado si su hijo necesita continuar recibiendo medicación o reanudarla en un momento dado. No olvide que la dificultad para autorregular el comportamiento en las personas con el DA está muy influenciada por factores neuro-biológicos y que el tratamiento médico está diseñado precisamente para mejorar el autocontrol en los momentos en que sea necesario.

¿SE DEBEN TOMAR
LOS MEDICAMENTOS CONTINUAMENTE?

Esta decisión debe tomarse considerando el grado de severidad de la conducta impulsiva, hiperactiva e inatenta de la persona y las características de la situación a la cual va a estar expuesto. Así pues, es posible que un niño necesite ser medicado a lo largo del año, sin interrupciones, porque de lo contrario se le haría muy difícil responder a sus padres en el hogar, relacionarse con sus hermanos y compañeros, e integrarse a actividades deportivas y recreativas de su comunidad. Por otro lado, los niños que pueden desenvolverse mejor en el hogar y en la comunidad no necesitan beneficiarse del medicamento, por ejemplo, en los fines de semana o en las vacaciones escolares. La excepción aplica a aquellos que reciben medicamentos que se toman continuamente, como atomoxetina (Strattera) o antidepresivos.

¿SE DEBEN TOMAR
LOS MEDICAMENTOS NATURALES?

Esta es otra pregunta que se me hace con frecuencia. Mi posición es que la evidencia científica rigurosa necesaria para demostrar la eficacia de un tratamiento a base de medicinas naturales no ha sido presentada. Tampoco se han estudiado en forma rigurosa los posibles efectos negativos de estos productos. Ante esta falta de evidencia científica en cuanto a efectos positivos o negativos, siento la responsabilidad de no recomendar este tipo de tratamiento al momento presente.

ALGUNAS REFLEXIONES

No debe quedar duda alguna de que el tratamiento juicioso y efectivo con medicamentos, después de una evaluación cuidadosa y seguimiento esmerado, es necesario en muchos casos, quizás en la mayoría. Sin embargo, el uso de medicación para ayudar a los niños y adolescentes a controlar la inatención, la impulsividad y la hiperactividad, como un tratamiento aislado y automático, suscita inquietudes graves. Pienso, por ejemplo, que el uso indiscriminado de la medicación puede fomentar la práctica de "tratar" al niño, justificada o injustificadamente, sin "tratar" el ambiente social, familiar y escolar en que se desenvuelve. ¿Es correcto medicar cuando la pobreza extrema, la violencia, la disfunción familiar, las prácticas de crianza desacertadas, entre otros factores, pueden estar contribuyendo a la falta de atención e hiperactividad del niño? ¿Es correcto medicar a los niños que asisten a escuelas en donde cada maestro está a cargo de 30 a 40 estudiantes por salón? ¿Donde el currículo y las técnicas de enseñanza dejan mucho que desear? ¿Donde los maestros no tienen el trasfondo necesario para identificar y manejar los niños con estilos de comportamiento diferentes, ni el apoyo o asesoramiento de psicólogos, orientadores y trabajadores sociales? ¿Por qué tratar al niño exclusivamente y no a las limitaciones ambientales antes descritas? Dejo estas inquietudes para que los lectores mediten sobre ellas.

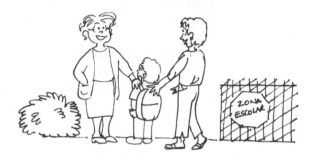

SU NIÑO, LA ESCUELA Y USTED
GUÍAS PARA LOS PADRES

Estimada Sra. Rodríguez:

Le envío esta nota para informarle que no puedo tolerar más la conducta de su hijo. No me deja dar la clase. Si sigue así, todo el grupo se va a perjudicar por culpa de él. Le agradeceré que le ponga disciplina en casa.

Atentamente,
Carmen Ramírez
Maestra de tercer grado

Estimada Sra. Ramírez:

Me sorprende su comentario de que no puede tolerar más a mi hijo. Usted es la maestra y ha sido preparada para enseñar a niños de tercer grado. De usted continuar regañándolo, hablaremos con la directora de la escuela. Estaré muy pendiente a las acciones que tome con mi hijo.

María Rodríguez

La escuela no solamente es el lugar donde los niños aprenden las destrezas académicas básicas. También en la escuela conocen a la mayoría de sus amigos, aprenden destrezas sociales y desarrollan actitudes hacia la vida, hacia los demás y hacia sí mismos. Sin embargo, muchos niños con el diagnóstico del DA o con estilos diferentes de aprendizaje encuentran en la escuela un lugar de decepciones, fracasos y frustraciones. Éste es el lugar donde fracasan ante los ojos de los compañeros, los maestros, y los padres, y ante ellos mismos.

A menudo, sus experiencias en la escuela lastiman la autoestima en vez de fortalecerla. No es de extrañarse entonces que los padres se sientan desilusionados, insatisfechos y frustrados por la forma en que el niño es tratado en la escuela. Por ejemplo, los padres pueden sentir que los maestros no hacen lo suficiente para ayudar a sus hijos. Lamentablemente, pueden perder de perspectiva el hecho de que el maestro es responsable de la educación y de la disciplina de un grupo numeroso de estudiantes, todos con características y necesidades diferentes. Tiene, además, la responsabilidad de cumplir con las directrices de la escuela y tomar en consideración los planteamientos de otros padres. Armonizar todas estas exigencias no es tarea fácil, sobre todo cuando la mayoría de los maestros no ha recibido un adiestramiento formal acerca del DA y otras dificultades en el desarrollo de los niños, ni disponen en la propia escuela de los servicios de asesoramiento por personal especializado.

Por otro lado, a menudo los maestros también se sienten desilusionados, desanimados y frustrados. Ellos pueden sentir que los padres no hacen lo suficiente para enseñarle una buena disciplina al niño en el hogar y que algunos de ellos usan el diagnóstico del DA para excusar o justificar su conducta, o para conseguir un trato especial para su hijo en la escuela. Estas visiones de ambas partes, muchas veces erróneas, los llevan a culparse unos a otros y, claro está, obstaculizan una comunicación efectiva entre los padres y los maestros. Cuando esto ocurre, es muy natural sentirse incapaz y eventualmente dejar de tratar de ayudar al niño.

No se puede caer en la trampa de culpar y establecer una relación de adversarios. No importa los errores que se cometan, siempre hay tiempo para practicar el perdón y mejorar la comunicación. Un programa escolar adecuado puede ayudar a los estudiantes con el DA, o con estilos diferentes de aprendizaje, a aminorar sus dificultades y a lidiar mejor con ellas. Además, puede ayudar a prevenir o reducir muchos de los riesgos emocionales, sociales y académicos presentes en estos estudiantes. Es necesario recordar que la mayoría de los maestros en el sistema escolar son personas sensibles, capaces y dedicadas a sus estudiantes, que no han recibido ni el adiestramiento ni el apoyo administrativo necesario para manejar con mayor efectividad a los estudiantes que son diferentes. Los maestros deben recibir el respeto de todos nosotros, pues su labor es compleja.

¿QUÉ CARACTERÍSTICAS DEBEN TENER LOS MAESTROS?

Los maestros capacitados para enseñar a los niños con el DA son aquellos que, además de conocer sobre la condición y aceptarla como una capacidad disminuida para autorregularse, tienen la disposición de ayudar y el compromiso de trabajar en equipo con los padres y los profesionales que atienden al niño. Son maestros organizados y firmes, pero con la sensibilidad necesaria para expresar cariño al estudiante y apreciar cómo se sienten sus padres y él. Asumen responsabilidad por el manejo del comportamiento en el salón, sin acosar a los padres con quejas continuas, pero manteniendo una comunicación efectiva con éstos. Saben distinguir entre los momentos en los que es necesario ser estrictos y los momentos en que el acercamiento a las dificultades del niño requiere flexibilidad. Son creativos e imaginativos, por lo que no vacilan en desarrollar clases amenas y estimulantes. Son maestros de vanguardia que aceptan retos y enseñan utilizando las nuevas teorías del aprendizaje. Además, saben practicar el perdón.

¿CUÁL DEBE SER LA ACTITUD DE LOS PADRES?

No cabe la menor duda de que los padres tienen la responsabilidad de apoyar a sus hijos y abogar por ellos. Nadie más va a asumir ese rol. Si ellos no lo asumen, el niño será vulnerable a ser lastimado por un sistema educativo que, a pesar de tener magníficos maestros, todavía no ha logrado la sensibilidad ni la capacidad necesaria para ayudar a los estudiantes con características de conducta diferentes. Sin embargo, los padres deben evitar caer en la trampa de acercarse a los maestros con una actitud prejuiciada. A menudo, esta actitud surge de las experiencias desagradables que han tenido con otros maestros del niño y de sus propias experiencias cuando eran estudiantes. Así que el padre que está comprometido a colaborar con el maestro tiene empatía con éste, se cuida de no reaccionar basándose en experiencias desagradables, adopta expectativas realistas, reconoce la labor compleja del maestro (quien tiene que educar a otros niños), ofrece recomendaciones respetuosamente, apoya sus esfuerzos y tiene claro que la escuela no puede "curar" el DA. El padre comprometido también sabe practicar el perdón.

¿QUÉ DEBEN OFRECER LAS ESCUELAS?

Para propósitos de esta discusión, dividimos los programas escolares en programas de educación general y de educación especial.

Programas de educación general

Los niños que presentan un DA de leve a moderado, o cuyas dificultades atencionales y para autorregular el comportamiento pueden ser manejadas con medicación, tienen el potencial de lograr un ajuste adecuado en las escuelas o programas que reúnen la mayoría de las características que se describen a continuación.[5]

- Poseen un historial de ayuda a niños con características diferentes.
- Ofrecen a la facultad adiestramientos en servicio acerca del DA y las inhabilidades específicas en el aprendizaje.
- Utilizan métodos de enseñanza dinámicos e individualizados en los cuales el estudiante asume un rol activo.
- Incluyen grupos de alrededor de 20 niños en cada salón; si el grupo es más numeroso, el maestro tiene un ayudante. En muchos casos, éste puede ser un padre voluntario o estudiante universitario en proceso de adiestramiento.
- La dirección escolar es dinámica y organizada, dispuesta a respaldar los acomodos u otras estrategias de ayuda que implantan los maestros.
- Cuentan con la presencia de especialistas, tales como psicólogos, orientadores, trabajadores sociales, consejeros o ma-

estros de educación especial que puedan ofrecer algún tipo de servicio al niño, estar disponibles para asesorar a la facultad y servir de enlace entre la escuela y los padres.

- Están dispuestos a poner en práctica estrategias de manejo del comportamiento y a facilitar la administración de los medicamentos.

- Hacen uso de procedimientos formales para aplicar acciones disciplinarias y para revisar las mismas, de ser solicitado por los padres.

- Tienen una política de favorecer la comunicación y el intercambio entre los maestros, los padres y los profesionales a cargo del tratamiento del niño, y de implantar las recomendaciones de estos profesionales.

- Idealmente, disponen de un salón recurso, donde un maestro especializado puede proveer ayuda individual de dos a tres veces por semana, por un período de aproximadamente 45 minutos, a todo estudiante que lo necesite.

Al leer con detenimiento estas características, nuestra reacción inmediata es pensar que son pocas las escuelas o programas escolares que las tienen todas. Quizás hay pocas escuelas que las tengan todas, pero hay escuelas con muchas de estas características. Además, el rol del padre también es participar en la transformación de las escuelas. Los padres deben tomar la iniciativa de organizar grupos de apoyo o unirse a alguno que ya esté organizado. Deben educarse y buscar alternativas junto a la escuela para el bienestar de todos los niños que puedan presentar un reto al currículo establecido. No debemos asumir una actitud pasiva y aceptar las limitaciones de nuestras escuelas como permanentes e irremediables. Lo peor que podemos hacer es darnos por vencidos. Es nuestra responsabilidad crear conciencia, educar, orientar y apoyar los esfuerzos del gobierno o de las instituciones privadas para mejorar sus programas. Además, si la escuela no cuenta con los recursos económicos, existen organizaciones sin fines de lucro que ayudan en el proceso y apoyan al personal escolar.

Programas de educación especial

Los niños que presentan un DA severo, acompañado por inhabilidades específicas en el aprendizaje significativas o comportamientos negativistas y agresivos, están mejor ubicados en programas de educación especial. En éstos, el número de estudiantes por grupo no debe ser mayor de ocho. Los maestros deben tener preparación en el campo de la educación especial y destrezas amplias en el campo de la modificación o el manejo de la conducta.

En términos generales, se pueden identificar dos tipos de programas de educación especial: el programa de inclusión y el programa de salón especial, antes conocido como salón contenido. En el primero, los estudiantes reciben ayuda individualizada en grupos pequeños y solamente en algunas asignaturas (p. ej., español, matemáticas e inglés), pero se integran a un grupo de educación regular para cubrir otras materias (p. ej., ciencias, estudios sociales, educación física, etc.). El programa de salón especial está diseñado para ofrecer ayuda educativa mucho más individualizada. Por lo general, los estudiantes que asisten a este tipo de programa tienen actividades estructuradas a lo largo del día escolar y no se integran a los grupos regulares para programas académicos. El patrón de habilidades y dificultades del niño, unido a la severidad del DA, dicta en cuál de los dos programas de educación especial debe estar ubicado.

No importa el tipo de programa, las escuelas que ofrecen educación especial también deben tener las características antes mencionadas al describir los programas de educación general (con la excepción del número de estudiantes por salón y la disponibilidad de un salón recurso).

CREAR UN EQUIPO DE TRABAJO

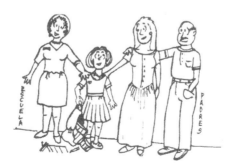

Entre los factores que determinan el éxito de un estudiante están los padres y su habilidad para formar un equipo de trabajo con el personal escolar. Los padres tienen la responsabilidad de gestionar, autoafirmarse y hasta presionar para que sus hijos tengan un programa educativo apropiado. En fin, los padres tienen que abogar por sus hijos. Sin embargo, al asumir esta responsabilidad, deben recordar que el personal escolar es su aliado, no su adversario. Los maestros son los profesionales preparados para enseñar a sus hijos día tras día. Deben ser respetados, sin importar los errores que puedan cometer. Los padres, por lo tanto, deben tratar de mantener una comunicación efectiva con los educadores, para así trabajar en equipo junto a otros profesionales.

> Cuando abogue por su hijo, es necesario ser realista. No espere que el maestro logre hacer cosas que usted tampoco ha logrado o que le cuestan mucho. Cuídese de aceptar como válido todo lo que el niño le comunique sobre experiencias negativas en la escuela. Los niños no siempre interpretan los eventos correctamente, sobre todo si en ese momento se sienten molestos o frustrados. Es necesario, pues, clarificar los asuntos que su hijo trae a su atención, antes de reaccionar de forma hostil con el personal escolar o tomar cualquier acción.

Como parte de una filosofía personal, también es saludable reflexionar sobre si las experiencias que usted vivió en la niñez con sus padres y con sus maestros están "contaminando" sus reacciones afectivas al momento de escuchar las experiencias de su hijo. Estas observaciones no son con miras a que renuncie a su obligación de promover los mejores intereses de su hijo en la escuela, sino para que, al hacerlo, lo comunique efectivamente. Finalmente, no olvide lo importante que es para el maestro sentirse comprendido, apoyado y reconocido.

> La maestra le dijo a uno de mis amigos: "No paras de hablar, a pesar de mis advertencias. Mañana deberás venir a la escuela con tu mamá." Mi amigo contestó, genuinamente preocupado: "Está bien maestra, pero le advierto que mi mamá habla más que yo."

¿CÓMO PREPARARSE PARA REUNIONES CON EL PERSONAL ESCOLAR?

Las reuniones con los maestros u otro personal escolar son muy importantes y permiten resolver y prevenir situaciones conflictivas. Es necesario prepararse para ellas con el propósito de fortalecer el trabajo en equipo y sacarle el mejor provecho. Las siguientes recomendaciones pueden ser útiles para asegurar una reunión exitosa.[48]

- Asegúrese de que la reunión se haga en privado. No hay nada más devastador que discutir aprisa las dificultades del estudiante, en medio de otras actividades y frente a otras personas.
- Asista con el padre del niño.
- Sea puntual. Recuerde que el maestro tiene un tiempo limitado para reunirse con usted.
- Prepárese. Escriba una lista de sus inquietudes y de las preguntas que quiere hacer. Si va a discutir los trabajos del niño, lleve muestras de éstos.
- Comience la reunión con un comentario positivo, ya sea agradeciendo a la maestra por reunirse con usted, describiendo las actividades educativas que su hijo está disfrutando o reconociendo el esfuerzo de ella.
- Sepa escuchar. Asegúrese de que está entendiendo bien. No tema hacer preguntas y recuerde no interrumpir cuando le estén respondiendo.
- Facilite una comunicación honesta. Es difícil criar y educar a un hijo con el DA; cometemos errores con ellos en un abrir y cerrar de ojos. Nadie es perfecto. Aunque se sienta a la defensiva, no actúe de esa manera. La comunicación honesta facilita el establecimiento de alianzas y el trabajo en equipo.
- Mantenga una comunicación efectiva. El foco de la conversación debe ser el desempeño del niño. El objetivo es ayudarle, no acusar a la maestra. Pida sugerencias específicas. Menciónele ideas y estrategias que puedan ser útiles.
- Si fuera necesario, comparta literatura con la maestra acerca del DA y de las dificultades del niño. Indique que usted también ha tenido que leer y aprender sobre el manejo apropiado.

- Prepare un plan para el equipo de trabajo, conjuntamente con la maestra. Este debe incluir lo que se compromete a hacer cada cual y la fecha de una próxima reunión de seguimiento.
- Prepare un resumen escrito del plan y envíe una copia a la maestra. Mantenga una copia para su expediente.

TRABAJO ESCOLAR: ACOMODOS RAZONABLES

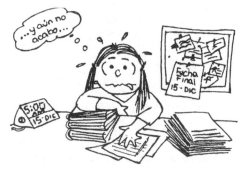

A menudo, los niños con el DA requieren que la escuela modifique sus prácticas y procedimientos para atender sus necesidades. Estas modificaciones se conocen como acomodos razonables. Las escuelas públicas, y algunas escuelas privadas, están obligadas por ley a hacer estos acomodos cuando el DA afecta adversamente el desempeño educativo del estudiante.

Los estudiantes con el DA pueden tener dificultades para entender correctamente instrucciones importantes o fechas de exámenes o de entrega de proyectos, para terminar los trabajos escritos asignados durante el día, para anotar las tareas escolares y para entregar las mismas a la maestra una vez completadas. Si este es el caso, discuta con la maestra las estrategias que puedan utilizarse para dar seguimiento a sus pedidos y a las tareas asignadas para hacer en el hogar. Para ello, una opción es utilizar una libreta de comunicaciones o una hoja como la que se ilustra a continuación. Uno de los temas a incluir puede ser las asignaciones.

**Ejemplo de hoja para las asignaciones
y la comunicación entre la escuela y el hogar**

Hoja de comunicación

Nombre _____ Fecha _____

Asignatura	Asignaciones	Fecha de entrega
Español	_____	
Matemáticas	_____	
Inglés	_____	
Estudios sociales	_____	
Ciencias	_____	
Otra	_____	

Firma de la maestra _____ Firma del padre _____

Comentarios _____
_____
_____

Inicialmente, la hoja o libreta de comunicaciones debe ser firmada por la maestra y por usted diariamente. A medida que el niño mejore sus destrezas de anotar las asignaciones y otra información pertinente, la misma debe firmarse semanalmente.

Es beneficioso pedirle a la maestra que le comunique de antemano el material que va a cubrir por un período de tiempo o para un examen. Esto le ayudará a dar un seguimiento más efectivo y a programar mejor los períodos de estudio, de manera que el niño vaya estudiando la materia poco a poco y sin que se acumule material para el día antes del examen.

Si su hijo tiene dificultades para terminar el trabajo escrito durante la clase, la maestra podría tomar medidas para facilitar que el niño y usted puedan fotocopiar este trabajo de un compañero o facilitar comunicaciones telefónicas con otros padres para conocer así el material que no pudo completar. De igual forma, es posible que las dificultades motrices sean tan marcadas que al estudiante le tome un tiempo excesivo hacer todas las asignaciones. En ocasiones, hay jóvenes que se toman hasta cuatro horas haciendo sus tareas escolares en el hogar. Si esto ocurre, discuta con la maestra la posibilidad de reducir la cantidad de asignaciones para su hijo o simplificar éstas. Por ejemplo, si el niño está haciendo una tarea de llenar blancos, esta tarea podría adaptarse para que escribiera solamente la palabra o frase que falta y no la oración completa. Si son 20 ejercicios de matemáticas los que han sido asignados, podría pedirle que haga por lo menos 10 de éstos. Lo que se necesita es una evidencia de que domina la destreza académica que está trabajando.

Otro ejemplo de acomodo es el de permitirle al niño que tiene dificultades significativas en la lectura contestar oralmente los exámenes de ciencia, estudios sociales, religión, etc., o parte de éstos. Debo hacer énfasis en que estas recomendaciones aplican solamente a estudiantes que realmente necesitan de estas ayudas.

ASIGNACIONES ESCOLARES: RAZONES PARA RESISTIRSE

¿Cuál es el momento de más tensión para usted en un día típico de escuela? Si es madre de un niño con el DA, con toda probabilidad éste será el período de estudio en el hogar. Si no se cuida, esta actividad se convierte con asombrosa rapidez en un momento de crisis familiar. Aunque no existe una solución uniforme para todos, sí puedo señalar que lo más importante es recordar que el periodo de estudio es para fortalecer la autoestima y no para debilitarla. Esto se logra cuando aceptamos a nuestros hijos por lo que son y no por lo que quisiéramos que fueran. Una de las cosas que hacemos cuando aceptamos a nuestros hijos es darnos cuenta de que las conductas son señales de comunicación. Aunque observamos que el niño no quiere leer, hay unas razones de peso que él está comunicando. Al entender este mensaje, podemos continuar o variar la tarea porque es necesario aprender y practicar la destreza, pero con una actitud de apoyo y tranquilidad.

> "No hacemos más que llegar a la casa y ya mami está diciéndonos que tenemos que empezar a estudiar. No lo ha dicho hoy, pero sé que está "como agua pa' chocolate." Ya sé que vienen momentos difíciles. Para empezar, tengo un mensaje de la maestra señalando que fracasé el examen de estudios sociales. La realidad es que se me olvidó que el capítulo 8 estaba incluido en el examen y no lo estudié. Cuando mami se entere.... Ella que me repasó tanto las fechas importantes y el resto del material ... Ahora me estoy dando cuenta de que hoy también se me olvidó entregar el proyecto de ciencias, que tanto tiempo nos tomó. No sé qué me pasa, ni cómo explicarle estas cosas. Si lo hago, estoy seguro de que me castigará otra vez, por una semana, después de decirme varias cosas que no me atrevo a repetir aquí. Además, sé que está preocupada porque mi hermanita sigue enferma y papi llegará tarde del trabajo otra vez. Ella dice que todo el trabajo recae sobre ella, que no es justo. Me parece que tiene razón. No me gusta estudiar. Me confundo al leer y como que no entiendo bien los capítulos. Mami se desespera y llega el momento en que ni yo mismo me soporto."

Lo primero que es necesario hacer es identificar las razones detrás del comportamiento del niño durante el período de estudio. A continuación, presento posibles razones y algunas recomendaciones. Puede que una o más de estas razones expliquen la conducta o actitud del niño.

Dificultad para sostener la atención, controlar los impulsos, organizarse y regular el nivel de actividad

Estas son las dificultades principales del DA. Cuando están presentes, es indispensable organizar el período de estudio, supervisar al niño en la medida en que sea necesario (sin crear dependencia), proveer períodos cortos de receso para que pueda quemar energías (y usted calmarse; recuerde que su hijo necesita que usted esté tranquila) e implantar otras recomendaciones que discutiré más adelante. Algunos niños se benefician del uso de medicación estimulante, sobre todo si el período de estudio transcurre de 2:00 a 5:00 de la tarde. Consulte esta alternativa con el médico del niño, si es que esta ayuda fuera estrictamente necesaria. Finalmente, no olvide enseñarle a su hijo a guardar en su bulto o mochila todos los libros, libretas y materiales, así como las asignaciones escolares completadas, tan pronto termine el período de estudio. Así aprenderá a reducir los riesgos de dejar éstos en la casa y no llevarlos a la escuela.

Temor a ser criticado, humillado o castigado

Si el niño anticipa que el período de estudio se convertirá en una situación adicional para fracasar y lucir mal ante usted y ante sí mismo, con toda probabilidad usará estrategias para evadir estudiar y así protegerse. Si éste es el caso, cambie drásticamente la forma en que trata al niño. Busque asesoramiento acerca de cómo estudiar con él. Sea paciente. Reconozca más los pequeños logros. Si se le hace difícil controlar su angustia y molestia, consiga a otra persona que pueda supervisar el período de estudio. Recuerde, la meta es fortalecer la autoestima de su hijo.

Necesidades emocionales particulares

En ocasiones, los niños tratan de acaparar la atención de la madre durante el período de estudio u otras actividades en el hogar, para así llenar ciertas necesidades emocionales. Por ejemplo, puede que el tiempo de estudio en el hogar represente para el niño la oportunidad de evitar conflictos entre usted y su esposo, de sentir que usted le quiere más que a los hermanos o que él es más importante que ellos, o de sentir que tiene poder sobre usted. La mejor recomendación en torno a esta posibilidad es consultar a un profesional cualificado y, de ser necesario, trabajar estas necesidades emocionales mediante ayuda al niño, a usted y a la familia.

Dependencia excesiva de usted

Esto se puede observar al estudiar y en otras actividades. Cuando esto ocurre, el niño asume una actitud pasiva y espera que usted le resuelva asuntos que a él le toca resolver. Reflexione sobre su propia conducta hacia el niño. ¿Sobreprotege usted u otros miembros de la familia al niño o le facilita hacer todas las cosas? Si este fuera el caso, es necesario revisar este estilo de crianza. Al momento de estudiar, una vez ayude al niño a organizarse, retire su presencia gradualmente, pero en forma progresiva. Dé tareas breves donde el niño trabaje solo. Poco a poco, aumente el tiempo de trabajo individual. Si es necesario, obtenga orientación profesional.

Rezagos en las destrezas de lectura, escritura o matemáticas

Algunos niños con el DA están rezagados en la lectura o presentan inhabilidades específicas en el aprendizaje de ésta y otras destrezas (ver capítulo 5). Como resultado, evaden estudiar, ya que no pueden entender o hacer con relativa rapidez su tarea escolar. Cuando existen dificultades en la lectura, es necesario considerar medidas tales como grabar lo que tienen que leer (para que así puedan recibir la información auditivamente mientras leen el material), tomar turnos para leer el material en voz alta o preparar bosquejos detallados de los capítulos. Cuando la dificultad es en la escritura, hay que evaluar la presencia de dificultades motrices que entorpecen seriamente la misma, y contribuyen a que la acción de escribir se perciba como una actividad frustrante e interminable. En este caso es necesario coordinar con la escuela medidas para reducir la cantidad de asignaciones escritas, dar pequeños descansos con regularidad, evitar criticar de forma destructiva la calidad del trabajo escrito y facilitar el uso de la computadora, entre otras.

De ser significativas las dificultades en la lectoescritura o las matemáticas, es necesario remediar éstas mediante intervenciones educativas especializadas dentro o fuera de la escuela. Una de estas ayudas es la terapia educativa. Este tipo de ayuda está dirigida a desarrollar las destrezas rezagadas, de acuerdo a un plan previamente diseñado, por medio de técnicas de educación especial. Por ejemplo, el niño de tercer grado que continúa invirtiendo o rotando letras al leer puede ser ayudado a corregir estos errores a través de la técnica de palpar las letras que invierte, las cuales han sido previamente forradas con papel de lija. Así el niño puede conocer mediante el tacto la dirección de las letras.

La terapia educativa debe ofrecerse por especialistas que tienen una preparación en educación especial o amplia experiencia en el campo. Para que sea efectiva, el especialista no debe atender a más de tres niños en un período de terapia dado. Cuando la terapia educativa se ofrece fuera del horario escolar, tanto el niño como usted pueden sobrecargarse de responsabilidades, pues después de la terapia hay que hacer tareas escolares para el día siguiente. Es por esa razón que cuando las dificultades son muy significativas, es mejor ubicar al niño en un programa de educación especial que provea las ayudas necesarias. De esta forma los servicios educativos se integran y se ofrecen durante el día escolar.

En ocasiones, los padres contratan los servicios de una tutora familiarizada con el DA que tenga a su cargo un número reducido de niños. Para que su ayuda sea efectiva, es necesario que la tutora esté informada de las tareas asignadas o los exámenes del estudiante. Muchos padres confunden la terapia educativa con los servicios de tutoría. La primera va dirigida a remediar dificultades; la segunda va encaminada a ayudar al niño a hacer sus tareas escolares o prepararse para exámenes. Si el niño tiene rezagos serios en la lectura, la tutora no necesariamente puede ayudarle a mejorar significativamente su trabajo escolar diario, ya que no está remediando las dificultades para leer, comprender, interpretar e inferir.

De paso, es bueno comentar que los niños que presentan el DA a menudo no responden bien a los períodos de estudios supervisados que ofrecen algunas escuelas después de horas de clase. Es posible que necesiten supervisión o seguimiento individual para no distraerse y hacer un uso adecuado del tiempo. Además, puede ser que tengan los mismos maestros y se encuentren con aquellos compañeros con los que tienen dificultad para relacionarse. A la larga, el riesgo es que las experiencias negativas del período de clases se extiendan al período de estudios supervisados. Cuando éste sea el caso, conviene buscar otras alternativas para la supervisión del período de estudio.

Asignaciones escolares que son consistentemente difíciles

Puede que el nivel de dificultad de las tareas asignadas sea muy alto para el niño y que, por consiguiente, recurra a evadirlas al no poder hacerlas o sentirse frustrado. En estos casos, es conveniente tener una reunión con la maestra y plantear el nivel de dificultad existente. Cuando se trata de escuelas de un nivel alto de exigencias académicas, conviene cambiar al niño a una con exigencias adecuadas, pero no tan altas.

Las razones que motivan el comportamiento inadecuado del niño durante el período de estudio no son mutuamente excluyentes, es decir, varios factores pueden estar entorpeciendo el estudio en el hogar, de la misma forma que entorpecen el desempeño del niño en la escuela. Es por ello que es necesario tener una evaluación abarcadora de las dificultades y fortalezas psicoeducativas del niño. El capítulo 8 incluye más detalles sobre este tema. Esta evaluación puede arrojar luz sobre las acciones a tomar para ayudar durante el período de estudio.

ASIGNACIONES ESCOLARES: RECOMENDACIONES

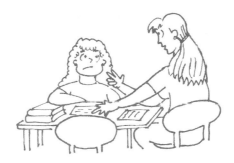

Las recomendaciones que siguen a continuación pueden enriquecer las ofrecidas anteriormente y son aplicables a la mayoría de los niños, independientemente de las razones que tengan para resistirse a estudiar en el hogar. La mayoría de estas recomendaciones han sido desarrolladas por los doctores Goldstein y Mather.[48] Sea creativo. Escoja o modifique aquellas que puedan ayudar más a su hijo. Sólo usted conoce bien el perfil de las fortalezas y necesidades de su hijo. Además, debe adaptarlas según el ambiente escolar al que asiste.

- Es importante que establezca una alianza con su hijo con relación al trabajo escolar. Usted debe entender que su responsabilidad es ayudarle en la medida que sea necesario. Sin embargo, la responsabilidad por hacer las tareas es de él, no de usted. Bajo ningún concepto haga las asignaciones de su hijo. Estas son destrezas que él debe desarrollar.

- Ayúdele a identificar un lugar para estudiar. Explore alternativas hasta determinar cuál es el sitio mejor: el escritorio convencional, una mesa, un área sin música o con música suave, el piso, etc. Debe ser un sitio protegido de distracciones, tales como la televisión, el juego de los amigos en el vecindario y las conversaciones telefónicas, entre otras.

- Ayúdele a establecer una rutina de estudio y un itinerario. Si la rutina es estudiar después de jugar y antes de ver la televisión, asegúrese de que ésta se cumpla todos los días. No se debe estudiar en la noche, cuando el niño está cansado.

- Ayúdele a enfocarse en la asignación. Cubra un solo tema a la vez. Como señalan los doctores Goldstein y Mather, si la tarea es estudiar historia, no convierta ésta en una actividad para mejorar la lectura o la caligrafía. Esto es poco productivo y crea aversión hacia el estudio.

- Ayúdele a planificar, de manera que pueda prepararse para los exámenes o para proyectos especiales con tiempo, parte por parte, sin descuidar las otras tareas que son a corto plazo. Es muy útil usar un calendario para este propósito.

- Ayúdele a desarrollar destrezas de estudio, tales como preparar bosquejos, hacer resúmenes y tomar notas en clase, entre otras.

- Enfóquese en lo que la tarea pide y deje a un lado comentarios inapropiados. Por ejemplo: "Debes contestar las ocho preguntas de ciencias." En vez de: "Si crees que te vas a salir con la tuya y no hacer la tarea de ciencias, estás muy equivocado . . . ya estoy cansado de tu vagancia y no lo voy a tolerar."

- No se moleste con las respuestas de su hijo. Si se equivoca, ayúdele a corregir el error. Enséñele que equivocarse es natural y que es de los errores que se aprende.

- Ofrezca más reconocimientos y elogios que críticas o correcciones excesivas. Lo más importante es reconocer su esfuerzo y persistencia, no tanto el producto de ese esfuerzo.

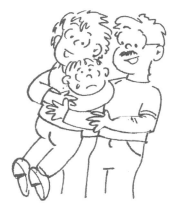

- Tenga los materiales necesarios para las tareas escolares (lápices, tijeras, diccionario, regla, etc.) localizados en el mismo lugar siempre.
- Enséñele a establecer prioridades y metas razonables. Esto le ayudará a planificar las tareas y a decidir en cuáles va a necesitar su ayuda.
- Algunos niños sacan provecho de la estrategia de "competir" con el reloj, es decir, terminar una parte de la tarea sin errores, antes del tiempo que usted estima será necesario para acabarla. Esta estrategia no funciona bien con otros niños.
- Algunos niños responden bien a la estrategia de dejar las asignaciones que le gustan o le resultan fáciles para el final. Otros necesitan "calentarse," es decir, empezar con las que les gustan, sentirse motivados y continuar con las demás.
- Utilice sistemas de incentivos o refuerzos. Estos sistemas se describieron en el capítulo 13. Recuerde siempre reforzar más el esfuerzo que los logros y establecer metas realistas de acuerdo a las destrezas del niño. De lo contrario, en vez de motivarlo, logrará frustrarlo.
- Asegúrese de que el énfasis excesivo en el estudio no prive al niño de otras actividades (p. ej., deportes) que tienen la función importantísima de fortalecer la autoestima o que son necesarias para el desarrollo (p. ej., jugar).
- Si siente que se acerca una confrontación y que ambos van a hacer comentarios hirientes, busque una excusa para dejarlo solo y calmar los ánimos. Usted es el adulto y el que está a cargo de establecer el clima adecuado.

- Enséñele a hacer una lista de las tareas que tiene que realizar, si éstas ya no están en su libreta de tareas, y a hacer una marca de cotejo al lado de cada tarea terminada.

- Algunos niños se benefician de tener en la casa copias de los libros más importantes y que más utilizan en la escuela. Esta alternativa puede ser valiosa cuando el niño tiende a olvidar los libros con frecuencia.

- Algunos padres diseñan una lista de cotejo según la tarea asignada, para que el niño coteje y corrija el trabajo por sí mismo (p. ej., para la tarea de español, la lista podría incluir: puse fecha, dejé márgenes, empecé oraciones con letras mayúsculas, etc.).

- Sea paciente. Si esa no es una de sus fortalezas, busque otra persona que pueda organizar, dirigir y supervisar el período de estudio del niño.

- Busque la ayuda de su esposo, el padre del niño u otro familiar significativo para el estudio, siempre y cuando se garantice un ambiente de genuino entusiasmo y aprendizaje.

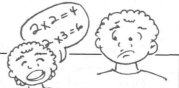

"*Si supieran qué se siente cuando* . . .

... empieza el período de estudio en casa."

... mami me regaña por no haber terminado de copiar las tareas escolares."

... estudio mucho, me aprendo el material, tomo el examen y fracaso."

... mi hermanito se aprende las tablas de multiplicar primero que yo, de sólo escucharlas mientras mami me las practica."

... se crea un conflicto entre mami y mi maestra."

Antes de terminar esta sección, quiero hacer hincapié en que usted debe tener las prioridades claras. No vale la pena exigir varias horas de estudio para obtener calificaciones sobresalientes, si el costo es una relación afectiva dificultosa y llena de conflictos. A la larga, la relación padre–hijo corre el riesgo de deteriorarse, al igual que la motivación del hijo para estudiar y aprender.

> El niño que desarrolla una buena relación con los padres, así como interés en aprender, tiene mejores probabilidades de salir adelante en los estudios, aunque sus calificaciones en los primeros años de escuela no sean tan buenas.

ACERCA DE LOS DERECHOS Y LAS LEYES

Todo estudiante tiene derecho a una educación adecuada. La Dra. Celeste E. Freytes, colega, educadora y catedrática de la Universidad de Puerto Rico, ha traído a mi atención que este derecho fue establecido en la Carta sobre los Derechos del Niño. Ésta fue aprobada por la Asamblea General de las Naciones Unidas el 20 de noviembre de 1989. Puerto Rico, al igual que otros 191 países en el mundo, adoptó la Carta de los Derechos del Niño mediante la Ley numéro 338 del 31 de diciembre de 1998. En la Exposición de Motivos de esta Ley se plantea que "el Estado aspira a que en el futuro, nuestro pueblo sea más sano, más equilibrado y más feliz. Para lograr esta meta, reconoce que debemos proveer a los niños de hoy el cuidado, la protección y las oportunidades de vida que les permitan el máximo de desarrollo de su potencial como individuos."

El Artículo 2 de la Carta de los Derechos del Niño declara que todo niño en nuestro país tendrá derecho a que se provean los servicios necesarios en caso de incapacidad o por necesidades especiales de su condición de salud (Inciso no. 19) y a disfrutar de un ambiente seguro, libre de ataques a su integridad física, mental o emocional en todas las instituciones de enseñanza, públicas y privadas (Inciso no. 21). El sistema educativo debe facilitar el desarrollo de su personalidad y el desarrollo óptimo de las habilidades físicas y mentales, así como prepararlo no sólo en los aspectos académicos, sino para su función en la sociedad (Inciso no. 22). Estos son derechos, no favores, consignados en la Ley 338 para todos los niños, incluyendo aquellos con el DA. Nos corresponde como padres, educadores y profesionales velar porque se cumplan estos derechos. Nuestros niños y estudiantes deben tener la oportunidad de desarrollarse plenamente como personas.

El Congreso de los Estados Unidos también ha aprobado una serie de leyes que establecen que todo niño tiene derecho a una educación adecuada, independientemente de si presenta alguna condición o capacidad disminuida que interfiera con su aprendizaje escolar. Estas leyes proveen directrices en cuanto a los servicios de educación especial que los estudiantes puedan necesitar. Las leyes más importantes que aplican en el área de educación son: la Ley para la Educación de los Individuos con Impedimentos (Individuals with Disabilities Education Act–IDEA, por sus siglas en inglés), reautorizada en el 2004; la Sección 504 del Acta de Rehabilitación (Rehabilitation Act) de 1973 y la Ley de Americanos con Impedimentos (Americans with Disabilities Act–ADA, por sus siglas en inglés). Estas leyes aplican de diferentes maneras a niños, adolescentes y adultos con el diagnóstico del DA.

A continuación presento un resumen corto, pero enriquecido con los comentarios de la Dra. Freytes, de los derechos establecidos por estas leyes.[37] Para acogerse a estos beneficios es necesario, como un primer paso, incluir el nombre de su hijo en el registro de educación especial del Departamento de Educación. Esto se puede hacer en los Centros de Orientación y Registro de la Región Educativa correspondiente al lugar de residencia.

Escuelas públicas

Los niños con el diagnóstico del DA podrían ser elegibles para los siguientes servicios, ya sea por razón de esta condición bajo la categoría de problemas de salud, o por la presencia de inhabilidades específicas en el aprendizaje u otras dificultades (p. ej., impedimentos en el habla o lenguaje) que tienden a estar asociadas al DA.

1. Observación y referido a evaluación cuando los padres o maestros sospechen que el estudiante tenga alguna dificultad que afecte su funcionamiento académico.
2. Evaluación y diagnóstico de la posible limitación del niño por parte de un equipo multidisciplinario. Este equipo debe incluir a los padres, educadores, psicólogos u otros profesionales de la conducta, a si como a terapeutas del lenguaje y ocupacionales, entre otros. La evaluación multidisciplinaria no se puede llevar

a cabo hasta que usted la autorice. Usted también tiene derecho a que se le explique el diagnóstico y los resultados de las evaluaciones.

3. Los servicios que el estudiante necesite tienen que estar detallados en un documento escrito que se conoce como el Plan Educativo Individualizado (PEI). Este plan lo prepara el equipo multidisciplinario. Usted tiene derecho a ser miembro de este equipo y llevar algún recurso que pueda ayudar en la elaboración de este documento. El plan debe incluir lo siguiente:

   • Una descripción actualizada del nivel de aprovechamiento escolar y del comportamiento del niño.

   • Una descripción de las metas para el año y los objetivos a corto plazo para alcanzar esas metas.

   • Una descripción de los servicios educativos y de otra índole que habrán de proveerse para alcanzar estas metas, incluyendo el número de horas diarias o días por semana, cuándo van a ser provistos los mismos y la duración estimada de cada uno.

   • Una descripción del proceso a través del cual se dará seguimiento al programa de servicios y cómo se evaluarán las intervenciones realizadas.

   • El equipo multidisciplinario debe revisar el PEI una vez al año, o cuantas veces sea necesario si surge algún cambio significativo en alguna de las áreas de dificultad del niño. Recuerde que la ley requiere que usted sea miembro de este equipo. Por ello, debe ser notificado de la reunión que se llevará a cabo para diseñar el plan. Esta reunión debe celebrarse en la fecha y lugar que sea mutuamente conveniente.

4. Prestación de los servicios educativos necesarios para facilitar y mejorar el aprendizaje. Estos servicios pudieran incluir:

   • Diferentes tipos de ayuda educativa especializada.

   • Medidas para acomodar el currículo o las prácticas de enseñanza para que se adapten a las necesidades del niño, como las discutidas en este capítulo, así como en el capítulo 17.

   • Servicios relacionados, tales como terapia psicológica, terapia del habla y del lenguaje y terapia ocupacional.

   • Asistencia tecnológica en un área que el niño necesite.

Los servicios educativos deben ofrecerse en el ambiente menos restringido posible, es decir, el niño no debe ser segregado de otros estudiantes más de lo que sea necesario. Esto puede implicar que reciba la ayuda en el grupo regular, o en un salón recurso por un período de 1 a 2 horas diarias, o en un salón con un número limitado de estudiantes durante gran parte del día. El perfil de dificultades y fortalezas del niño debe guiar la decisión en cuanto a cuál ambiente es el más apropiado para él. El equipo multidisciplinario será responsable de recomendar la alternativa menos restrictiva. Esta recomendación debe estar incluida en el PEI. Es bueno señalar aquí que la escuela no puede suspender por más de 10 días o expulsar a su hijo sin antes celebrar una reunión para decidir si la "causa" del comportamiento del niño está asociada a su condición o a la negativa de la escuela para atender los problemas de conducta que son parte de su condición.

El plan de servicios no se puede implantar hasta que usted lo apruebe y lo firme. Si no está de acuerdo con el plan, tiene derecho a solicitar una evaluación independiente, sin costo alguno para usted, de acuerdo a los procedimientos ya establecidos. No tema actuar. Lo importante es hacer valer el derecho que tiene su hijo a recibir los servicios educativos que necesita.

Es necesario señalar que las leyes actuales requieren que las escuelas "hagan la evaluación y provean servicios en el idioma que usted y su niño se sientan más cómodos." Además, los niños indocumentados que viven en los Estados Unidos y en Puerto Rico "tienen los mismos derechos educacionales que cualquier otro niño, incluyendo los servicios de educación especial" (Derechos educacionales, 2006, pag. 20).[37] Al final del capítulo ofrezco información de organizaciones que podrían proveer información adicional.

Escuelas privadas

Como se explicara, los niños tienen derechos que deben ser respetados por las escuelas públicas o privadas. Además, si la escuela privada recibe algún tipo de fondo del gobierno federal de los Estados Unidos, entonces está obligada a proveer acomodos razonables, es decir, implantar modificaciones en sus prácticas y procedimientos para atender las necesidades del niño con el DA. En este libro, he descrito ejemplos de acomodos razonables, tales como acortar asignaciones escritas, dar tiempo adicional para contestar exámenes, y establecer incentivos por el buen comportamiento, entre otros.

Si su niño asiste a una escuela privada y tiene alguna condición por la cual requiere servicios de educación especial, por ejemplo, terapia del habla, tiene el derecho legal de recibirlos del sistema público. Sin embargo, la agencia no esta obligada a prestar los servicios educativos si los padres unilateralmente ubican a sus hijos en una escuela privada. En este caso, queda a discreción de la agencia el proveer los servicios.

Si su niño asiste a una escuela privada, la misma no puede actuar en forma discriminatoria. Por ejemplo, la escuela no puede denegarle la admisión a un niño con el DA que reúna los requisitos para participar en su programa, a menos que existan razones de peso para ello (p. ej., que la seguridad del niño o de los demás esté en peligro).

Como se mencionara, la escuela privada tiene que proveer acomodos razonables. Sin embargo, es necesario hacer énfasis en que no está legalmente obligada a hacer modificaciones en sus prácticas y procedimientos para atender las necesidades de su hijo, si estas modificaciones alteran fundamentalmente las actividades de la escuela o imponen una obligación o carga desmedida. Por ejemplo, la escuela no está obligada a considerar acomodos que de forma alguna alteren o afecten su misión educativa. Esto ocurriría si los servicios que requiere el estudiante son frecuentes e intensos al punto de transformarse en un programa de educación especial.

Finalmente, si su hijo asiste a una escuela privada afiliada a una organización religiosa que no recibe fondos federales, la institución no está obligada legalmente a llevar a cabo estos acomodos razonables. Sin embargo, consideramos que por el enfoque religioso, es probable que la escuela se sienta aun más comprometida con la niñez y con el deseo genuino de aceptar su deber de atender a todos los estudiantes.

A pesar de que las leyes antes mencionadas pueden proteger de diferentes maneras los derechos de los niños con el DA, siempre es recomendable gestionar las ayudas a las que tiene derecho su hijo, estableciendo una relación de trabajo efectiva con la escuela. Usted podría considerar el tomar acción legal sólo en casos en que, a pesar del esfuerzo, esta colaboración efectiva no se logra. Esto le permitirá asegurar el que su hijo reciba la educación a la que tiene derecho.

> Debemos preguntarnos qué cosas podemos hacer de manera diferente, en vez de limitarnos a exigir que los demás sean diferentes.

ORGANIZACIONES QUE PROVEEN INFORMACIÓN SOBRE LEYES Y DERECHOS

El Centro Nacional de Asistencia Técnica para la Niñez Temprana
Website: *www.nectac.org/espanol/bienvenidos.asp*
Está enfocado en la provisión de IDEA para los niños desde el nacimiento hasta los 5 años de edad.

Parent Advocacy Coalition for Educational Rights (PACER) Center
Website: *www.pacer.org*
Es una organización sin fines de lucro que ayuda a los padres de niños con impedimentos a buscar recursos y servicios disponibles para satisfacer las necesidades de sus niños. Esta página tiene varias publicaciones en español.

El Proyecto FAPE
Website: *www.fape.org*
Provee información escrita y electrónica sobre IDEA para los padres de niños y los defensores de estudiantes con impedimentos. Tiene información en inglés y en español.

Centro Nacional de Recursos sobre TDA/H
Website: *www.help4adhd.org/espanol.cfm*

17

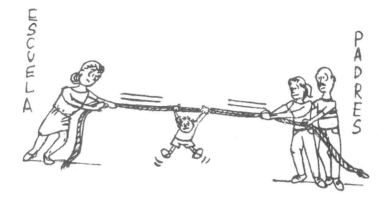

SU ESTUDIANTE, LA ESCUELA Y USTED
GUÍAS PARA LOS EDUCADORES

Los niños pasan un tiempo considerable de sus vidas en la escuela. Todos conocemos niños que están más tiempo en la escuela con los maestros y compañeros, que en el hogar con los padres o hermanos. En los primeros grados, los maestros tienden a representar a los padres y son personas significativas para los alumnos. Por lo tanto, la calidad de la relación que se establezca con el estudiante tiene un impacto en la visión que desarrollará de sí mismo, y en la forma en que sus compañeros lo percibirán y reaccionarán ante su conducta. La calidad de la relación entre la maestra y el estudiante tiene también un impacto grande en su desempeño académico. Una joven universitaria con el diagnóstico del DA me comentaba que sus calificaciones de escuela superior eran más altas en aquellas asignaturas en las que sus maestros se preocupaban por ella, separaban tiempo para conversar sobre sus inquietudes, enfatizaban sus cualidades y se esforzaban por estructurar o presentar el material de diferentes formas.

¿Qué recuerdo tendrán de usted los estudiantes a lo largo de sus vidas? Con toda probabilidad recordarán mejor aquellas experiencias que reflejaban empatía y compasión, como sugieren los siguientes comentarios:

"Mi maestra no perdía la oportunidad de animarme y apoyarme en los momentos en que lo necesitaba."

"¡Con cuánta paciencia me explicaba una y otra vez las cosas que no entendía con facilidad!"

"Un día confundí las líneas que tenía que decir como parte de mi actuación en un drama. Mis compañeros se rieron, pero el Sr. Ramos me hizo sentir que estas cosas ocurrían y que no tenían nada que ver con mi capacidad para actuar."

"Mi maestra logró ayudarme a descubrir las habilidades que tenía pero desconocía. ¡Qué feliz me empecé a sentir al entender que no era un fracaso total!"

"Tengo que aceptar que mi comportamiento en la escuela era insoportable. Sin embargo mi maestra de tercer grado me trató con cariño, sin dejar de ser estricta. Siempre que hablaba con mi madre acerca de mi conducta, le decía que tenía buenos sentimientos y que mi comportamiento mejoraría poco a poco."

"Mi hijo desarrolló una relación tan buena con su maestra de primer grado que en la ceremonia de graduación no quiso recibir el diploma para así quedarse un año más con ella."

"La alegría, el compañerismo, la amistad que nos daba... eso es lo más importante que recuerdo de mi maestra ... "

"Peleé con un compañero a la hora del recreo. Me dio una paliza frente a mis compañeros. Me sentí humillado. Para mi sorpresa, el director de la escuela entendió cómo me sentía, facilitó el que me desahogara y me ayudó a sentir mejor. Eso no evitó que me suspendiera un día de la escuela por pelear."

"Mi maestra acostumbraba rifar regalos. Pensaba en un número y nos pedía que lo adivináramos. ¡Qué casualidad que en los momentos en que me sentía más fracasado, lograba adivinar el número que ella había pensado y así ganarme uno de los regalos!"

EMPATÍA Y COMPASIÓN

Tener empatía es poseer la capacidad de colocarse en la posición del otro, de ver la experiencia escolar a través de sus ojos y sentirla a través de su corazón. Tener compasión no es sentir pena por el otro ni estar de acuerdo con él, tampoco es justificarlo. Es acompañar al niño, así como a los padres, en su dificultad y angustia, compartiendo con ellos esas experiencias.

Es a través de la empatía y la compasión que se puede apreciar la diferencia que usted como educador puede hacer en las vidas de sus estudiantes y las familias de éstos. Este impacto es uno que será recordado siempre y compartido con los hijos y otros seres queridos. Es también a través de la empatía y la compasión que podremos apreciar por qué asistir a la escuela es un acto de valentía para algunos niños con el DA y estilos diferentes de aprendizaje. Ellos temen sentirse regañados y rechazados por sus dificultades. Como señala el Dr. Brooks: ¿A cuántos de nosotros nos gustaría ir al trabajo cada día y recibir mensajes negativos de nuestro jefe? ¿Sentir el rechazo o la burla de los compañeros, o escuchar el comentario "debes esforzarte más"? En fin, es a través de la empatía y la compasión que los maestros pueden apreciar que su mayor aportación a la calidad de vida del estudiante no es únicamente la enseñanza de las matemáticas, la literatura o las ciencias, sino el fortalecimiento de la autoestima. Esta aportación durará y será recordada toda la vida.[32,33]

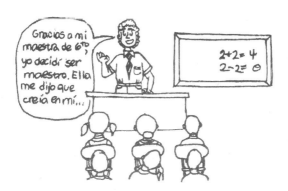

UN AMIGO CON EL DA ESCRIBE LO SIGUIENTE:

"Llegamos con gran ilusión a la escuela: tendremos amigos, aprenderemos y encontraremos una maestra maravillosa igual a la del libro que nos lee nuestra madre antes de dormir. La noche anterior no podemos dormir y nos despertamos con mariposas en el estómago. ¡Cuán grande es nuestra desilusión al descubrir que en el primer día de clases al único niño que la maestra regaña y castiga es a nosotros! Yo no hice nada, pero ella quería que me sentara todo el día y eso es realmente difícil."

"Luego, mis amigos no me invitan a sus cumpleaños; hay invitaciones para todos menos para mí. No importa cuánto trato de ser bueno, atender a la maestra, esperar mi turno al hacer fila, no interrumpir, levantar la mano y esperar a ser llamado... nunca lo logro. ¡Parece que dentro de mí hay una máquina que no puedo controlar!"

"A veces, cuando me acuesto por la noche, siento deseos de llorar. Sólo quiero ser como los demás niños. ¿Por qué todo es tan difícil para mí? Pero lo peor de todo es que nadie me entiende y creo que nunca me entenderán."

"Parece que jamás estamos satisfechos, que somos como cajones sin fondo y exigimos más y más logrando perturbar de muchas maneras la paz de nuestros padres y familiares. Nunca sabemos por qué nos castigan ni reconocemos nuestros errores, pues todo lo hacemos como guiados por una locomotora a la que no podemos controlar."

"El otro día mi maestra asignó un proyecto. ¡Japón! Haré mi proyecto sobre Japón, pensé mientras mi maestra daba las instrucciones. ¡Me va a quedar muy bonito! Llegué a mi casa muy contento, le pedí a mami que me ayudara a conseguir los materiales y trabajé durante cuatro días para que el mío fuera el mejor. El día de entrega lo llevé muy orgulloso a la escuela, y cuánta fue mi sorpresa cuando la maestra me dijo que el proyecto a entregar debía ser sobre la amistad, y el mío era acerca de Japón. Por supuesto, mi nota fue un cero, pero más dolorosa que mi mala evaluación fue la humillación de escuchar la risa de mis compañeros y sufrir la desilusión de regresar a la casa con mi proyecto y no verlo junto al de mis compañeros. Supliqué por una *oportunidad de entregarlo correctamente al otro día, que por supuesto me fue negada. Mi mamá lloró conmigo y fue buena cuando me dijo que entendía cómo me sentía, pero yo sé que nadie puede saberlo."*

DESCUBRIENDO ÁREAS DE COMPETENCIA

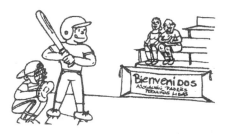

Como explicara en el capítulo 9, es necesario ayudar al estudiante a descubrir sus talentos y habilidades. En la medida en que lo logramos, fortalecemos su autoestima.[33] A primera vista, esta meta parece difícil de alcanzar porque estamos acostumbrados a evaluar las habilidades de nuestros alumnos en términos de sus niveles de inteligencia. El Dr. Howard Gardner, un destacado colega de la Universidad de Harvard, ha desarrollado una teoría que postula que todos los estudiantes en el salón de clases son inteligentes, pero de maneras diferentes. Plantea que hay múltiples inteligencias y no solamente aquella que tradicionalmente hemos asociado al aprovechamiento académico.[45]

Modelo de inteligencias múltiples

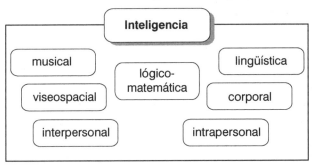

El Dr. Gardner sugiere comenzar a ver a los estudiantes según el tipo de inteligencia y las fortalezas de éstos. De hecho, esta visión beneficia mucho al estudiante con el DA, que en ocasiones ha desarrollado una capacidad superior en algún área que no es la académica.

Es necesario, pues, identificar y fomentar el desarrollo de las múltiples inteligencias de cada estudiante. Puede que María no demuestre tanta habilidad lingüística, lo cual podría afectar su lectoescritura, pero sea sobresaliente en la habilidad lógico–matemática y en la habilidad interpersonal. Esto se puede reflejar en la facilidad para el razonamiento cuantitativo y para relacionarse con otros, o lograr que otros se relacionen mejor entre sí. Luis pudiera no ser tan hábil en lo interpersonal, pero ser sobresaliente en su inteligencia musical y corporal, lo cual facilitaría el aprendizaje de la música, el baile y los deportes.

Finalmente, Juan podría tener una inteligencia lingüística e intrapersonal sobresaliente, lo cual se reflejaría en su habilidad para la lectura y quizás la poesía, aunque su inteligencia visoespacial no sea tan alta como para destacarse en la pintura o el dibujo.

Si facilitamos que cada estudiante descubra y disfrute sus habilidades, le estamos ayudando a fortalecer la autoestima. Además, así comenzamos a verlo como un todo, a no destacar únicamente las áreas de dificultad.

¿Ha escuchado la siguiente anécdota? Un niño fue muy ilusionado a hablar con su maestra para participar en una actividad que estaba organizando la escuela. La maestra le preguntó: "¿Qué es lo que haces exactamente?" El niño contestó: "Yo imito a los pájaros." "No, no... eso no es nada especial", le respondió ella. Decepcionado, el niño alzó vuelo y regresó a su casa ... .

La anécdota nos ilustra que, aparte de las múltiples inteligencias que todos tenemos en diferentes grados, todos los alumnos son "expertos" en algo (incluyendo hacernos perder la paciencia). Tenemos expertos en las tablas de multiplicación, las ciudades capitales del mundo, los dinosaurios, la música, los deportes, la solución de conflictos, la trigonometría, la poesía y la organización de actividades (si sigo enumerando, nunca terminaría).

Son estas destrezas especiales las que hay que identificar y resaltar para que no nos suceda lo que al maestro de la anécdota. De esta manera, aunque los estudiantes tuvieran un DA, estarían muy lejos de tener un "déficit de reconocimiento" en la escuela. No vacile en recurrir a los expertos en el aula y ser espléndida al momento de brindarles oportunidades para que brillen ante los demás. Esto les ayudará a compensar por las veces en que es necesario llamarles la atención, regañarlos o castigarlos.

Recuerde que con frecuencia las oportunidades no aparecen espontáneamente y es necesario construirlas. No olvidemos los testimonios en la introducción de este capítulo.

ENSEÑANZA EFECTIVA

Como muy bien señala el Dr. Picó: "Es evidente que los maestros deben ser adiestrados para manejar en el salón de clases situaciones muy distintas de las que los antiguos manuales preveían. Pero es evidente también que los adolescentes y los niños, acostumbrados por sus experiencias como espectadores de televisión, vídeos y cine y como consumidores de servicios de entretenimiento tienen limitada tolerancia para los monólogos y las monsergas. La clase tiene que ser interactiva y tiene que tomar en cuenta las iniciativas y las interrogantes de ls alumnos. Se impone una nueva escuela, con menos paredes y pizarras, y más oportunidades de movimiento, con más imágenes, música, teatro, artes plásticas, visitas a sitios interesantes, proyectos individuales y participación de la comunidad."[71]

Todos los estudiantes se benefician de currículos con objetivos actualizados, en los que puedan asumir un rol activo en el proceso enseñanza–aprendizaje.[74] Los niños con el diagnóstico de DA se benefician más aún de este enfoque y la severidad de sus dificultades atencionales puede reducirse significativamente.

No vacile en involucrar a sus estudiantes en las actividades educativas del día, ya sea por medio de demostraciones, ejercicios de aprendizaje cooperativo, materiales interactivos, grabadoras de audio o vídeo y computadoras, entre otras. Estoy convencido de que muchos niños demuestran falta de atención y conductas de impulsividad e hiperactividad en el aula, no porque tengan una dificultad significativa para autorregular la conducta (como ocurre en el DA), sino porque en sus escuelas tienen programas y métodos de enseñanza que están desenfocados, son poco actualizados o no son retantes.

ASUMIR RESPONSABILIDAD

Además de las ideas discutidas hasta ahora en este libro, es necesario poner en práctica estrategias para el manejo efectivo del comportamiento en el aula. Aunque a los niños con el DA se les hace más difícil que a otros autorregular su conducta, necesitan asumir responsabilidad, poco a poco, para lograr mejorar su autocontrol. Nosotros, como educadores, también tenemos que asumir la responsabilidad de enseñarles. Las estrategias que discutiré no pretenden ser soluciones mágicas para las dificultades que tienen los alumnos inatentos o hiperactivos para autorregular la conducta. Más bien éstas constituyen guías para el manejo de la misma. Antes de aplicarlas, es necesario estudiar con cuidado las características particulares del estudiante y de su grupo y buscar asesoramiento para así evitar implantarlas de forma automática. Mientras más creativos seamos en este proceso, mayor será la efectividad de las estrategias.

Como explicara en capítulos anteriores, las estrategias de ayuda para los estudiantes con el DA pueden dividirse en las proactivas y las reactivas. En las proactivas nos adelantamos y tomamos medidas para facilitar las conductas apropiadas en el aula mientras que en las reactivas aplicamos consecuencias a las conductas del estudiante para aumentar o disminuir su frecuencia. Las estrategias proactivas se describen a continuación.

Estrategias para los estudiantes con el DA

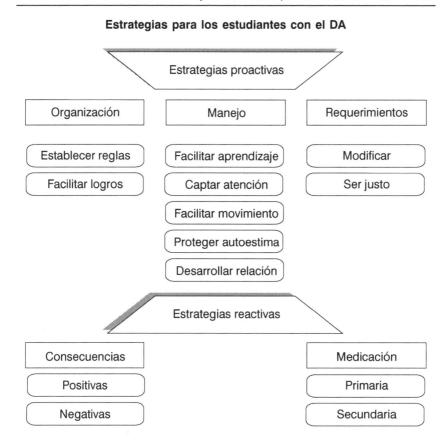

ESTRATEGIAS PROACTIVAS

Organización en el salón de clases

Como explicara en el capítulo 12, los niños que presentan el DA necesitan funcionar en un salón de clases organizado y relativamente estructurado. Las estructuras externas les ayudan a saber qué se espera de su comportamiento, a anticipar las consecuencias positivas o negativas que este comportamiento pueda tener y a facilitar el autocontrol. Una buena organización del aula previene problemas de conducta.

Las siguientes recomendaciones, desarrolladas por múltiples autores, pueden ser muy útiles.[32,48,74]

Establecer las reglas

- Como señala la Dra. Freytes, es necesario tener una filosofía y unas reglas claras y comunicarle las mismas a todos los estudiantes. Por ejemplo, al hablar de errores, enfatice que "todos somos distintos, aprendemos de forma diferente y que es necesario respetar estas diferencias." La idea es enviar el mensaje de que en este salón no se tolera la burla o la humillación.

- El primer día de clases pídale a sus alumnos que levanten la mano aquellos que temen cometer errores o equivocarse. Antes de que alguien lo haga, levante usted su mano para indicar que es un sentimiento que debemos aceptar como normal.

- Haga énfasis, una y otra vez, en que está permitido equivocarse y que cometemos errores para así poder aprender de ellos.

- Involucre a sus estudiantes en el proceso de establecer las reglas de conducta y las consecuencias que acompañarían su violación. Esto hará que las mismas sean más justas y les dará un sentido de responsabilidad por sus actos.

- Establezca reglas y expectativas realistas. En ocasiones, es más efectivo tener pocas reglas y que las mismas sean claras.

- Recuerde ponerlas en práctica. Las mejores reglas o directrices no cobran relevancia si no se usan de forma activa y frecuente.

- Haga lo posible para que los alumnos entiendan el propósito de las reglas. Discuta las mismas con el grupo para que sepa la importancia que tienen en su salón.

- Exhiba las reglas del salón, es decir, escriba en un lugar visible las conductas que se deben llevar a cabo.

- Explique a los estudiantes los comportamientos permitidos que son importantes en el salón. Los estudiantes pueden ser recompensados por estos comportamientos y, muy en especial, el estudiante con el DA. Pueden ser tan generales como:

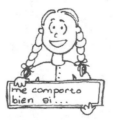

Asisto a la escuela	Trato de hacer el trabajo
Traigo las asignaciones	Ayudo a otros
Comparto con otros	Me intereso en lo que hago

Actuar para facilitar logros

- Tenga un espacio reservado dentro del salón para exhibir el programa de actividades que seguirá durante el día, así como las tareas.
- Siente al niño cerca de su escritorio o área de trabajo.
- Siente al niño al lado de aquellos estudiantes que le puedan servir de modelo y que no presenten problemas de conducta.
- Tenga disponible un área de trabajo silenciosa y protegida de distracciones para cualquier estudiante que lo solicite.
- De darse el caso, tome nota y recuerde la hora del día en que el niño debe tomar medicamentos.
- Exija al estudiante una libreta para que anote las tareas para el hogar.
- Prepare el programa de exámenes para la semana, de modo que los padres puedan ayudarle a estudiar con suficiente tiempo.
- Supervise al estudiante cuando escriba las asignaciones en la libreta. Con algunos estudiantes, debe considerar la supervisión continua por un tiempo determinado, por ejemplo, un mes. En esos momentos identifique por qué el estudiante no termina. Si resulta que tiene problemas motrices, trabaje para desarrollar algún sistema donde no tenga que escribir todo y sólo se lleve para su casa la información más importante.
- Coteje el pupitre y las libretas regularmente para facilitarle la organización y la limpieza. Refuerce lo positivo en vez de limitarse a penalizar lo que parece chapucería.
- Enseñe destrezas de organización, tales como codificar con colores los libros o las libretas que se llevan al hogar para hacer las tareas escolares. Por ejemplo, el color rojo identificará la libreta en donde se anotan las asignaciones, el amarillo al libro y la libreta de matemáticas, el verde al libro y la libreta de lectura, etc.

Los profesionales podemos perder de vista la dificultad con que se confrontan los maestros para implantar algunas de nuestras recomendaciones. En una ocasión recomendé a la maestra de una amiga especial que la sentara cerca de su área de trabajo. Mi amiga estaba fascinada porque apreciaba mucho a su maestra y su nueva localización en el aula facilitaba el que se concentrara. Sus calificaciones mejoraron significativamente. Cuatro meses después me comunicó sentirse desanimada porque su maestra la había cambiado de asiento y le había asignado éste a otro estudiante. Me sentí molesto con la decisión de la maestra. Pensé: "¿Por qué poner en riesgo los logros de mi amiga?" Al seguir conversando con ella, me percaté de una situación embarazosa para mí. ¿Quién había hecho la recomendación de sentar a este otro estudiante cerca de la maestra? ¡Yo! Afortunadamente la maestra era una persona de muchos recursos y logró mantener a mi amiga motivada a pesar de que ya no estaba sentada tan cerca de ella.

Manejo en el salón de clases

Es posible implantar estrategias de manejo que redundarán en un mejor aprendizaje y comportamiento del niño, así como en un ambiente de trabajo más agradable en el salón de clases. Algunas de estas estrategias se resumen a continuación.[32,48]

Facilitar el aprendizaje

- Programe las asignaturas académicas más importantes, tales como español, matemáticas o ciencias de manera tal que se ofrezcan en horas de la mañana. Los niños con el DA parecen estar más receptivos para el aprendizaje durante esas horas de la mañana.
- Repase las instrucciones cuando presente nuevas tareas para corroborar si el estudiante las comprendió. Pídale que repita las instrucciones que le dió.
- Combine tareas de diferentes niveles de interés. Por ejemplo, después de la lectura, continúe con una actividad en la que el niño tenga que hacer algún trabajo más manipulativo o concreto.

- Permita tiempo adicional para completar las tareas (especial-mente a los estudiantes que tengan un estilo de ejecución más lento o dificultades en la escritura).
- Recuerde al estudiante que debe revisar su trabajo.
- Designe un "capitán" para cada fila que le ayude a cotejar el trabajo escrito asignado.
- Organice pares de estudiantes que puedan cotejar entre ellos si las notas de clases, trabajos escritos o tareas asignadas están completas.
- Reclute a un compañero que le sirva de "coach" a lo largo del día.
- Enseñe estrategias para facilitar el tomar notas. Por ejemplo, sustituir palabras con abreviaturas o símbolos; número = #; importante = impte.

Captar la atención y facilitar el movimiento

- Utilice varios mecanismos para captar la atención del estudiante (p. ej., variar el tono de la voz, tocar una campanita, mantener silencio en el momento menos esperado, mencionar el nombre del alumno, moverse cerca de su escritorio, etc).
- Escoja junto con él una clave o señal que pueda ayudarlo a reconocer cuando no está llevando a cabo la tarea esperada.
- Establezca contacto visual con el niño antes de llamarlo o de darle instrucciones.
- Permítale ponerse de pie para trabajar por un rato.
- Envíe mensajes a otras personas de la escuela (p. ej., maestros, secretaria, bibliotecaria). Prepare sobres predirigidos a estas personas. Dentro del sobre, incluya una nota que indique que el estudiante necesitaba moverse y cambiar de actividad. Pida a esta persona que dé las gracias al estudiante y le indique que regrese al salón.
- Provea oportunidades para hacer ejercicio físico. Por ejemplo, poner a los estudiantes de pie y pedirles que salten cuando diga el número que se les ha asignado previamente a cada uno o pedirles que "peguen" los pies en el piso y estiren las manos y el resto del cuerpo hacia arriba, como si quisieran alcanzar el cielo.
- Provea recesos frecuentes.

- Provea recesos para darle la oportunidad de salir de la silla (p. ej., hacer mandados, ayudar a recoger los materiales, etc.).
- Provea recesos cortos entre una asignatura y otra.
- Facilite las transiciones entre las clases y las actividades dando instrucciones y claves claras, como, por ejemplo, avisar 5 minutos antes de que comience la otra clase.
- Dé seguimiento al comportamiento del estudiante durante los cambios de clase o períodos de transición.

Proteger su autoestima

- Utilice el primer nombre del niño al momento de llamarlo.
- Hable de una manera suave, no amenazante, sobre todo si el niño da señales de nerviosismo.
- Evite hacerle preguntas cuando no esté en la tarea pertinente; pregúntele cuando esté prestando atención. Esto reducirá la vergüenza y le ayudará a proteger su autoestima.
- Trate de darle por lo menos una tarea al día en la que pueda ser exitoso y de recompensarle por ésta.
- Cuídese de hacer comentarios hostiles y humillantes y no permita que los otros estudiantes los hagan.
- Cuando corrija trabajos escritos, o durante otras actividades, evite comentarios que sólo enfatizan lo negativo.
- Envíe informes de progreso a la casa enfatizando lo positivo. Sorprenda al niño y a sus padres con informes que reconozcan el esfuerzo o los pequeños logros.
- Cuando note señales de frustración, reconozca los esfuerzos del estudiante y los pequeños logros con más frecuencia.

Desarrollar una relación

- Separe tiempo para hablar a solas con el estudiante.
- Anímelo a identificar las dificultades que está teniendo y las posibles soluciones a éstas.
- Mantenga un énfasis en lo positivo, es decir, en lo que el estudiante sabe y hace bien.
- Mantenga una buena comunicación con los padres para conocer acerca de los intereses y logros del estudiante fuera de la escuela.
- Estimule las interacciones sociales con los compañeros de clase si el estudiante es retraído o tímido.

Requerimientos académicos

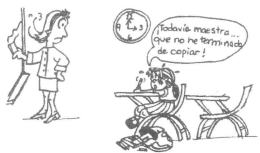

Modificación de algunos requerimientos

Muchos niños con el DA necesitan la modificación de ciertos requerimientos o normas. Cuando esto se logra, el estudiante puede tener éxito y se siente motivado. Por ejemplo, los niños que tienen un historial de dificultades motrices, debidamente documentadas por un profesional, necesitan una reducción del trabajo escrito asignado para hacer en el hogar y un cotejo de que haya copiado las tareas escolares o anotado las fechas en que se darán los exámenes. Lo mismo ocurre con los niños con deficiencias atencionales significativas cuyo estilo de trabajo es pausado. A menudo, se les hace muy difícil completar su trabajo a tiempo. Como resultado, el niño se enfrenta a la doble tarea de terminar el trabajo al llegar a la casa y hacer las tareas escolares asignadas para el día siguiente.

Ser justo

Quizás el educador que está leyendo estas líneas pensará, si no lo ha hecho anteriormente, que la práctica de modificar los requerimientos es injusta, ya que no se le está exigiendo a todos los estudiantes por igual. El diccionario de la lengua española define justicia como "una de las cuatro virtudes cardinales, que inclina a dar a cada uno lo que le corresponde o pertenece." ¿No cree usted que la vulnerabilidad biopsicosocial que predispone a un niño a tener dificultades para sostener la atención, autocontrolarse, dominar la lectura o escribir con rapidez o eficiencia debe ser razón para "inclinarse a dar a cada uno lo que le corresponde"? ¿Qué práctica seguimos cuando tenemos un estudiante con limitaciones visuales o impedimento físico? ¿Acaso no hacemos justicia con ellos debido a su condición?

Independientemente de las dificultades que pudiera tener, sabemos que cada estudiante es diferente. Por consiguiente, lo que es posiblemente injusto es tratarlos como si fueran iguales. Ciertamente estas preguntas ameritan una reflexión profunda. Además, es necesario estar conscientes de que para los estudiantes que asisten a escuelas públicas o a escuelas privadas que no pertenecen a organizaciones religiosas, estas modificaciones pudieran ser requeridas por las leyes federales vigentes. Algunas de estas modificaciones se presentan a continuación:

- Reduzca la cantidad de trabajo asignado o modifique las asignaciones para que sean manejables **por el niño que así lo necesite.** Por ejemplo, escoja los ejercicios o preguntas más importantes y deje como tarea opcional los restantes.
- Divida las tareas en partes. Séparelas con algún indicador; pida que trabaje una parte, después otra, etc. y establezca fechas límites para entregar cada una de las partes.
- Permita que el niño pueda hacer algunas asignaciones y contestar algunos de los exámenes oralmente.
- Permita escribir solamente la respuesta correcta o llenar blancos (en vez de escribir la totalidad de la contestación).
- A los estudiantes de escuela intermedia y superior que tienen dificultad en las destrezas motrices finas, permítales usar la computadora en asignaciones escritas. Los programas de computadoras, tales como los procesadores de palabras, pueden ayudar a organizar mejor su trabajo, y a reducir la cantidad de errores que comete.
- De ser necesario, ofrezca tiempo adicional para completar los exámenes.
- De no poder copiar la totalidad del trabajo asignado, es recomendable facilitar que el estudiante o sus padres puedan fotocopiar el trabajo de un compañero o facilitar la comunicación telefónica con otros padres para tener acceso a dicho material.

Cualquiera de las modificaciones que vaya a implantar como parte del plan de intervención debe ser discutida con anticipación con el estudiante, en privado.

ESTRATEGIAS REACTIVAS

Llamo estrategias reactivas a aquellas que se aplican como consecuencia de la conducta del estudiante. Ejemplos son las consecuencias positivas y negativas, y la medicación.

Uso sistemático de consecuencias positivas

Como explicara en el capítulo 13, para desarrollar o aumentar la frecuencia de conductas adecuadas en la escuela, es necesario:

- **Definir** claramente el comportamiento deseado.
- **Reforzar** frecuentemente con consecuencias positivas para el niño los componentes de **la conducta** de interés **tan pronto ocurran** y **siempre** que ocurran.

Sea sensible al perfil de debilidades y fortalezas del niño. Use su creatividad; póngase en su posición. Tenga expectativas realistas. No espere cambios dramáticos. Recuerde que el niño tiene una vulnerabilidad biopsicosocial a mostrar dificultades para autorregularse, especialmente en el salón de clases donde hay que estar sentado, esperar el turno, sostener la atención e inhibir los impulsos. Esta inhabilidad debe ser entendida para no desanimarse, para poder ser consecuentes y para no tomar como un acto de desafío personal la desobediencia o dificultad del estudiante para controlar su conducta.

Mantenga el énfasis en reconocer el esfuerzo, el tesón y la persistencia, y no necesariamente el producto (p. ej., refuerce al alumno por su esfuerzo para esperar su turno o hacer los trabajos asignados, aunque inicialmente no lo logre totalmente). Las consecuencias positivas deben seleccionarse de acuerdo a los gustos del niño. Los siguientes son posibles ejemplos:

- Elogios y reconocimientos.
- Estrellas, sellos o puntos.
- Privilegio de ayudar en el salón (p. ej., recoger libros, abrir o cerrar ventanas, borrar la pizarra, servir de mensajero, ir un rato a la biblioteca, tener tiempo adicional de recreo).
- Recompensas poco costosas (p. ej., lápices, chucherías, dulces).
- Tarjetas de colección (p. ej., dibujos animados, cartas de

peloteros o baloncelistas) previamente compradas por los padres y entregadas al maestro para utilizarse en el salón.

- Privilegios en el aula (p. ej., escoger un juego para jugarlo con un amigo, ganar tiempo libre en el aula, mirar o leer revistas o libros de interés).
- Eximirlo de una asignación escogida por él.

Lo ideal es combinar la estrategia de elogiar, usar privilegios, estrellas, sellos o puntos (dependiendo de la edad del estudiante) para reforzar la conducta deseada.

Como explicara en el capítulo 9, las actividades especiales que se hayan seleccionado para fortalecer la autoestima del estudiante, tales como servir de tutor de los menos adelantados en matemáticas o dar clases de dibujo a los compañeros interesados, no deben utilizarse para reforzar las conductas que se desean mejorar. Estas actividades o privilegios tienen una función diferente: hacerlo sentir competente en un área, a pesar de sus múltiples dificultades en otras.

ELOGIOS Y RECONOCIMIENTOS

¡Estás haciendo un **gran esfuerzo** por . . . terminar tu trabajo escrito!

¡WOW! Me gusta que . . . mantengas tu pupitre organizado!

☺ Me alegra que . . . recordaras entregar las asignaciones.

Gracias por . . . esperar tu turno.   ☀

Estoy orgulloso porque . . . trabajas mucho en matemáticas.

Estoy contento contigo por . . . mantenerte en tu asiento.

¡Fantástico que . . . estas prestando atención a lo que explico!

¡Bien, por . . . compartir con María!   ☺☺

¡Que bueno que . . . has estado prestando atención!

Sistema de estrellas

Cuando use el sistema de estrellitas o sellos para reforzar la conducta, usualmente para **niños de 4 a 8 años de edad,** puede preparar un dibujo con los espacios para pegar las estrellitas o los sellos, como se ilustra a continuación:

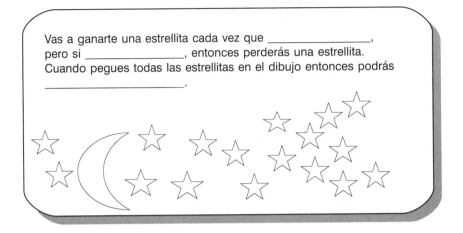

Vas a ganarte una estrellita cada vez que _____,
pero si _____, entonces perderás una estrellita.
Cuando pegues todas las estrellitas en el dibujo entonces podrás
_____.

Al llenar los espacios con las estrellas ganadas, el estudiante tendrá acceso al privilegio o reforzador acordado.

Contratos

Para niños mayores, **de 6 años en adelante,** es muy útil usar el sistema de contrato en la forma de "si hago _____ tengo el privilegio de _____." Por ejemplo, para el niño que demuestra un comportamiento agresivo durante la hora de recreo, el contrato podría ser como sigue:

Acuerdo

Si hoy juego y me porto bien con mis compañeros durante el recreo, sin empujar, pegar o usar malas palabras, tendré el privilegio de
_____.

_____   _____
Mi firma   Firma de mi maestra

En el capítulo 13, presenté una discusión detallada y ejemplos de cómo usar los contratos en la escuela y en el hogar. Es necesario tomar medidas para que, al establecer este procedimiento, **el estudiante tenga la oportunidad real de ganar privilegios y tener experiencias**

de éxito. Por ejemplo, si la meta es aumentar la frecuencia de terminar los trabajos en el salón, es necesario:

- Explorar si el estudiante tiene dificultades motrices que entorpezcan la escritura.
- Entender su dificultad para sostener la atención y mantener el esfuerzo.
- Establecer metas realistas.
- Proveer refuerzo cuando empieza a trabajar o mientras está trabajando, así como cuando termina.
- Reducir la frecuencia con que se le refuerza, a medida que se vea progreso. El error usual es decidir reforzarlo solamente cuando termina el trabajo. Al no lograrlo, el estudiante vuelve a sufrir una experiencia más de fracaso y se lastima su autoestima. Este ejemplo ilustra cómo el uso automático de estrategias de refuerzo, sin el análisis riguroso, en vez de ayudar puede hacerlo sentir fracasado.

Mensajes positivos

15 de febrero de 2007

NOTIFAX informa que **Diego** terminó el trabajo de español hoy. Lo felicito **¡Adelante!**

Sra. Vélez

En los momentos oportunos, envíe una nota a los padres reconociendo el esfuerzo o los logros del estudiante, no importa cuán pequeños sean. No espere un cambio dramático para hacer esto. Notas como ésta dejan una estela de ilusión y alegría en el niño y sus familiares.

Sistema de puntos: colaboración entre el hogar y la escuela

En el capítulo 13 expliqué y ofrecí un modelo para ganar puntos en el aula que pueden ganar refuerzos en la casa. En el siguiente ejemplo esta estrategia se implementa con tarjetas numeradas.

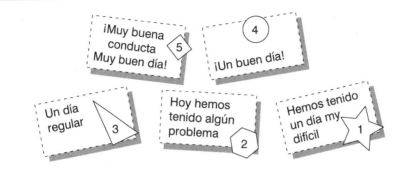

Puntos para el grupo

Una estrategia prometedora es el sistema mediante el cual los niños puedan ganar puntos por sus logros en el comportamiento diario, que puedan ser intercambiados por privilegios para todos los compañeros.[6,69] Esta estrategia se puede enriquecer de la siguiente forma. Ellos podrían dibujar el privilegio en un cartelón grande (p. ej., ir de excursión a un sitio histórico). Posteriormente, este dibujo se recortaría en pedazos más pequeños (como para hacer un rompecabezas). Cada cierto número de puntos ganados provee el privilegio de pegar en otro cartelón uno de los pedazos recortados. Cuando todos los pedazos del dibujo estén pegados y hayan formado el dibujo, el grupo habrá ganado el privilegio en cuestión. En este enfoque, es necesario que el grupo de estudiantes que gana puntos para los demás incluya tanto a niños con el diagnóstico del DA como sin el diagnóstico. Así se evita que se ejerzan presiones grandes sobre los primeros. Es decir, hay que tomar medidas para evitar que esta estrategia se convierta en una fuente de rechazo para los niños que presentan el DA cuando no logran ganar con relativa rapidez los puntos necesarios para el privilegio del grupo.

Una variación del sistema anterior consiste en darle la oportunidad a cada fila o subgrupo de competir con otros subgrupos para ganar privilegios, para sí y para el resto del grupo, como resultado de sus logros durante un período dado o durante el día escolar. Una posible estrategia es programar rifas diarias inicialmente y después por lo menos dos veces por semana. Los boletos para estas rifas se ganan con los puntos adquiridos por cada subgrupo. Mientras más boletos se ganen, mayores las oportunidades de obtener los premios o privilegios establecidos.

Finalmente otra posible estrategia es dividir el grupo en dos equipos. Cada equipo recibe una marca cuando uno de los integrantes no cumple con las reglas establecidas. Al cabo de un tiempo, los dos equipos ganan un privilegio o refuerzo si sus marcas no se exceden del número preestablecido. Si no, el equipo con el menor número de marcas es el que gana el refuerzo. Nuevamente, es necesario establecer un balance en la composición de los equipos, de manera que el niño que presenta el DA no se sienta presionado o lastimado por no aportar lo suficiente a su fila o subgrupo.[69]

Al diseñar los programas discutidos en esta sección, asegúrese de asesorarse con profesionales especializados en estos enfoques o con maestros que tengan experiencia usando los mismos. A menudo, perjudicamos más a los niños que deseamos ayudar al no tomar en consideración sus dificultades. Por otro lado, con frecuencia los niños son sumamente creativos y capaces de alterar los programas que implantamos.

Nunca olvido la primera vez que pusimos en práctica el sistema de competencia por equipos o filas para ganar recompensas. ¡El comportamiento de todo el grupo empeoró! Tras hablar con los estudiantes, nos quedamos asombrados al descubrir que habían acordado competir y decidir qué fila se comportaba peor. Actuamos con rapidez y trajimos al aula cajas envueltas con papel de regalo para que pudieran visualizar las consecuencias positivas que obtendrían las filas ganadoras. De inmediato, el comportamiento de todos mejoró en forma significativa.

Uso sistemático de consecuencias negativas

Las consecuencias negativas o castigos no son de por sí una estrategia de valor en el manejo efectivo del niño, sobre todo en la escuela. Como explicara en el capítulo 14, los castigos no comunican al estudiante la conducta deseada y tienden a suscitar reacciones de frustración, hostilidad y agresión. Es por ello que es necesario combinar las estrategias de castigo con las de reforzamiento positivo. A continuación, hago un resumen de algunas de las estrategias de consecuencias negativas que pudieran ser útiles en el aula.

No prestar atención

En aquellos casos en que la conducta inadecuada del estudiante está siendo reforzada por la atención que le brinda el maestro, puede ser de ayuda el procedimiento de no prestarle atención de forma consistente cuando lleva a cabo dicha conducta. Por ejemplo, vamos a suponer que usted no esté elogiando al estudiante mientras está sentado haciendo su trabajo, pero le presta atención, aunque sea a manera de regaño, cuando está fuera de su asiento. En ese caso, es necesario invertir las estrategias y prestarle atención cuando hace su trabajo e ignorar la conducta cuando está de pie. Sin embargo, una limitación de este procedimiento es que algunas conductas no se pueden dejar de señalar, ya que pueden afectar a otros.

Regaños

Los regaños tienen cierto grado de efectividad cuando son breves, no son hostiles, se aplican al momento de ocurrir el comportamiento indeseado, se imparten **en voz baja** pero firme, se establece contacto visual con el niño y se explica la conducta deseada. Un ejemplo sería acercarse al estudiante, mirarlo a la cara, y decirle con convencimiento y firmeza: "No puedes tomar las cosas de tus compañeros; tienes que pedirles permiso." Le aseguro que, si en ocasiones usted lo regaña susurrándole al oído, el elemento de sorpresa aumentará la efectividad de su regaño. [6,69]

Multas

Las multas o penalidades tienden a ser procedimientos de castigo efectivos cuando se combinan con los programas de sistemas de estrellas, sellos o puntos (refuerzos). Por ejemplo, cuando se usa este tipo de estrategia con niños, el estudiante puede perder una estrellita o su equivalente si lleva a cabo una conducta inapropiada que ha sido previamente especificada. Asesórese bien antes de empezar a aplicar el sistema de multas o penalidades. Resista la tentación de quitar muchas de las estrellitas que otorgó por el comportamiento deseado; existe el riesgo de que muy pronto el estudiante se quede sin estrellitas y pierda la motivación para actuar positivamente, ya que no tiene la oportunidad de intercambiarlas por otros reforzadores más interesantes.

Tiempo fuera de refuerzo positivo

El procedimiento de tiempo fuera discutido en el capítulo 14, es decir, la remoción temporera de fuentes de refuerzo o actividades agradables, puede implantarse en el salón de clases de diferentes maneras.[6,69] Una forma es pidiéndole al estudiante que recueste la cabeza sobre el pupitre. Otra forma es sentándole en un área del salón en donde esté relativamente aislado de los demás, por ejemplo, sentado frente a la pared localizada en la parte de atrás del salón. **Nuevamente, tenga mucho cuidado con este procedimiento.** Si el estudiante pasa gran parte del tiempo sentado y aislado de los demás, en vez de ser correctivo el procedimiento, se convierte en uno destructivo, que identifica al niño como problemático frente a sus compañeros y lesiona significativamente su autoestima. Si éste es el caso, cambie de inmediato esta técnica. Además, asegúrese de que esta acción conlleva el que el niño sea separado de un estímulo o actividad reforzante. Si ese no es el caso, la estrategia no sería un castigo para él y hasta podría ser una actividad reforzante (p. ej., evadir una clase aburrida o una tarea que le cuesta trabajo).

Suspensión

Finalmente, el procedimiento de suspensión de la escuela, por un período de uno o varios días, debe usarse, si acaso, sólo como un castigo para problemas severos de comportamiento y no como un procedimiento usual de castigo. En Puerto Rico este procedimiento se usa casi exclusivamente con varones. Uno de cada 4 niños con el DA es suspendido o expulsado de la escuela. Los varones con el DA tienen un riesgo 11 veces mayor que las niñas con el DA de recibir esta acción disciplinaria.[24]

Además de ser humillante o hiriente, suspender a un estudiante de la escuela tiene también sus riesgos o limitaciones. Puede ser que quedarse en la casa sea una actividad reforzante para el estudiante, o que sus padres puedan recurrir a prácticas de abuso físico o maltrato en un intento de corregirlo.[69]

Como bien me ha señalado la Dra. Freytes, los educadores en la escuela pública deben tomar conciencia acerca del proceso a seguir en la suspensión de un estudiante con el DA. La Ley IDEA requiere que se tomen varias medidas especiales (ver capítulo 16).

Cuando se toma la decisión de suspender al niño, sea que asista a una escuela pública o privada, la Dra. Freytes recomienda lo siguiente:

- Sea específico. Comunique la conducta exacta que dió lugar a la decisión de suspensión. Asegúrese de que el estudiante también tiene esta información. Explique que existen unas reglas a seguir.
- Asegúrese de que ésta es la acción que se toma con todos los estudiantes. No destaque la conducta que todos llevan a cabo en un solo estudiante, como para dar un ejemplo a los demás.
- Debe existir evidencia de las medidas que se tomaron para ayudar al estudiante con esta conducta, antes de la suspensión.
- Al comunicar la información al estudiante, no deje de hacer énfasis en que éste también tiene una serie de cualidades positivas.
- Facilite el trabajo académico al estudiante para que no se atrase en la escuela.
- Piense que debe preparar al estudiante para el regreso y la integración a la escuela. Hable con él para ver qué piensa de la experiencia. También esté pendiente a lo que piensan los otros estudiantes.
- Recuérdele que usted está disponible para ayudar.
- Aunque última, la recomendación más importante es estudiar los factores que facilitaron la conducta por la cual el estudiante ha sido suspendido. Es necesario tener reuniones con los padres y otro personal administrativo o de apoyo (p. ej., psicólogo, trabajador social, consejero) en la escuela, para desarrollar un plan de manejo que pueda ayudar al estudiante.

Castigos prohibidos

Definitivamente, no se recomienda el uso de las siguientes consecuencias negativas o castigos para corregir al niño.

- Quitar tiempo de la merienda, almuerzo o recreo.
- Escribir repetidamente frases u oraciones (p. ej., no puedo hablar en la clase), sobre todo cuando el estudiante tiene dificultades grafomotrices.
- Cualquier tipo de castigo corporal o físico.
- Asignar trabajo adicional.

- Bajarle las calificaciones obtenidas en las diferentes asignaturas.
- Dirigirse al estudiante con comentarios humillantes.
- Dar quejas de su conducta a los padres frente a sus compañeros.

Medicamentos

Como explicara en el capítulo 15, la medicación puede ser un tratamiento necesario para los niños con el diagnóstico del DA. A los padres les cuesta mucho tomar decisiones de si medicar o no a su hijo y ciertamente es una decisión personal. A menudo, se sienten temerosos y culpables. Bajo ningún concepto debe usted hacer sentir culpables o angustiados a los padres haciendo comentarios que impliquen que la medicación del estudiante es una decisión incorrecta o dañina. Es a los padres y al médico a quienes les corresponde tomar esta decisión. El educador puede apoyar la decisión del padre, demostrando empatía, aunque por razones personales no esté de acuerdo con la decisión.

La maestra, ya molesta por el comportamiento de tres de sus estudiantes, les ordenó levantarse de sus asientos y exclamó: "¡Jorge, María y Juanito! ¿Ustedes se tomaron la pastilla en el día de hoy? Tal parece que el medicamento no ha llegado a sus cabezas."

Los maestros son un recurso importante para recordarles a los niños con el DA el tomar los medicamentos recetados en la escuela, a la hora indicada. Este recordatorio debe hacerse en privado. Demuestre su sensibilidad y sus valores como educador. No queremos que el estudiante se sienta señalado como "loco" o "anormal" por sus compañeros por el hecho de tomar medicamentos. Como indicara en el capítulo 15, se puede lastimar seriamente la autoestima del niño si se les atribuyen los cambios favorables en el comportamiento a los medicamentos y no a su esfuerzo y sus habilidades. Los maestros deben mantenerse en comunicación con los padres y el médico del niño, con miras a informarles sobre el efecto de los medicamentos. Para esto, es muy útil que observe con detenimiento las distintas conductas del estudiante. Estas observaciones ayudan al médico a identificar el medicamento más efectivo y la dosis necesaria. Finalmente, no olvide que el tratamiento con medicación es mucho más efectivo si se combina con las ideas y estrategias discutidas en este libro.

UTILICE RECURSOS DE LA COMUNIDAD

Es aconsejable reclutar la ayuda de personas dentro y fuera de la escuela para ayudar a aquellos estudiantes que lo necesiten. Algunos ejemplos:

- Padres disponibles
- Personas retiradas
- Estudiantes universitarios
- Estudiantes de la escuela secundaria

COMUNICACIÓN CON LOS PADRES

Los profesionales que trabajamos con niños somos vulnerables a olvidar el impacto emocional que tienen nuestros comentarios sobre otras personas. No olvidemos esto al comunicarnos con los padres. Colóquese en la posición de ellos. Muestre empatía y compasión. Los padres sentimos en carne propia cualquier limitación o dificultad que tengan nuestros hijos, por mínima que sea. Los padres de niños inatentos o hiperactivos no son la excepción. Con toda mi experiencia profesional, debo admitir que cada vez que las maestras me citaban a la escuela por motivo de la actuación de alguno de mis hijos, me sentía angustiado.

Trate de mantener una comunicación efectiva con los padres. Busque el momento y el lugar oportuno para hablar con ellos. Nunca hable acerca de las dificultades del niño delante de otras personas. Cuando esto ocurre, la información ofrecida puede distorsionarse y lastimar emocionalmente a los padres. Prepárese para las reuniones que celebre con ellos. No olvide incluir en su discusión los esfuerzos, los logros, las cualidades y los talentos del niño. Recuerde que el objetivo de la reunión es establecer la colaboración necesaria para trabajar en equipo en beneficio del niño. El objetivo no es desahogarse ni ventilar su malestar ante los padres, y mucho menos hacerlos sentir culpables. No olvide tampoco que ni el niño con el DA, ni sus padres, planificaron que él se comportara mal en la escuela.

Las siguientes guías pueden ayudar a celebrar una reunión productiva con los padres.

- Prepárese de antemano para esta reunión.
- Ofrezca a los padres con anticipación una idea del tema que se va a discutir.

- Haga uso de la comunicación efectiva. Suponga que usted dice: "Sra. López, debe verme tan pronto sea posible para discutir el mal comportamiento de Luis en la escuela." Esta expresión puede ser interpretada erróneamente.
  - Primero, el uso de la frase "debe verme" implica que la Sra. López es la que tiene el problema y por consiguiente una acusación.
  - Segundo, la urgencia sugerida en el mensaje puede levantar un grado alto de angustia.
  - Finalmente, el énfasis negativo del mensaje ("mal comportamiento") puede lastimar al padre y ponerlo a la defensiva.
- Sería mejor si usted dijera: "Sra. López, desearía reunirme con usted para discutir cómo podríamos trabajar juntos para mejorar el comportamiento de Luis en la escuela." En este caso, usted está sugiriendo un enfoque de colaboración con la madre, a la vez que señala la dificultad del niño y comunica optimismo, es decir, que el comportamiento de Luis puede mejorar.
- Separe tiempo suficiente para la reunión en un lugar privado.
- Comunique claramente el progreso, las cualidades y las áreas de fortaleza del niño.
- Comunique sus preocupaciones haciendo uso de observaciones específicas y objetivas y explicando las medidas que usted está usando para ayudar al niño.
- Trate de no ponerse a la defensiva cuando los padres cuestionen sus observaciones y preocupaciones.
- Mantenga una mente abierta a las ideas que presenten los padres.
- Atienda a todo lo que los padres comunican, ya sea verbal o no verbalmente.
- No use un lenguaje técnico o especializado que los padres no puedan entender.
- La reunión debe terminar con un plan de acción específico que incluya las estrategias de ayuda que se implantarán en la escuela y en el hogar, la decisión de consultar al personal de apoyo de la escuela (p. ej., orientadora, trabajadora social, psicólogo), el referido a un profesional fuera de la escuela para evaluación o tratamiento y la fecha de una próxima reunión.
- Anote en su libreta profesional los acuerdos de la reunión.

El maestro es responsable de su mejoramiento profesional. Aunque las escuelas ofrecen actividades educativas sobre distintos temas, usted puede buscar más información acerca de aquellos que afectan a sus estudiantes. El DA es una condición que requiere un cambio en nuestra forma de pensar porque las conductas de los estudiantes son un reto a lo que conocemos.

COMUNICACIÓN CON OTROS PROFESIONALES

Las guías presentadas en la sección anterior son también de mucho valor al momento de reunirse con otros maestros, con el director de la escuela y con otros recursos, tales como el psicólogo, el psiquiatra, el trabajador social, el consejero, el terapeuta del lenguaje y el terapista ocupacional, entre otros. De particular importancia son las siguientes recomendaciones:

- Tenga escrita y organizada la información pertinente al estudiante.
- Describa las dificultades y fortalezas del estudiante dando ejemplos específicos.
- Explique las medidas que está tomando para ayudar al estudiante, así como la efectividad de las mismas hasta el presente.
- Mantenga una mente abierta a las ideas y recomendaciones que ofrezcan sus colegas o los demás profesionales en la reunión.
- Facilite el desarrollo de un clima que propicie el trabajo en equipo para así ayudar mejor al estudiante.
- Tome nota del plan de acción que se adopte para ayudar al estudiante.
- Separe la fecha para una reunión de seguimiento.

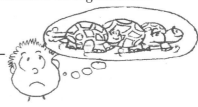

"Si supieran qué se siente cuando . . .

... mami recibe quejas continuas de mi conducta en la escuela."

... dicen que soy más lento que una caravana de tortugas."

... se burlan de mí por tomar medicamentos para la concentración."

... la maestra dice que ni con la pastilla tengo remedio."

... la maestra dice: "¡Qué suerte la mía que te hayan asignado a mi grupo!"

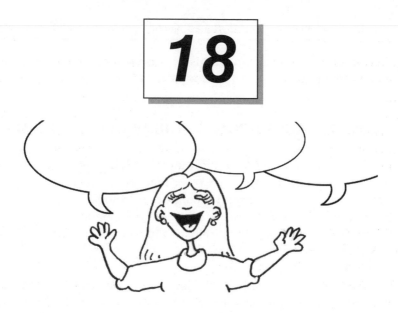

EL DA EN NIÑAS

Hasta hace poco la investigación científica del DA se había concentrado casi en su totalidad en varones. Por consiguiente, es muy poco lo que sabemos de las niñas con el DA y mucho menos lo que sabemos de las hispanas con esta condición. Esta situación es lamentable, sobre todo cuando en años recientes se ha documentado que las niñas con el DA corren el riesgo de no ser identificadas y tratadas a tiempo, e incluso de no ser tratadas en lo absoluto.[3]

El impacto del DA en las personas es significativo y podría tener repercusiones significativas en personas del género femenino. Esto es así ya que la sociedad asigna a las mujeres roles importantísimos en la crianza y formación de los hijos, así como en el manejo de la vida familiar. Muy frecuentemente se espera que las mujeres organicen el espacio físico del hogar y las rutinas de la familia, ayuden al resto de la familia a organizarse y a establecer prioridades, preparen a tiempo las comidas o tengan limpia y planchada la vestimenta diaria, entre otras cosas. Este rol pudiera estar muy arraigado en nuestra cultura hispana. Como si esto fuera poco, se espera que la mujer trabaje fuera del hogar y aporte a su sustento. Todas estas tareas podrían verse gravemente impactadas por las dificultades para autorregular el comportamiento, planificar, organizarse y manejar el tiempo que tienen las personas con el DA.

> *Una muy distinguida profesional en el campo de la salud mental, de reconocimiento internacional, me explicó cómo descubrió años atrás que su hija tenía el DA y eventualmente descubrió que ella también. Esta amiga asistió a un congreso internacional de psiquiatría. Para manejar su distracción, desorganización y dificultad en la planificación anotó en una hoja de papel aparte las conferencias a las que quería asistir. Ocurrió lo casi inevitable, traspapeló la hoja donde había anotado la información. Cuando vino a darse cuenta estaba en la conferencia equivocada: ¡Una acerca del DA! Era muy tarde para salir y prefirió quedarse para preparar nuevamente su lista de preferencias y leer otra información. Cuál sería su sorpresa cuando el conferenciante empezó a hablar de unos síntomas, los del DA, que describían a la perfección a una de sus hijas. Esta información, recibida accidentalmente, le llevó a evaluar a su hija y comenzar un tratamiento. La próxima persona en evaluarse y tratarse para el DA fue ella.*

¿CUÁN FRECUENTE ES EL DA EN NIÑAS?

En el estudio nacional del DA en Puerto Rico, que evaluó una muestra representativa de varones y niñas de 4 a 17 años, 4.7% de las niñas presentó el diagnóstico. Esto contrasta con 10.3% para los varones.[24] En los Estados Unidos, 2.5% de las niñas hispanas parecía cualificar para el diagnóstico en comparación con 4.8% de los varones.[36] La información nos señala lo que indican los estudios en otros países: que por cada niña con el DA hay alrededor de dos varones con la condición. Es decir, hay menos niñas que niños con el DA en la población general. No se conocen las razones para esta diferencia universal entre géneros.

LAS NIÑAS CON EL DA: ¿CORREN EL RIESGO DE AFECTARSE PSICOLÓGICAMENTE?

La respuesta clara y contundente es sí. En el estudio nacional de Puerto Rico, las niñas con el DA corrían mayor riesgo, en comparación con aquellas sin el DA, de:

- Presentar más problemas al dormir.
- Necesitar más servicios de educación especial o consejería.
- Presentar un grado más alto de impedimento en su funcionamiento adaptativo global en el hogar, la escuela y la comunidad.
- Tener un impacto mayor (estrés) en la vida familiar.
- Tener una relación madre–hija más pobre.
- Recibir de sus padres más prácticas de disciplina negativa (p. ej., pegar, gritar).
- Presentar una proporción mayor de desórdenes tales como conducta oposicional desafiante, depresión y ansiedad.

Estos resultados concuerdan, en términos generales, con los informados en estudios con niñas estadounidenses.[28,51] Las niñas con el DA también son más propensas que las que no lo tienen, a demostrar pobres destrezas sociales y más conducta física y verbal agresiva, así como agresión relacional (p. ej., echar a correr rumores falsos acerca de los compañeros, impedir que otros jueguen con alguna otra compañera).

Como es de esperar, también se ha encontrado que en comparación con aquellas sin el DA, las niñas con el diagnóstico no han desarrollado adecuadamente las funciones ejecutivas necesarias para la autorregulación, planificación, organización del comportamiento e inhibición del mismo. Estas niñas demostraron también dificultades en el procesamiento del lenguaje y en la rapidez motriz.[51,52]

> Un hallazgo triste por demás es el que más niñas con el DA *con hiperactividad* habían sido objeto de abuso físico o sexual.[51]

En uno de estos estudios, las niñas con y sin el DA fueron

reevaluadas cinco años después, cuando ya estaban en escuela intermedia y superior.[54] Se encontró que como grupo, las niñas con el DA tenían un desempeño académico inferior, un mayor número de síntomas de trastornos alimentarios, más dificultades en las relaciones con sus compañeros y maestros, y destrezas organizacionales menos adecuadas. Una proporción apreciable de aquellas con el DA se encontraban al menos levemente deprimidas y presentaban problemas de abuso de sustancias.

Un hallazgo importante de este estudio es que, en niñas, el DA pudiera predisponerlas a desarrollar trastornos alimentarios. Pero más importante aún es el hallazgo de que el sentido de competencia en relación al trabajo escolar pudiera ser un factor que protege a un subgrupo de niñas con el DA de un desenlace negativo en la adolescencia.[61] De ahí la importancia de fomentar el interés por aprender y la visión propia de que "yo puedo" salir adelante en los estudios.

Me explicaba una señora, con tristeza, que había estudiado ingeniería y practicaba esta carrera con éxito pero que nunca había podido entender por qué pasó tanto trabajo en sus estudios a lo largo de los años. "Desde escuela elemental siempre fui de las mejores de mi clase en matemáticas y fui reconocida por ello varias veces. Me sentía orgullosa de esta habilidad y fue mi deseo de tener una profesión lo que me ayudó a sobrellevar la frustración de tener que estudiar mucho más que mis compañeros y tolerar las críticas de mis padres y maestras. Mis calificaciones eran muy variables, aún en matemáticas, y tendían a ser inferiores en la asignatura de español, humanidades y ciencias sociales. Ellos pensaban que no obtenía mejores calificaciones porque era vaga e irresponsable y no ponía suficiente de mi parte. No he aceptado mejores oportunidades de trabajo por temor a no desempeñarme satisfactoriamente. Además, para atender las cosas de mi familia y trabajo, tengo que dedicar un tiempo enorme. Termino el día agotada y molesta conmigo misma. Si pudiera ser tan eficiente como mis amigas para hacer las cosas de la casa ... Quiero saber qué me pasa y tratar de que no le pase lo mismo a mis dos hijas." El diagnóstico fue una sorpresa para todos, excepto para ella: DA sin hiperactividad y dislexia (capítulo 5).

Los resultados resumidos señalan claramente que las niñas con el DA corren un riesgo elevado de presentar serias complicaciones psicológicas en el desarrollo. En fin, es un serio error pensar que el DA no afecta a las niñas y que ellas no necesitan ser identificadas y tratadas a una edad temprana.

¿SE PRESENTA EL DA DE MANERA DIFERENTE EN NIÑAS Y EN VARONES?

Aunque hay más varones que niñas con el DA, en términos generales esta condición se presenta de manera similar. Los resultados de nuestro estudio sugieren que las niñas y los varones con el DA no varían en el riesgo de afectar la relación madre–hijo y la vida familiar o de recibir prácticas de crianza negativas. Los varones y las niñas presentan un nivel similar de impedimento en su funcionamiento adaptativo en el hogar, en la escuela y la comunidad. También presentan niveles comparables de desórdenes concurrentes con el DA, específicamente, trastornos de conducta oposicional desafiante, de ansiedad y de depresión.[24] Estos resultados también se han evidenciado para niñas estadounidenses.[28]

A pesar de presentar características y niveles de impedimento comparables, encontramos dos diferencias interesantes. Primero, los varones corren un riesgo once veces mayor de ser suspendidos o expulsados de la escuela que las niñas. Segundo, las niñas con el DA apenas recibían farmacoterapia (1.8%).[20,24] Estos resultados podrían interpretarse como una tendencia de los maestros y padres hispanos a preocuparse más con los varones con el DA y a ser más tolerantes con las niñas con el DA. Esto a su vez ayudaría a explicar por qué históricamente las niñas no han recibido el tratamiento que su condición requiere.

Otro hallazgo importante fue que la niñas con el DA *sin hiperactividad* corren un riesgo más alto que los varones de presentar algún trastorno de ansiedad. Este resultado apoya lo que otros clínicos han estado sugiriendo durante años, que muchas niñas con el DA no se están diagnosticando correctamente y en su lugar reciben diagnósticos como trastornos de ansiedad o depresión.[24]

Aunque no se ha estudiado, es posible que las niñas con el DA presenten un mayor grado de agresión relacional que los varones con la condición y que ellos exhiban más agresión física. Finalmente, a menudo se hace el planteamiento de que hay más niñas que varones con el DA *sin hiperactividad*. Este planteamiento no fue apoyado en nuestro estudio ni en algunos otros[24,28] y no debe adoptarse como algo definitivo.

¿REQUIEREN LAS NIÑAS CON EL DA CRITERIOS DIAGNÓSTICOS Y TRATAMIENTOS DIFERENTES?

Estos son temas de controversia entre los expertos. Como se explicara, los criterios diagnósticos y el tratamiento se han derivado de investigaciones con varones con el DA. Por tal razón algunos piensan que no aplican plenamente a las niñas.

En cuanto a los criterios diagnósticos, pienso que los varones y las niñas presentan los mismos síntomas, pero que para el diagnóstico de las niñas se podría requerir un número menor de síntomas. Este punto de vista es objeto de investigación científica al presente.

Es necesario tomar nota de que las niñas puertorriqueñas con el DA *sin hiperactividad* pudieran corren más riesgo de presentar problemas de ansiedad que los varones *con hiperactividad*. Al considerar esta posibilidad se podría reducir el riesgo de un diagnóstico incorrecto de las niñas inatentas, en donde el DA se pasaría por alto para ser diagnosticadas únicamente con un trastorno de ansiedad.[24] Igualmente las niñas que han tenido experiencias de abuso o síntomas de problemas alimentarios, deben ser cuidadosamente evaluadas ya que algunas podrían presentar el DA.

En cuanto al tratamiento con medicación y el de entrenamiento a padres en modificación de conducta, las dos intervenciones más efectivas para el DA y que denomino en el libro estrategias reactivas, son también efectivas para las niñas con la condición. Lo mas importante, creo yo, es que el tratamiento a utilizarse se refine y se diseñe a tono con las características de las niñas con el DA. No debe ser una mera imitación de los tratamientos que han sido diseñados para los varones. Por ejemplo, si las niñas con el DA corren un riesgo mayor de sufrir de abuso físico o sexual[51] o de tener síntomas de trastornos alimentarios[54] estas condiciones deben ser consideradas en su plan de tratamiento.

Las estrategias proactivas discutidas anteriormente, tales como fortalecer la autoestima, trabajar con uno mismo y con la familia, establecer una comunicación efectiva y facilitar comportamientos apropiados, son esenciales para prevenir estas y otras dificultades en las niñas.

RIESGOS DEL DA A LARGO PLAZO EN LAS NIÑAS

El hecho de que varones y niñas tienen, en general, un perfil de características similares, de ninguna manera quiere decir que el género de la persona no puede afectar las consecuencias de vivir con el DA.[51] Las niñas y los varones se enfrentan a retos biológicos y a otros retos relacionados a los roles asignados a su género en nuestra cultura o sociedad hispana. A continuación destaco algunos retos para las niñas.[3]

- Posibles efectos hormonales en la expresión del DA a lo largo de la vida.
- En la adolescencia, riesgos potenciales de tener relaciones sexuales sin la debida protección y riesgo de embarazo temprano. Los bebés de las madres adolescentes, así como ellas, corren un riesgo mayor de sufrir complicaciones médicas y psicológicas durante el embarazo y el parto.
- El riesgo elevado de usar y abusar del tabaco, el alcohol y las drogas ilícitas, de ocurrir durante el embarazo, aumenta a su vez el riesgo de dificultades en el aprendizaje y el DA, entre otras, en los hijos.
- Las madres con el DA pueden ser inconsistentes en la provisión de cuidados a sus hijos. Los infantes que se desarrollan en un ambiente inconsistente o poco confiable corren el riesgo de afectarse en su desarrollo psicológico. Por ejemplo, la calidad de la relación madre y bebé puede afectarse y obstaculizar el desarrollo de un vínculo afectivo saludable entre el niño y los padres. Además, como explicara en el capítulo 6, puede verse afectado el sentimiento de seguridad básica del niño, las buenas relaciones con los demás y la capacidad para adaptarse a situaciones desconocidas en el futuro (p. ej., a programas preescolares).

Recientemente se compararon las prácticas de crianza utilizadas por un grupo de madres con el DA que tenían hijos con el DA, con las de otro grupo de madres sin el DA pero con hijos con el DA. Las madres con el DA demostraron prácticas de crianza positivas con sus hijos, tales como expresión de cariño y reconocimiento. Sin embargo, en comparación con las madres sin el DA, monitoreaban o supervisaban a sus hijos con el DA con menos cuidado, eran menos consecuentes en la disciplina y las estrategias de solución de problemas que utilizaban reflejaron una planificación más pobre. Un dato preliminar pero interesante es que las madres con el DA *sin hiperactividad* presentaron más dificultades en estas prácticas de crianza que aquellas *con hiperactividad*. Estos resultados, que bajo ningún concepto pueden ser generalizados a todas las madres con la condición, ilustra como el DA y las dificultades asociadas pueden entorpecer el proceso de manejar adecuadamente aspectos de la crianza de los niños con el DA. Además señalan la importancia de trabajar con uno mismo y buscar ayuda profesional.[65]

- Una madre con el DA es vulnerable a confrontarse con dificultades para satisfacer las necesidades de los hijos eficazmente y usar prácticas de crianza acertadas, manejar la familia, hacer malabarismos con las múltiples actividades de los miembros de la familia y a la vez lidiar con las exigencias del mundo del trabajo. Esto puede ocurrir a pesar del mejor deseo de ella y de ninguna manera refleja falta de amor por sus hijos. Lo que describo tiene que ver con la presencia de funciones ejecutivas desarrolladas inadecuadamente que se reflejan, como hemos señalado, en sostener la atención, organizarse, planificar, dar seguimiento, monitorear e inhibir impulsos.

En fin, desde el punto de vista amplio de prevención de problemas de salud, es importantísimo identificar y tratar a tiempo a las niñas con el DA. Los beneficios de esta decisión pueden ser enormes.

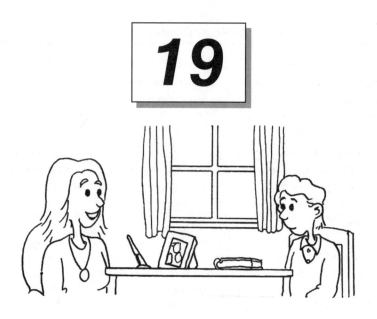

19

LA ORIENTACIÓN
AL NIÑO O ADOLESCENTE

¿CÓMO EXPLICAR LO QUE ES EL DA?

Los niños y adolescentes deben recibir una explicación clara y sencilla de sus dificultades. Si no, ellos tratarán de buscar una explicación para los problemas y contratiempos a los que se enfrentan en el hogar y en la escuela. El riesgo es que, al así hacerlo, hagan uso de la información que han estado escuchando repetidamente de otros ("malo, vago, torpe o desconsiderado") para explicar su comportamiento.Algunos profesionales recomiendan que se le dé al niño o adolescente una explicación puramente neurológica de sus dificultades. No estoy de acuerdo con esta recomendación porque cada niño o adolescente es diferente y ha tenido diversas experiencias de vida. Para algunos, esta explicación puede ser útil. Otros, sin embargo, pudieran confundir la explicación y verse como enfermos o con problemas neurológicos. Esto puede tener un efecto dañino en la visión que tienen de sí mismos y en la autoestima.

Lo más saludable sería que tanto los padres como el profesional que evaluó o que ofrece tratamiento al niño lo orientaran en el momento apropiado para ello. El profesional debe dedicar tiempo a orientar a los padres, así como al niño o adolescente. Insista en eso. Los profesionales usualmente estamos ocupados y no somos dados a dedicar el tiempo que tanto nosotros como los padres quisieran. Lamentablemente, la falta de orientación da lugar a información errada y temores en los padres. El resultado podría ser no tratar o descontinuar un tratamiento médico que podría hacer la diferencia en la vida del niño. La orientación debe ser un proceso continuo. No es un dato o información que se ofrece una sola vez. Es un proceso que toma años.

La orientación empieza en la niñez, utilizando un lenguaje sencillo y explicando sólo lo necesario, y continúa gradualmente, sobre todo en los momentos oportunos, es decir, cuando el niño o adolescente esté receptivo a conversar sobre el tema. A medida que él vaya madurando con la edad, la explicación se podrá ir elaborando. Recuerde que el diagnóstico del DA se empieza a entender y a aceptar en la adolescencia tardía o adultez temprana.

Los siguientes puntos podrán ser de utilidad al momento de ofrecerle una explicación a su hijo:

- Utilice un lenguaje sencillo que él entienda. Es mejor ofrecer esta explicación por medio de conversaciones relativamente cortas pero frecuentes, en vez de explicaciones largas y complicadas.
- Anime al niño o adolescente a participar activamente en la conversación, a hacer preguntas, a explicar sus preocupaciones y a aportar sus ideas.
- El objetivo de la explicación es que pueda entender los problemas con que se confronta como resultado de las dificultades que tiene para sostener la atención, inhibir los impulsos, controlar la actividad y autorregular la conducta.
- El objetivo no debe ser comunicar que él tiene una enfermedad, como explicara anteriormente.

- Comunique claramente que todas las personas somos diferentes. Todos tenemos cualidades o habilidades para hacer unas cosas y dificultades para hacer otras. Dé ejemplos de estas diferencias identificando las habilidades y dificultades de algunos miembros de la familia y compañeros de la escuela. Es natural ser diferente. Comunique luego las cualidades o habilidades del niño o adolescente. Ofrezca información abundante pero realista acerca de éstas.
- Si su hijo tiene el DA *sin hiperactividad*, explíquele que muchos niños, adolescentes y adultos tienen dificultad para prestar atención porque se ponen a pensar en otras cosas y no se fijan bien en lo que está pasando a su alrededor. Por ejemplo, en la escuela tratan de prestar atención, pero al rato, están pensando en otras cosas. Convendría explicarle en este momento que él es una de esas personas y proceder a darle ejemplos claros de cómo se expresa su dificultad para prestar atención en el hogar y en la escuela.
- Si tiene el DA *con hiperactividad*, explique que muchos niños, adolescentes y adultos tienen dificultad para prestar atención porque sus pensamientos saltan rápidamente de una cosa a otra. Además, tienen dificultad para "frenar" y pensar lo que van a hacer o a decir antes de hacerlo. Se les hace muy difícil también mantenerse quietos y como que tienen un motor que los mantiene muy activos gran parte del tiempo. Este es el momento de explicarle que él es una de esas personas y de dar ejemplos claros de cómo se expresan estas dificultades en el hogar, en la escuela, con los compañeros, etc.
- Haga énfasis en que él no es el único que tiene estas dificultades. Explique que hay trabajadores, secretarias, maestros, policías, ingenieros, ministros, sacerdotes, doctores, estrellas del cine, abogados y atletas que tienen, o tuvieron cuando pequeños, las dificultades que él tiene ahora.
- Si es el caso, y si lo considera prudente, explique que estas dificultades vienen de familia y que quizás alguien en la de él tuvo estas dificultades de niño o todavía las tiene.
- Explique que estas dificultades le traen problemas para estar quieto, esperar el turno o no interrumpir, prestar atención, terminar las cosas que empieza, recordar lo que tiene que hacer, organizarse y obtener mejores calificaciones en la escuela. Es

por esta razón que los niños, adolescentes y adultos con estas características tienen que aprender estrategias para que estos problemas no les afecten tan a menudo.

- Si fuese el caso, explique que ustedes estaban equivocados al pensar y comunicarle que los problemas en el hogar o en la escuela se debían a que él era vago o irresponsable, o que no ponía suficiente de su parte, y que ahora que entienden sus dificultades empezarán a aprender cómo comprenderlo, ayudarlo y apoyarlo.

- Comunique de diferentes formas y en distintos momentos que sus dificultades para prestar atención o controlar la actividad, o ambas, ayudan a explicar y entender algunos de sus comportamientos inadecuados en el hogar y en la escuela, pero que él tiene que aprender, poco a poco, con la ayuda de ustedes y de otras personas (p. ej., profesionales), a mejorar su autocontrol.

- Haga claro que sus dificultades explican los problemas que ha tenido, pero no son una excusa para su comportamiento.

- Haga énfasis en que él no tiene una enfermedad, que él es tan saludable como los demás.

- Aclare que no es un niño malo, torpe o bruto.

- Explique que no hay razón para sentirse avergonzado de tener estas dificultades para prestar atención o controlar su actividad, o ambas.

- Asegúrese de que él entienda que es normal sentirse frustrado, con ira o desanimado y que ambos se sentirán mejor si conversan sobre estos y otros sentimientos.

¿CÓMO EXPLICAR EL USO DE LA MEDICACIÓN?

Una madre muy especial recomienda: "Ser honestos. Comunicar que nosotros mismos no entendemos bien lo que está ocurriendo, nos pone en una posición donde podemos fomentar el diálogo abierto y receptivo. También nos permite tomar la iniciativa de hacer un compromiso con el niño de tratar de buscar información que nos pueda aclarar o nos ayude en el proceso de entender mejor la situación por la que se encuentra atravesando."

El médico especialista que prescribe la medicina al niño con el DA debe explicarle, al nivel de entendimiento de éste, el propósito y la importancia del tratamiento, al igual que los efectos secundarios más comunes. Debe, además, dar margen a que el niño pregunte y aclare sus dudas o preocupaciones.

Como indicara, otros profesionales o familiares pueden reforzar la explicación usando un lenguaje sencillo que el niño o adolescente entienda. No haga uso de etiquetas diagnósticas. Se debe explicar que el médico le ha recomendado una medicina (que es como una vitamina) que puede ayudar para que su esfuerzo para autorregularse tenga mejores resultados. Se puede usar la analogía del equipo de pelota o baloncesto que no está jugando como debería debido a que el dirigente está dormido. Una vez se despierta, el dirigente logra organizar y dar dirección a los miembros del equipo, y la calidad del juego mejora. La medicación tiene el efecto de "despertar" en el niño la habilidad para organizarse y dirigir su comportamiento. Como resultado, la calidad del autocontrol también mejora.

Su hijo debe entender que la medicina ayuda a los niños, adolescentes y adultos a prestar más atención, a organizarse, a pensar antes de hacer las cosas y a tener más paciencia y así poder terminar lo que empiezan. Es bueno que sepa que el doctor recomienda esta medicina para que pueda demostrar mejor sus cualidades y habilidades, y que algunos adultos, incluyendo maestros, doctores, abogados y atletas, entre otros, se benefician de este tratamiento.

Es importante comunicarle en todo momento que esta medicina no cambiará su conducta, sino que le ayudará a tener más éxito en su esfuerzo (p. ej., para atender al maestro, ser más organizado y cumplir con las reglas del salón). Conviene usar otras analogías como la de los espejuelos. De igual forma que éstos ayudan a ver mejor, la medicación puede ayudarle a prestar más atención, a estar quieto con mayor facilidad y a concentrarse mejor. De igual forma que los espejuelos no leen un libro por uno, la medicación no puede hacer el trabajo por uno. Esto le toca a cada cual.

Es conveniente también aclarar cualquier información errónea que el niño pueda tener en cuanto al medicamento. Preguntas tales como: "¿Has oído antes hablar de este medicamento?" "¿Conoces a alguien que lo usa?" "¿Tienes alguna opinión sobre el mismo?," pueden ayudar a explorar cómo percibe el niño el uso de los medicamentos. Además, anime al niño a comunicar sus experiencias con el medicamento a usted y a su doctor. Así podrá no solamente evaluar su eficacia, sino corregir cualquier información errónea (p. ej., que esa medicina es para los locos) que haya recibido de otros, tales como sus compañeros.

> "Me sentí tan culpable. Sentí que había fracasado como madre...como si fuera la responsable de que él fuera medicado. Yo ni nadie parecía entender la condición de Alberto. Mi familia no estaba de acuerdo con mi decisión de medicarlo y me criticaron. Estuve muy nerviosa y apenas dormí la primera noche. Estaba continuamente observándolo. Gracias a Dios que él no se dio cuenta. La medicina le ha ayudado mucho y ahora todos me dicen que fue una buena decisión."

No olvide dar las explicaciones al niño calmadamente, usando la información que usted tiene. Si el niño le pregunta algo que usted no sabe, admítalo y explique que puede preguntar a su médico. Evite a toda costa expresiones que comuniquen el temor y la confusión que uno como padre siente al comenzar el uso de la medicación. Aclare estas dudas con el médico que prescribe la medicina antes de explicarle a su niño. Algunos de los libros escritos para niños: *Juanito Saltarín ¡A tu trabajo de nuevo!*, *Rubén el niño hiperactivo*, *¡Soy hiperactivo! ¿Qué puedo hacer?* y *Por una vida con atención* pueden ser útiles para explicar a los niños no solamente el DA, sino también el uso de la medicación. Las referencias de estos libros se encuentran en el apéndice.

20

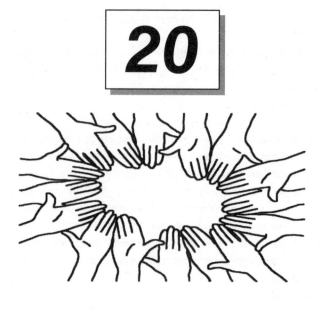

EN CONCLUSIÓN
¿CUÁL ES EL MEJOR TRATAMIENTO PARA EL DA?

El DA es una condición neuropsicológica, con un componente hereditario importante, que afecta el desarrollo de las habilidades para autorregular el comportamiento de acuerdo con las demandas de la situación. Las habilidades afectadas en la mayoría de las personas se llaman funciones ejecutivas e incluyen procesos tales como planificar, organizarse, manejar el tiempo eficazmente, mantener en la mente información necesaria para llevar a cabo actividades y resistir la urgencia de actuar. En fin, el DA puede afectar negativamente la habilidad para dirigir los esfuerzos hacia lo que hay que hacer, persistir y lograrlo.

El DA puede estar acompañado de otros desórdenes psiquiátricos y dificultades en el lenguaje, motrices, en el aprendizaje de la lectoescritura y las matemáticas, y en la interacción con otros. Como es natural, este conjunto de dificultades puede afectar el desarrollo de la persona a lo largo de la vida. A pesar de estos riesgos, toda persona tiene en sí y en su ambiente factores protectores capaces de contrarrestar los riesgos mencionados.

Al ser una condición tan compleja y variada, el tratamiento tiene que estar dirigido a las necesidades particulares de cada persona, tomando como base una evaluación multidisciplinaria y abarcadora de la persona y de su entorno. Por tal razón, no se puede hablar del "mejor tratamiento" para el DA, sino de un programa de tratamiento con varios componentes o multimodal, hecho a la medida de las necesidades de la persona.

Hasta el momento no se han encontrado tratamientos que "curen" el DA. Los tratamientos más efectivos se limitan a la supresión de los síntomas del DA mientras estos tratamientos se estén aplicando. Un gran número de las personas continúa presentando la condición o síntomas significativos de ésta en la adultez.[10] Por tal razón, el objetivo general del tratamiento debe ir más allá del control o supresión de síntomas y estimular el desarrollo psicológico saludable de la persona. Este objetivo se logra enseñando a la persona a entender y a manejar los síntomas del DA y facilitando el desarrollo de sus talentos y sus habilidades.

"Sigo siendo impulsivo, me molesto con facilidad y puedo ofender a otros con mis expresiones. Soy muy bueno haciendo negocios pero cuando estoy en la etapa crítica le pido a mi socio que me acompañe. Él es muy paciente, analiza las cosas con cuidado y me ayuda a que no vaya a decir algo que afecte la negociación."

"Soy el mejor portero del equipo de balompié. Mi hiperactividad me ayuda a lanzarme a atrapar o desviar el balón. ¿Para prestar atención? Bueno…. ahí hay un problema… pero le he dicho a los compañeros que tengo DA y me ayudan a mantenerme alerta durante el juego."

"He aprendido a usar la medicación en aquellas situaciones en que debo estar atento y focalizado. No puedo fallar en la reuniones administrativas de la oficina."

Las anécdotas de estos adolescentes y adultos con el DA ilustran cómo han logrado desarrollar sus habilidades y aprender a manejar el DA.

ENFOQUES PROACTIVOS Y REACTIVOS

Creo firmemente que el enfoque adecuado de tratamiento para el DA debe tener componentes proactivos y reactivos. Llamo componentes proactivos a aquellos que son dirigidos a apoyar y estimular el desarrollo de la persona. Ejemplos en este libro son fortalecer la autoestima (capítulo 9); educarse y entender el DA y su impacto en la persona afectada, en uno como padre y en la familia (capítulo 10); fomentar una comunicación efectiva (capítulo 11); facilitar comportamientos apropiados (capítulo 12); apoyar el aprendizaje escolar (capítulo 16); y adaptar el currículo y las prácticas de enseñanza (capítulo 17). Además de estimular el desarrollo pleno de la persona, estos componentes proactivos tienen el objetivo adicional de prevenir problemas graves a lo largo de su desarrollo.

Los componentes reactivos son aquellos dirigidos al control o supresión de los síntomas del DA. Naturalmente, esto es esencial para facilitar el aprendizaje y ayudar a la persona a lidiar eficazmente con las demandas de la escuela, el hogar, el trabajo y la sociedad. Los dos componentes cuya efectividad ha sido demostrada en cientos de estudios científicos son las estrategias de modificación o terapia de conducta, es decir, la aplicación sistemática de consecuencias positivas y negativas discutidas en los capítulos 12, 13, 14 y 17 y la farmacoterapia (capítulo 15). Estos hallazgos no deben sorprendernos, ya que estas dos modalidades de tratamiento se aplican en el lugar o momento en que es necesario manejar los síntomas. Este acercamiento es crítico ya que las personas con el DA presentan una capacidad disminuida para autorregular el comportamiento, adaptarse eficazmente a su entorno, y dirigir su conducta al futuro.[10,14,66] Las personas con el DA tienen mayor necesidad de un manejo externo de su conducta al no poder responder tan bien como otros al manejo propio. Además, tienden a presentar dificultad para organizarse y motivarse, así como para planificar, guiar, evaluar y revisar el comportamiento necesario para cumplir con las normas sociales y alcanzar metas.

Claro está, además de estas dos modalidades de tratamiento, terapia de conducta y medicación, las personas con el DA podrían necesitar otras terapias dirigidas a remediar las dificultades motrices, del lenguaje, del aprendizaje o psicológicas (p. ej., depresión) que puedan estar presentes. Es lamentable tener que señalar que aunque sabemos qué tratamientos son efectivos, los niños hispanos con el DA en los Estados Unidos y Puerto Rico no reciben dichos tratamientos.[20,36]

¿QUÉ TRATAMIENTO DEBE RECIBIR MI HIJO: TERAPIA DE CONDUCTA O MEDICACIÓN?

Se ha suscitado una controversia en cuanto a cuál de estos tratamientos es más eficaz. Me parece que es una controversia que no tiene mucho sentido pues, como explicara, el DA necesita un tratamiento abarcador hecho a la medida de cada persona.

No hay dudas de que el tratamiento con medicinas es menos costoso y más efectivo para controlar los síntomas de inatención, hiperactividad e impulsividad.[62,63] No obstante, la mayoría de las personas con el DA *con hiperactividad* que presentan limitaciones moderadas a severas en el funcionamiento adaptativo en la escuela, hogar o trabajo, usualmente requieren la combinación de farmacoterapia y terapia de modificación de conducta. Esta intervención combinada ayuda al control de los síntomas del DA y al tratamiento de varias de las condiciones que tienden a ocurrir con la condición. Además, para los niños con el DA con *hiperactividad* el tratamiento combinado puede reducir la dosis del medicamento primario a utilizarse y con ello también reducir los posibles efectos no deseados, y la necesidad de combinar medicamentos.[62] El tratamiento combinado provee también para el manejo de la conducta del niño cando no está tomando medicamentos (p. ej., fines de semana) o cuando su efecto ha terminado (p. ej., tarde en la tarde o en la noche).[78]

Se ha encontrado que en niños con el DA *con hiperactividad*, el tratamiento combinado, es decir, de terapia de conducta y medicación, tiene las siguientes ventajas al compararse con el de farmacoterapia solamente:[39,62,78,82]

- Beneficios levemente mayores en:
    la reducción de síntomas
    mejorar la relación con los compañeros
    mejorar la relación con los padres
    logros académicos

- Más efectivo para niños con problemas de ansiedad y problemas de conducta
- Más efectivo para normalizar la conducta perturbadora en la escuela [53]
- Más eficaz para enseñar prácticas de crianza constructiva [85]

Es importantísimo señalar que la estrategia de combinar medicación y modificación de conducta fue más eficaz en el tratamiento de niños hispanos en los Estados Unidos.[4]

Tratar el DA únicamente con medicamentos usualmente no es suficiente. En un estudio realizado por la Dra. Whalen y colaboradores se preguntó a las madres de niños con y sin el DA *con hiperactividad*, por medio de diarios electrónicos cada 30 minutos, sobre la conducta de sus hijos y cómo se sentían en diferentes momentos a lo largo del día. Los niños con el DA con hiperactividad estaban medicados con metilfenidato de actuación prolongada.

Las madres de los niños con el DA informaron que sus hijos eran más impacientes, inquietos, habladores y alborotosos que las madres de los niños sin el DA. Además, percibieron a sus hijos como más enojados, frustrados y tristes y así mismas cómo más enojadas cuando estaban con ellos y menos eficientes.[87] Los hallazgos reafirman el impacto que puede tener el DA en la vida familiar. Además, comunican la importancia de complementar la farmacoterapia con estrategias de terapia conductual y apoyo a los padres que sirvan para proveer herramientas para manejar el comportamiento de los hijos en el hogar. Aunque no se puede descartar que los resultados del estudio estuvieran influidos porque los niños no estuvieran medicados con la dosis adecuada, la realidad es que la farmacoterapia pudiera ser necesaria pero por lo general no es suficiente.

Para concluir, creo prudente resumir las guías desarrolladas por 101 médicos y psicólogos especialistas en el DA de los Estados Unidos.[40]

- **Tratamiento de modificación de conducta para el DA en:**
  - Casos leves
  - Niños de edad preescolar
  - Niños con problemas concurrentes de ansiedad y depresión
  - Niños con dificultades en las destrezas sociales
  - Niños cuyas familias no prefieren la medicación

- **Tratamiento con medicación y modificación de conducta para:**
  - Casos más severos
  - Niños con problemas graves de agresión o problemas severos en la escuela
  - Niños cuyos síntomas producen alteración en la vida familiar
  - Niños cuyos síntomas deben suprimirse prontamente
  - Niños mayores de 6 años
  - Niños con problemas concurrentes de conducta, retardación mental u otras condiciones neurológicas

TERAPIA DE MODIFICACIÓN DE CONDUCTA

Para que la terapia conductual del DA sea efectiva, es necesario poner en práctica la misma no en las clínicas u oficinas de profesionales, sino en el ambiente donde el niño lleva a cabo su vida diaria, por ejemplo, en el hogar y en la escuela. Es por esta razón que el tratamiento conductual debe ser aplicado en estos escenarios por los padres o maestros. Para ello se han desarrollado programas formales de entrenamiento, de manera que a largo plazo sean los padres o maestros los modificadores de la conducta del niño. Estos programas consisten de 6 a 12 sesiones en las cuales los padres se educan sobre el DA, practican los principios discutidos en los capítulos 12, 13 y 14 y aprenden a asumir un rol importante en el tratamiento del niño. La efectividad de este tipo de programa ha sido demostrada en 28 estudios científicos que proveyeron tratamiento a 1161 niños con el DA *con hiperactividad.*[38] Se informan cambios favorables en las conductas del niño, en la interacción madre–niño, en el nivel de estrés familiar y en el sentido de competencia de los padres. Como explicara, los resultados pueden ser aun mejores si el niño con un grado moderado a severo de impedimento en su funcionamiento adaptativo recibe medicamentos como parte del programa de tratamiento.[39,82]

Mis colaboradores y yo, de la Universidad de Puerto Rico, desarrollamos en forma preliminar un manual de modificación de conducta para padres de niños de 6 a 12 años con el DA *con hiperactividad.* La Dra. Maribel Matos y colaboradores también han demostrado la efectividad de un programa adaptado a niños de 4 y 5 años con el DA *con hiperactividad* que presentan, además, conductas oposicionales o desafiantes y agresivas.[59,60]

Para niños con el DA *sin hiperactividad*, la Dra. Linda Pfiffner, de la Universidad de San Francisco, ha diseñado un programa de modificación de conducta tomando en consideración las dificultades particulares de este grupo. El Programa Infantil de Destrezas para la Vida consiste de módulos de asesoramiento y entrenamiento para los niños, sus padres y sus maestros. El programa se implanta en la escuela y el hogar. Los resultados del primer estudio que evaluó la efectividad del programa señala una reducción del patrón de síntomas del DA *sin hiperactividad*. Los autores sugieren que este programa experimental podría reducir la dosis de farmacoterapia o eliminarla por completo mientras se continúe aplicando el tratamiento desarrollado.[70]

A pesar de que en apariencia parece simple, la terapia conductual del niño con el DA es una tarea continua que requiere planificación, creatividad, esfuerzo y persistencia a lo largo del tiempo. Para muchas personas con el DA el tratamiento puede ser a largo plazo, posiblemente similar al tratamiento de cualquier condición crónica, como el asma. Además, los logros que se obtienen no necesariamente se mantienen al retirar el programa de tratamiento. Es necesario no darse por vencido ni perder las esperanzas porque alguna estrategia en particular no produzca los resultados deseados. Si este fuera el caso, es necesario revisar la estrategia o utilizar otra.

Cuando usamos estrategias de modificación de conducta, realmente lo que hacemos es cambiar la forma en que interactuamos con el niño. Es decir, logramos manejar mejor o modificar la conducta del niño cambiando precisamente la forma en que respondemos a su comportamiento. No siempre logramos estos cambios en nuestra propia conducta, ya sea por tener otras responsabilidades, estar atravesando por momentos difíciles en nuestras vidas o sencillamente por tener dificultad para autorregular el comportamiento como parte de nuestro propio DA. En estos casos la farmacoterapia, ya sea para el niño o para uno si también tiene el DA, puede ser de mucho valor para obtener los logros deseados.

Recientemente, un grupo de trabajo nombrado bajo el Programa Presidencial de Salud Mental Infantil de la Asociación Psiquiátrica Mundial, desarrolló un programa de entrenamiento para padres de niños con el DA, problemas de conducta o ambos. El programa puede ser adaptado de acuerdo a los recursos en el área de salud mental de cada país e implantado por profesionales o educadores de diferentes niveles de entrenamiento clínico. El proceso de desarrollo del programa ha sido descrito por Bauermeister y colaboradores[26] y está accesible en *www.scielo.br/rbp.*

FARMACOTERAPIA

Para niños con el DA *sin hiperactividad* el cuadro que ofrecen las pocas investigaciones publicadas sugieren que un por ciento más elevado de ellos no responde tan bien a los medicamentos primarios al compararse con aquellos con hiperactividad. Aquellos con el DA *sin hiperactividad* que responden, lo hacen con una dosis más baja.[11,81]

La farmacoterapia para el DA es un tema controversial que es objeto de reportajes periodísticos y televisivos que en ocasiones buscan más atraer audiencia con coberturas sensacionalistas que orientar constructivamente. Es mucha la confusión y angustia que pueden sembrar en su hijo, en usted y en los demás miembros de la familia. Por tal razón es muy importante que los padres de los niños que reciben medicación para el tratamiento del DA se eduquen en cuanto al medicamento utilizado, los beneficios de éste y los efectos no deseados. Recomiendo que sea afirmativo en la relación profesional que establezca con el médico del niño para asegurar que le pueda dedicar el tiempo necesario para aclarar sus dudas y las de su hijo.[17]

OTRAS AYUDAS EFECTIVAS

Como he explicado, existen otros programas de tratamiento efectivos que pueden complementar los tratamientos diseñados para el DA específicamente. Ejemplos de esto son la terapia psicológica para el niño si presenta otras dificultades emocionales, como por ejemplo si está deprimido o ansioso, o la terapia familiar si la comunicación y el equilibrio de la vida familiar está afectado.

TRABAJO EN EQUIPO

Al igual que para la evaluación, es necesaria la participación de diversos profesionales en el tratamiento. Es necesario que los padres se aseguren que las personas que atienden al niño se comuniquen entre sí e implementen un tratamiento articulado. Uno de estos profesionales debe estar a cargo de coordinar los esfuerzos de ayuda al niño y a la familia. Esta persona puede ser el psiquiatra de niños, el psicólogo clínico especializado en niños, el psicólogo escolar, el neurólogo pediátrico o el pediatra especializado en el neurodesarrollo. Cualquiera que sea, el profesional a cargo debe estar bien adiestrado en el tratamiento de estos patrones de conducta y conocer bien los aspectos biológicos, médicos, psicológicos, sociales y educativos que acompañan dichos comportamientos.

TRATAMIENTOS SIN APOYO CIENTÍFICO

Finalmente, antes de seleccionar un tratamiento para el DA asegúrese de que la efectividad que se promueve esté basada en evidencia científica. Escoja prácticas de terapia basadas en evidencia. Aléjese de "tratamientos noveles," tales como la hipnosis o aquellos que se administran con la "promesa de curarlo todo."

EPÍLOGO

El mensaje de este libro, en la segunda edición, continúa siendo sencillo. Muchos niños presentan, como parte de su forma de ser, dificultades para autorregular la conducta. Estas dificultades tienen una explicación compleja en donde las influencias neurobiológicas, familiares, escolares, sociales y culturales interactúan y juegan un papel importante. Sin embargo, respondemos a estos niños como si fueran plenamente responsables de su comportamiento. En el proceso, los lastimamos, rechazamos y marginamos por este aspecto de su conducta. Los tratamos como si no tuvieran sentimientos, ilusiones, cualidades, puntos de vista y talentos, ni la capacidad para aportar al bienestar de todos.

Estos niños aprenden poco a poco a entender y manejar mejor sus dificultades para autorregularse. Para ello, necesitan crecer emocionalmente saludables. Todos nosotros (padres, familiares, educadores y profesionales) debemos asumir la responsabilidad de ayudarlos a desarrollarse plenamente. **El futuro de ellos depende en buena medida de nosotros.**

Parafraseando a mi amigo y colega Robert Brooks, el reto especial al educar y formar a un niño con el DA es decidir lo que se puede dar de uno para hacer una diferencia en su vida, en vez de exigir que los demás, incluyendo al niño, sean diferentes. Para lograrlo, tenemos que aprender y crecer de nuestras experiencias.

Al reflexionar acerca de sus experiencias, mi querida amiga, la Dra. Grace Reina, escribió lo siguiente.

"Al recapitular todos los procesos que, en momentos determinados, pueden parecer aspectos negativos de las situaciones y personas en cuestión, surgen cosas de una importancia incalculable para mí, que le han dado propósito a mi vida.

Esto es el hecho de que mis propios hijos me han enseñado acerca de mí misma, de la vida. Más aún, me han dado la oportunidad de crecer y desarrollarme como ser humano.

Me han enseñado acerca de las diferencias individuales en las personas, a respetar esas diferencias y, más aún, a luchar por que se respeten.

Me han enseñado que si enfatizamos los aspectos positivos de esas diferencias, podemos visualizar mejor cualquier situación que se presente y podemos vencerla.

He aprendido a amar. A veces tomamos el amor muy a la ligera. Me han enseñando a manifestarles ese amor de manera que les llegue a ellos, que de veras haga una diferencia significativa en sus vidas. No se sacia la sed por tomarnos una jarra de agua de cantazo, sino vasito a vasito, según la vayamos necesitando. El amor es poco a poco, en cantidades pequeñas, en las pequeñas cosas del día, en los pequeños pero importantes logros.

Aprendí que justicia no es darle a todos por igual, sino dar a cada cual lo que necesita.

Me han enseñado a situarme detrás de sus ojitos, a aceptar sus sentimientos, a contarles los míos; a escuchar, no lo que dicen, sino lo que quieren decir; a entender que cuando llegan irritables, tristes o frustrados, tal vez es que no llenaron las expectativas del día, que la carga se les hizo muy pesada.

Me han enseñado que hay alternativas, que tratando, fallando y tratando nuevamente, vamos dando con aquellas que nos funcionan, pero que quizás con el tiempo ya no funcionen y habrá que considerar otras.

También me han enseñado a respetarlos y admirarlos, pues tienen que luchar más para obtener logros.

He aprendido a aceptar situaciones que no se pueden cambiar de momento. También me han enseñado a aceptar a las personas con puntos de vista diferentes.

Otra cosa que me han enseñado es que ellos necesitan sentir que alguien significativo les tenga fe, que crea en ellos, pues es de esta manera que aprenderán a tener fe en ellos mismos.

He aprendido a borrarles de su vocabulario los 'no sé,' 'no puedo' y 'no quiero,' pero antes tuve que borrarlos de mi propio vocabulario.

Me han enseñado que estas dificultades forman una pequeñísima parte de su persona, al compararlas con todos los demás aspectos.

De todo lo que he podido aprender, lo más importante ha sido acerca de las prioridades.

Mi prioridad es que ellos sean felices, que ellos lo entiendan así. Quiero ponerles en sus manos y en su corazón herramientas con las que puedan lidiar por ellos mismos a través de toda su vida, para que su proceso sea uno enriquecedor en su formación como seres humanos sensibles y completos.

Ciertamente, la formación de seres humanos completos es un proceso largo con altas y bajas, donde nada se da tan fácilmente, donde cada una de estas experiencias representa un reto; pero a juzgar por lo que está en juego, vale la pena intentarlo."

No hay mejor manera de resumir lo que podemos hacer por los niños o adolescentes con el DA y de concluir este libro.

REFERENCIAS

1   American Academy of Child and Adolescent Psychiatry. (2007). *Practice parameter for the assessment and treatment of children and adolescents with attention-deficit/hyperactivity disorder.* Disponible en *www.aacap.org.*

2   American Psychiatric Association. (2000). *Diagnostic and statistical manual of mental disorders* (4th ed., text rev.). Washington, DC: Author.

3   Arnold, L. E. (1996). Sex differences in ADHD: Conference summary. *Journal of Abnormal Child Psychology, 24,* 555–569.

4   Arnold, L. E., Elliot, M., Sachs, L., Bird, H., Kraemer, H. C., Wells, K. C., et al. (2003). Effects of ethnicity on treatment attendance, stimulant response/dose, and 14-month outcome in ADHD. *Journal of Consulting and Clinical Psychology, 71,* 713–727.

5   Barkley, R. A. (1993). Eight principles to guide ADHD children. *ADHD Report, 1*(2), 1–4.

6   Barkley, R. A. (2000). *Taking charge of ADHD* (rev. ed.): *The complete, authoritative guide for parents.* New York: Guilford Press.

7   Barkley, R. A. (1997). *Niños desafiantes: Materiales de evaluación y folletos para los padres.* New York: Guilford Press.

8   Barkley, R. A. (1998). *Attention-deficit hyperactivity disorder: A handbook for diagnosis and treatment* (2nd ed.). New York: Guilford Press.

9   Barkley, R. A. (1998). Attention deficit hyperactivity disorder. *Scientific American, 279,* 66–71.

10 Barkley, R. A. (2006). *Attention-deficit hyperactivity disorder: A handbook for diagnosis and treatment* (3rd ed.). New York: Guilford Press.

11 Barkley, R. A., DuPaul, G. J., & McMurray, M. B. (1991). Attention deficit

disorder with and without hyperactivity: Clinical response to three doses of methylphenidate. *Pediatrics, 87,* 519–531.

12 Barkley, R. A., Fischer, M., Smallish, L., & Fletcher, K. (2003). Does the treatment of ADHD with stimulant medication contribute to illicit drug use and abuse in adulthood?: Results from a 15-year prospective study. *Pediatrics, 111,* 109–121.

13 Barkley, R. A., & Murphy, K. R. (2006). Identifying new symptoms for diagnosing ADHD in adulthood. *ADHD Report, 14*(4), 7–11.

14 Barkley, R. A., Murphy, K., & Bauermeister, J. J. (1998). *El trastorno por déficit de atención e hiperactividad: Un manual de trabajo clínico.* New York: Guilford Press.

15 Bauermeister, J. J. (2002). *Hiperactivo, impulsivo, distraído ¿Me conoces?: Guía acerca del déficit atencional para padres, maestros y profesionales.* New York: Guilford Press.

16 Bauermeister, J. J. (2005, December). Influencias culturales de Latinos/Hispanos sobre la evaluación y tratamiento del TDA/H. *Attention!,* pp. 42–44..

17 Bauermeister, J. J. (2005). Medication treatment of ADHD in Latino/Hispanic children: Research findings and a clinician's view. *ADHD Report, 13*(3), 5–9.

18 Bauermeister, J. J., Barkley, R. A., Matos, M., Martínez, J. V., Cumba, E., Ramírez, R. R., et al. (2005). Time estimation and performance on reproduction tasks in subtypes of children with attention-deficit hyperactivity disorder. *Journal of Clinical Child and Adolescent Psychology, 34,* 151–162.

19 Bauermeister, J. J., Berríos, V., Jiménez, A. L., Acevedo, L., & Gordon, M. (1990). Some issues and instruments for the assessment of attention-deficit hyperactivity disorder in Puerto Rican children. *Journal of Clinical Child Psychology, 19,* 9–16.

20 Bauermeister, J. J., Canino, G., Bravo, M., Ramírez, R., Jensen, P. S., Chávez, L., et al. (2003). Stimulant and psychosocial treatment of ADHD in Latino/Hispanic children. *Journal of the American Academy of Child and Adolescent Psychiatry, 42,* 851–855.

21 Bauermeister, J. J., & Matos, M. (1997). El trastorno por déficit de atención e hiperactividad: Una visión actualizada. *Revista Contemporánea de Psicología, 4,* 76–85.

22 Bauermeister, J. J., Matos, M., Cumba-Áviles, E., Reina, G., & Salas, C. C. (2005). Trastorno por déficit de atención con y sin hiperactividad: Evaluación y tratamiento. En G. Bernal y A. Martínez-Taboas (Eds.), *Teoría y práctica de la psicoterapia en Puerto Rico* (pp. 244–264). San Juan, PR: Publicaciones Puertorriqueñas.

23 Bauermeister, J. J., Matos, M., Reina, G., Salas, C. C., Martínez, J. V., Cumba, E., et al. (2005). Comparison of the DSM-IV combined and

inattentive types of ADHD in a school-based sample of Latino/Hispanic children. *Journal of Child Psychology and Psychiatry, 46,* 166–179.

24 Bauermeister, J. J., Shrout, P., Chavez, L., Rubio-Stipec, M., Ramírez, R., Padilla, L., et al. (2007). ADHD and gender: Are risks and sequela the same for boys and girls? *Journal of Child Psychology and Psychiatry, 48*(8), 831–839.

25 Bauermeister, J. J., Shrout, P. E., Ramírez, R., Bravo, M., Alegría, M., Martínez-Taboas, A., et al. (2007). ADHD correlates comorbidity and impairment in community and treated samples of children and adolescents. *Journal of Abnormal Child Psychology, 35*(6), 883–898.

26 Bauermeister, J. J., So, C. Y. C., Jensen, P. S., Krispin, O., & Seif El-Din, A. (2006). Development of adaptable and flexible treatment manuals for externalizing and internalizing disorders in children and adolescents. *Revista Brasileira de Psiquiatria, 28,* 67–71.

27 Biederman, J., Faraone, S., Milberger, S., Curtis, S., Chen, L., Ouellette, C., et al. (1996). Predictors of persistence and remission of ADHD into adolescence: Results from a four-year prospective follow-up study. *Journal of the American Academy of Child and Adolescent Psychiatry, 35,* 343–351.

28 Biederman, J., Kwon, A., Aleardi, M., Chouinard, V. A., Marino, T., Cole, H., et al. (2005). Absence of gender effects on attention deficit hyperactivity disorder: Findings in non-referred subjects. *American Journal of Psychiatry, 162*(6), 1083–1089.

29 Biederman, J., Milberger, S., Faraone, S. V., Kiely, K., Guite, J., Mick, E., et al. (1995). Impact of adversity on functioning and comorbidity in children with attention-deficit hyperactivity disorder. *Journal of the American Academy of Child and Adolescent Psychiatry, 34,* 1495–1503.

30 Bird, H. R., Davies, M., Duarte, C. S., Shen, S., Loeber, R., & Canino, G. (2006). A study of disruptive behavior disorders in Puerto Rican youth: II. Baseline prevalence, comorbidity, and correlates in two sites. *Journal of the American Academy of Child and Adolescent Psychiatry, 45,* 1042–1053.

31 Breslau, N., Brown, G. G., Del Dotto, J. E., Kumar, S., Ezhuthachan, S., Andreski, P., et al. (1996). Psychiatric sequelae of low birth weight at 6 years of age. *Journal of Abnormal Child Psychology, 24,* 385–400.

32 Brooks, R. (1991). *The self-esteem teacher.* Circle Pines, MN: American Guidance Service.

33 Brooks, R., & Goldstein, R. (2003). *The power of resilience. Achieving balance, confidence, and personal strength in your life.* Chicago: Contemporary Books.

34 Brown, T. E. (2005). *Attention deficit disorder: The unfocused mind in children and adults.* New Haven, CT: Yale University Press.

35 Carlson, E. A., Jacobitz, D., & Sroufe, L. A. (1995). A developmental inves-
    tigation of inattentiveness and hyperactivity. *Child Development, 66,*
    37–54.

36 Centers for Disease Control and Prevention. (2005). Prevalence of diagno-
    sis and medication treatment for attention-deficit/hyperactivity dis-
    order—United States, 2003 *Morbidity and Mortality Weekly Report, 54,*
    842–847.

37 CHAAD National Resource Center. (2006). *Derechos educacionales de los
    niños con el trastorno por déficit de atención con hiperactividad (TDA/H):
    Una cartilla para padres.* Disponible en *www.help4adhd.org/espanol.cfm*

38 Chronis, A. M., Chacko, A., Fabiano, G. A., Wymbs, B. T., & Pelham, W. E.
    (2004). Enhancements to the standard behavioral parent training
    paradigm for families of children with ADHD: Review and future
    directions. *Clinical Child and Family Psychology Review, 7,* 1–27.

39 Conners, C. K., Epstein, J. N., March, S. S., Angold, A., Wells, K. C., Klaric,
    J., et al (2001). Multimodal treatment of ADHD in the MTA: An alter-
    native outcome analysis. *Journal of the American Academy of Child and
    Adolescent Psychiatry, 40,* 159–167.

40 Conners, C. K., March, J. S., Frances, A., Wells, K. C., & Ross, R. (2001).
    Treatment of attention deficit/hyperactivity disorder: Expert consen-
    sus guidelines. *Journal of Attention Deficit Disorders, 4,* 7–128.

41 Connor, D. F. (2006). Stimulants. En R. Barkley, *Attention-deficit hyperactiv-
    ity disorder: A handbook for diagnosis and treatment* (3rd ed., pp. 608–
    647). New York: Guilford Press.

42 Eiraldi, R., Mazzuca, L. B., Clarke, A. T., & Power, T. (2006). Service utili-
    zation among ethnic with ADHD: A model of help seeking behavior.
    *Administration and Policy in Mental Health and Mental Health Services
    Research, 33,* 607–622.

43 Faber, A., & Maslish, E. (1980). *How to talk so kids will listen and listen so kids
    will talk.* New York: Rawson Wade.

44 Faraone, S. V., Perlis, R. H., Doyle, A. E., Smoller, J. W., Goralnick, J. J.,
    Holmgren, M. A., et al. (2005). Molecular genetics of attention-defi-
    cit/hyperactivity disorder. *Biological Psychiatry, 57,* 1313–1323.

45 Gardner, H. (1983). *Frames of mind: The theory of multiple intelligences.* New
    York: Basic Books.

46 Gilger, J. W., Pennington, B. F., & Defries, J. C. (1992). A twin study of the
    etiology of comorbidity: Attention-deficit hyperactivity disorder and
    dyslexia. *Journal of the American Academy of Child and Adolescent Psychi-
    atry, 31,* 343–348.

47 Goldstein, S., & Goldstein, M. (1998). *Managing attention deficit hyperactiv-
    ity disorder in children: A guide for practitioners.* New York: Wiley.

48 Goldstein, S., & Mather, N. (1998). *Overcoming underachievement. An action
    guide to helping your child succeed in school.* New York: Wiley.

49 Greenhill, L. L., Kollins, S., Abikoff, H., et al. (2006). Efficacy and safety of immediate-release methylphenidate treatment for preschoolers with ADHD. *Journal of the American Academy of Child Adolescent Psychiatry, 45,* 1284–1293.

50 Hembree-Kigin, T. L., & Bodiford McNeil, C. (1995). *Parent–child interaction therapy.* New York: Plenum Press.

51 Hinshaw, S. P. (2002). Preadolescent girls with attention-deficit/hyperactivity disorder: I. Background characteristics, comorbidity, cognitive and social functioning in parenting practices. *Journal of Consulting and Clinical Psychology, 70,* 1086–1098.

52 Hinshaw, S. P., Carte, E. T., Sami, N., Treuting, J. J., & Zupan, B. A. (2002). Preadolescent girls with attention-deficit/hyperactivity disorder: II. Neuropsychological performance in relation to subtypes and individual classification. *Journal of Consulting and Clinical Psychology, 70,* 1099–1111.

53 Hinshaw, S. P., Owens, E. B., Wells, K. C., Kraemer, H. C., Abikoff, H. B., Arnold, L. E., et al. (2000). Family processes and treatment outcome in the MTA: Negative/ineffective parenting practices in relation to multimodal treatment. *Journal of Abnormal Child Psychology, 28,* 555–568.

54 Hinshaw, S. P., Owens, E. B., Sami, N., & Fargeon, S. (2006). Prospective follow-up of girls with attention-deficit/hyperactivity disorder into adolescence: Evidence for continuing cross-domain impairment. *Journal of Consulting and Clinical Psychology, 74,* 489–499.

55 Ingersoll, B., & Goldstein, M. (1993). *Attention deficit disorder and learning disabilities: Realities, myths, and controversial treatments.* New York: Doubleday.

56 Kessler, R. C., Adler, L., Barkley, R. A., Biederman, J., Conners, C. K., Delmer, O., et al. (2006). The prevalence and correlates of adult ADHD in the United States: Results from the National Comorbidity Survey Replication. *American Journal of Psychiatry, 163,* 716–723.

57 Lahey, B. B., Pelham, W. E., Loney, J., Lee, S. S., & Willcutt, E. (2005). Instability of the DSM-IV subtypes of ADHD from preschool through elementary school. *Archives of General Psychiatry, 62,* 896–902.

58 Lyon, G. R. (1996). Learning disabilities. En E. J. Mash y R. A. Barkley (Eds.), *Child psychopathology.* (pp. 390–435). New York: Guilford Press.

59 Matos, M., y colaboradores. (2007). *Parent–child interaction therapy for Puerto Rican young children with ADHD and behavior problems.* En preparación.

60 Matos, M., Torres, R., Santiago, R., Jurado, M., & Rodríguez, I. (2006). Adaptation of parent–child interaction therapy for Puerto Rican families: A preliminary study. *Family Process, 35,* 205–222.

61 Mikami, A. Y., & Hinshaw, S. P. (2006). Resilient adolescent and adjust-
    ment among girls: Buffers of childhood peer rejection and attention-
    deficit/hyperactivity disorder. *Journal of Abnormal Child Psychology,
    34*, 825–839.

62 MTA Cooperative Group. (1999). A 14-month randomized clinical trial of
    treatment strategies for attention-deficit / hyperactivity disorder.
    Archives of General Psychiatry, 56, 1073–1086.

63 MTA Cooperative Group. (2004). National Institute of Mental Health
    multimodal treatment study of ADHD follow-up: 24-month outcomes
    of treatment strategies for attention-deficit / hyperactivity disorder.
    Pediatrics, 113, 754–761.

64 Morales, J. A. (1998, 19 de febrero). La manía de juzgar. *El Nuevo Día*, p.
    83.

65 Murray, C., & Johnston, C. (2006). Parenting in mothers with and without
    Attention Deficit/Hyperactivity Disorder. *Journal of Abnormal Psy-
    chology, 115*, 52–61.

66 Nigg, J. T. (2006). *What causes ADHD?: Understanding what goes wrong and
    why.* New York: Guilford Press.

67 Nine Curt, C. J. (1995). *Nonverbal communication* (rev. ed.). Cambridge,
    MA: Evaluation, Dissemination, and Assessment Center.

68 Parker, H. (1988). *The ADD hyperactivity workbook for parents, teachers, and
    kids.* Plantation, FL: Specialty Press.

69 Pfiffner, L. J., Barkley, R. A., & DuPaul, G. J. (2006). Treatment of ADHD
    in school settings. En R. A. Barkley, *Attention-deficit/hyperactivity disor-
    der: A handbook for diagnosis and treatment* (3rd ed., pp. 547–589). New
    York: Guilford Press.

70 Pfiffner, L. J., Mikami, A. Y., Huang-Pollock, C., Easterlin, B., Zalecki, C.
    A., & McBurnett, K. (2007). A randomized controlled trial of inte-
    grated home–school behavioral treatment for ADHD, predomi-
    nantly inattentive type. *Journal of the American Academy of Child and
    Adolescent Psychiatry, 46*(8), 1041–1050.

71 Picó, F. (1999). *De la mano dura a la cordura.* San Juan, PR: Ediciones
    Huracán.

72 Pliszka, S. R. (2002). Neuroimaging and ADHD: Recent progress. *ADHD
    Report, 10*(3), 1–6.

73 Pliszka, S. R., McCracken, J. T., & Maas, J. (1996). Catecholamines in atten-
    tion deficit/hyperactivity disorder: Current perspectives. *Journal of
    the American Academy of Child and Adolescent Psychiatry, 35*, 264–272.

74 Rief, S. F. (2000). *Cómo tratar y enseñar al niño con TDA/TDAH.* West
    Nyack, NY: Simon & Schuster.

75 Robin, A. L. (2006). Training families with ADHD adolescents. En R. A.
    Barkley, *Attention-deficit/hyperactivity disorder: A handbook for diagnosis
    and treatment* (3rd ed., pp. 499–546). New York: Guilford Press.

76 Rubin, R. (2007, March 1). *Understanding the latest ADHD medicine warning. my ADHD.com news!*

77 Silver, L. B. (1984). *The misunderstood child:. A guide for parents of learning disabled children.* New York: McGraw-Hill.

78 Smith, B. H., Barkley, R. A., & Shapiro, C. J. (2006). Combined child therapies. En R. A. Barkley, *Attention-deficit/hyperactivity disorder: A handbook for diagnosis and treatment* (3rd ed., pp. 678–691). New York: Guilford Press.

79 Spencer, T. J. (2006). Antidepressant and specific norepinephrine reuptake inhibitor treatments. En R. A. Barkley, *Attention-deficit/hyperactivity disorder: A handbook for diagnosis and treatment* (3rd ed., pp. 648–657). New York: Guilford Press.

80 Spiegler, M. D., & Guevremont, D. C. (1998). *Contemporary behavior therapy* (3rd ed.). Pacific Grove, CA: Brooks/Cole.

81 Stein, M. A., Sarampote, C. S., Waldmon, I. D., Robb, A. S., Carlon, C., Pearl, P. L., et al. (2003). A dose–response study of OROS methylphenidate in children with attention-deficit/hyperactivity disorder. *Pediatrics, 112,* 404–412.

82 Swanson, J. M., Kraemer, H. C., Hinshaw, S. P., Arnold, L. E., Conners, C. K., Abikoff, H. B., et al. (2001). Clinical relevance of the primary findings of the MTA: Success rates based on severity of ADHD and ODD symptoms at the end of treatment. *Journal of the American Academy of Child and Adolescent Psychiatry, 40,* 168–179.

83 Tannock, R. (1998). Attention deficit hyperactivity disorder: Advances in cognitive, neurobiological, and genetic research. *Journal of Psychology and Psychiatry, 39,* 65–99.

84 Volkow, N. (2006). Prescription stimulants: Retaining the benefits while mitigating the risk for abuse. *Child and Adolescents Psychopharmacological News, 11,* 1–4.

85 Wells, K. C., Hinshaw, S. P., Pfiffner, L., Owens, E. B., Abikoff, H., Elliot, G. R., et al. (2006). Treatment-related changes in objected measured parenting behavior in the Multimodal Treatment Study of Children with Attention-Deficit/Hyperactivity Disorder. *Journal of Consulting and Clinical Psychology, 74,* 649–657.

86 Wender, R. H. (1987). *The hyperactive child, adolescent, and adult.* New York: Oxford University Press.

87 Whalen, C. K., Henker, B., Jammer, C. D., Ishikawa, S. S. Floro, J. N., Swindle, R., et al. (2006). Toward mapping daily challenges of living with ADHD: Maternal and child perspectives using electronic diaries. *Journal of Abnormal Child Psychology, 34,* 115–130.

88 Wilens, T. E. (2004). *Straight talk about psychiatric medications for kids.* New York: Guilford Press.

89 Wilens, T. E., Faraone, S. V., Biederman, J., & Gunaguardene, S. (2003).

Does stimulant therapy of attention deficit hyperactivity disorder
beget later substance abuse? A meta-analytic review of the literature.
Pediatrics, 11, 179–185.

90   Willcutt, E. G., Doyle, A. E, Nigg, J. T., Faraone, S. V., & Pennington, B. F.
(2005). Validity of the executive function theory of attention-deficit/
hyperactivity disorder: A meta-analytic review. *Biological Psychiatry,*
57, 1336–1346.

91   Zametkin, A. J., Nordahl, T., Gross, M., King, C., Semple, W., Rumsey, J.,
et al. (1990). Cerebral glucose metabolism in adults with hyperactivity of childhood onset. *New England Journal of Medicine, 223,* 1361–
1366.

APÉNDICE

ORGANIZACIONES DE APOYO

Existen diversas organizaciones de apoyo y orientación para personas con el diagnóstico del DA o inhabilidades específicas en el aprendizaje. Éstas se identifican a continuación:

PUERTO RICO

- **APNI**
  Website: *apnipr.org*
- **Caguas CHADD**
  e-mail: *CaguasPRCHADD@centennialpr.net*
- **Dorado CHADD**
  Website: *www.chaddpr.org*

LOS ESTADOS UNIDOS

- **CHADD**
  Website: *www.chadd.org*
- **Adult Attention Deficit Foundation**
  Website: *www.add.org*
- **Learning Disability Association of America (LDA)**
  Website: *www.ldaamerica.org*

AMÉRICA CENTRAL

Costa Rica
- **Fundación DA**
  e-mail: *fundada@racsa.co.cr*

Guatemala
- **APPANE**
  Website: *www.appanne.org*

Honduras
- **Asociacion Apoyo al TDA**
  e-mail: *fadah97@gmail.com*

Nicaragua
- **Asociación PANDA**
  e-mail: *cdcuadra@cablenet.com.ni*

Panamá
- **Fundación DA**
  e-mail: *yolacohn@hotmail.com*

AMÉRICA DEL SUR

Argentina
- **Fundación TDAH**
  Website: *www.tdah.org.ar*
  e-mail: *TDAH@tdah.org.ar*

Colombia
- **Corporación HIDEA**
  Cra. 10 # 96-79
  Oficina 206
  Bogotá, Colombia

- **Fundación GRADAS**
  e-mail: *gradas@epm.net.co*

Ecuador
- **Fundación APANDA**
  Apdo. Postal 7632
  Guayaquil, Ecuador
  Teléfono: (593) 435-4447

Paraguay
- **Proyecto "Conocer para Cambiar"**
  Website: *www.virginian@distrigloria.com.py*

Perú
- **Asociación Peruana de Déficit de Atención (APDA)**
  e-mail: *apda@ec-red.com*

Venezuela
- **Asociación de Padres de Niños con ADHD**
  e-mail: *ferbustillos@hotmail.com*

AMÉRICA DEL NORTE

México

- **Amdahta** (Asociación mexicana por el déficit de atención)
  e-mail: *adrianalegaspi@deficitdeatencion.org*

- **Proyecto DAH**
  Website: *www.proyectodah.org.mx*

EUROPA

- **AD/HD Global Network**
  Website: *www.global-adhd.org*

España
- **Fundación Privada ADANA**
  C/Bailén, 71 bis, 6ª Planta
  Barcelona, España 08009
  Teléfonos: (93) 244-8083; (93) 265-6491
  e-mail: *irubiob@gcelsa.com*

LIBROS EN ESPAÑOL PARA NIÑOS CON EL DIAGNÓSTICO DE TDA

Juanito Saltarín ¡A tu trabajo de nuevo! Una guía para niños con TDAH
Por Michael Gordon. GSI, P.O. Box 746, Dewitt, NY 13214
Teléfono: (315) 446-4849

¡Soy hiperactivo-a! ¿Qué puedo hacer?
Por E. Manuel García Pérez. Grupo ALBOR- COHS.
Teléfono: (787) 250-7414

Rubén, el niño hiperactivo
Por E. Manuel García Pérez. Grupo ALBOR-COHS.
Teléfono: (787) 250-7414

Por una vida con atención
Por Belinda Castro
Asociación Peruana del Déficit de Atención

GLOSARIO

EXPRESIONES USADAS EN PUERTO RICO Y EN OTROS PAÍSES INCLUIDAS EN ESTE LIBRO

El lenguaje de este libro es sencillo. Sin embargo, en ocasiones he usado expresiones coloquiales que quizás sean difíciles de entender en otros contextos culturales. A continuación presento una lista de estas expresiones con sus definiciones.

a las malas—obligar a una persona a realizar una actividad en contra de su voluntad

asignación—tarea académica para completar en el hogar

bulto—especie de maleta o bolso donde se cargan los libros y materiales escolares

cantaleta—repetir los mismos mandatos e instrucciones hasta causar fastidio

cara de pocos amigos—expresión facial que denota enfado

como agua pa'chocolate—estar sumamente molesto

de cantazo—rápida e inesperadamente

desvestir un santo para vestir otro—satisfacer las necesidades de una persona a expensas de otra

espaciado—estar distraído o con la mente en blanco

estar en algo—actuar según lo que hace la mayoría

falta de fuete—expresión que se usa para indicar que un niño es indisciplinado por falta de castigo físico

hablar hasta por los codos—hablar excesivamente

hacer caso—obedecer

histérica—perder el control, alterarse, gritar o sentirse nerviosa

libreta—cuaderno para escribir

lucirse—exhibir conductas con el fin de atraer la atención de los demás

nota—calificación

pela—castigo físico intenso

pocavergüenza—conducta inapropiada e injustificada que está bajo el control de la persona

puro y pinto—idéntico a, igual a

reguero, reguerete—desorden

sacar de paso—hacer perder la paciencia

sacar en cara—señalar los defectos o la ingratitud

sermonear—ofrecer explicaciones largas en tono de regaño

Second Edition

HYPERACTIVE, IMPULSIVE, DISTRACTED
Do You Know Me?
A Guide to ADHD for Parents, Teachers, and Professionals
José J. Bauermeister, PhD

"Once again, Dr. Bauermeister puts a series of effective and practical real-life recommendations within our reach." —**Angela María Gaviria, EdS, San Diego Unified School District**

"The most comprehensive Spanish-language ADHD resource available today."
—**Ricardo Eiraldi, PhD, University of Pennsylvania School of Medicine**

"Most ADHD titles available in Spanish are translations of U.S. material, containing statistics from that country and suggestions that reflect American cultural and social conventions. This work is instead a culturally sensitive guide, as Bauermeister draws from his clinical work with Latinos....Bauermeister's language is never technical and the book is filled with helpful graphics, hints, and instructive testimonies about ADHD....Highly recommended." —*Críticas*

"I recommend this book highly to any family within the Hispanic culture that is looking for the most precise, scientifically based, useful, and up-to-date information about ADHD."
—**from the Foreword by Russell A. Barkley, PhD, author of *Taking Charge of ADHD***

Written specifically for Spanish-speaking parents and teachers, this practical, down-to-earth resource offers essential guidance for helping children with ADD or ADHD. Leading expert Dr. José J. Bauermeister distills the latest scientific knowledge about these problems and describes clear steps you can take to build on your child's strengths, find the right treatments, promote school success, and improve behavior both at home and in school. Dr. Bauermeister has devoted his career to working with Hispanic children and families, whose unique experiences and culture are reflected on every page. Special features of this edition include the latest information on medications and when (and when not) to use them, the often overlooked problem of ADHD in girls, how to explain the disorder to kids, tips to increase self-esteem, and much more.

ABOUT THE AUTHOR

José J. Bauermeister, PhD, is a clinical psychologist and active ADHD researcher. A retired professor from the University of Puerto Rico, Dr. Bauermeister is the recipient of a Distinguished Contribution award from the Puerto Rican Psychological Association, and was inducted into the Children and Adults with Attention-Deficit/Hyperactivity Disorder (CHADD) Hall of Fame in recognition of his outstanding research on attention disorders. He presents numerous parent and professional workshops on ADHD and is internationally known for his work in the field.